天然药物创制范例简析

郭宗儒 著

科学出版社

北京

内 容 简 介

药物的全部属性寓于分子结构之中,构建化学结构是新药创制的最重要环节。本书选择 32 种源自天然活性物质的成功药物,从公开发表的文章和专利中,以药物化学视角解析结构的演化历程,使读者深化对药物化学原理的理解,在活用这些原理和原则的叙事中,掌握知识和技巧,温故知新。所选 32 个范例分为源于植物的天然药物,源于微生物的天然药物,源于动物、内源物和维生素的药物,抗体偶联药物四部分,介绍成功药物的研制轨迹,揭示其化学内涵。

本书可作为药学院校高年级本科生、研究生以及创新药物从业者和从事天然药物、中药、民族药的研究人员的参考资料。

图书在版编目(CIP)数据

天然药物创制范例简析 / 郭宗儒著. —北京:科学出版社,2023.6

ISBN 978-7-03-075369-4

Ⅰ. ①天… Ⅱ. ①郭… Ⅲ. ①生药学 Ⅳ. ①R93

中国国家版本馆 CIP 数据核字(2023)第 064626 号

责任编辑:刘 冉 / 责任校对:杜子昂
责任印制:吴兆东 / 封面设计:北京图阅盛世

科学出版社出版
北京东黄城根北街 16 号
邮政编码:100717
http://www.sciencep.com

北京中石油彩色印刷有限责任公司印刷
科学出版社发行 各地新华书店经销

*

2023 年 6 月第 一 版 开本:720×1000 1/16
2023 年 6 月第一次印刷 印张:21 1/4
字数:430 000

定价:128.00 元

(如有印装质量问题,我社负责调换)

前　言

　　天然产物是人类最早用于防治疾病的药物，迄今仍是研制新药的重要来源。本书选定的 32 个范例在时间坐标上跨度很大，从历史久远的吗啡阿托品的应用和直到现在仍在演化出新的止痛解痉药，到当今复杂结构的万古霉素和来自海洋的软海绵素研制的药物，直至抗体偶联药物（ADC）焕发众多高活性天然产物的应用，反映了不同时代天然产物研制新药的沿革。由于文献不足，对于那些历史久远的药物难以追溯和还原过程的原貌，也因本书旨在从成功药物阐述药物化学过程，也没有必要详述百年前的技术和方法，因而在叙事中多用现今知识分析归纳药物的结构和作用特征。然而对现代基于分子生物学、结构生物学和计算机模拟等研究的新药，则尽可能地揭示研制的药物化学历程。本书的材料来自于发表的文献与公开的专利，是从药物化学视角简析成功之路。受篇幅所限，更囿于本人的学识浅薄，不能勾勒出各个药物属性的全貌，尤其未能涉及临床应用的特征。所以在行文中，只叙述到确定候选化合物、进入临床试验和确定适应证，成功批准上市为止。

　　内容还选择肽类药物的结构修饰和抗体偶联药物（ADC），是因为其近年来在满足临床需求上有重要意义，从而包括了人体内的重要肽类等激素的成药化，ADC 为众多高毒性天然化合物的应用开拓了空间。

　　本书只包含 32 个范例，难以展现天然药物的研制全貌，在范例的选取上未必周全，行文中还间或加入自己的理解，见仁见智，不妥之处诚望读者指正。

作　者

2022 年 11 月于北京紫芳园

目　录

III　源于动物、内源物和维生素的药物

IV　抗体偶联药物

绪 论

天然产物向来是药物研究的重要对象，人类防治疾病始自于植物和矿物的应用，迄今天然产物仍在新药研制中占有重要位置。尽管基于靶标结构的分子设计以及通量筛选等方法的实施，并没有降低天然产物途径研制新药的地位，许多重磅药物源自于天然产物。本书从成功药物的药物化学视角，讨论基于天然活性物质研制新药的轨迹。

从更宽的视野认识天然产物

动物、植物、微生物和海洋生物产生次级代谢产物（secondary metabolite），以微量水平维持机体的生理机能和生化平衡，保护自身免受外界侵袭以及维持种群的繁衍。动物体内的神经递质和激素都是天然产物，例如乙酰胆碱、（去甲）肾上腺素、5-羟色胺和组胺等小分子胺类是氨基酸脱羧和（或）氧化生成；甾体激素是由胆固醇代谢生成、前列腺素是来自花生四烯酸的代谢产物等。人们习惯上将这些内源性物质作为受体的配体看待。这些次级代谢产物具有优势结构，也是研制药物的良好先导化合物，并由于它们具有结构简约、即时产生、迅速代谢失活的特点，与传统意义的天然产物有所区别，常常以"基于配体的药物设计"理念进行结构改造，研制药物的成功范例颇多。一些肽类激素分子尺寸较大，结构复杂，与受体结合本质是蛋白-蛋白相互作用，履行众多生理功能。一些微生物和海洋生物的次级代谢产物是多肽，人体内源性肽类作为先导物研制肽类药物近年来有很大的进展[1]，因此本书对肽类作为天然产物加以讨论。由雌二醇出发研制的氟维司群作为一个特例加以讨论，是由于开拓了雌激素受体降解剂的途径，并诱发了蛋白靶向降解嵌合体（PTOTAC）技术的出现。对于其他以小分子激素和神经递质研制新药的内容本书不作讨论。

药理活性和成药性是新药创制的两大支柱

在有机分子的化学空间中，小分子药物只占有很小部分，簇集在特定的区域中，并非均匀或随机分布。这个容纳小分子药物的特定空间体现了药物的属性：安全性，有效性，稳定性，可控性和可及性。这些属性反映在宏观的物理和化学性质上，在拓扑结构特征上存在着共性，药物分子严格的成药性反映了该多维空间的特点。

药理活性的强度和选择性是药物防治的基础和核心价值，这是首要的特殊性。但还须有成药的属性（drug-like），辅佐活性在机体特定的部位、预定的时间维持所需的浓度和时程。成药性[2]具有多维属性，包括物化性质，例如溶解性、分配性、酸碱性、极性表面积、物理形态和化学性质的稳定性等；生化和药代性质，例如吸收性、组织和器官分布、代谢稳定性、代谢特征、血浆蛋白结合率、肝肾的清除等；安全性，例如一般毒性、神经毒性、特殊毒性、心脏毒性等；可及性，例如易于规模性获得、经济、资源保护和环境友好等。所以，创制新药的切入点虽然是药效，但成药性涵盖的内容更多，因而研制中在很大程度上是成药性的优化。要求候选药物是如此精细，以至于任何一项的短板，都会功亏一篑。

天然产物是生物界为自身生存和种群繁衍而产生[3]，并非生来为人类治病的，大多数天然产物不能满足上述药理活性和成药性要求，因而需要进行结构改造。

天然产物的结构特征

从简单的水杨酸到复杂的例如万古霉素，天然产物涵盖了不同分子尺寸、多样的结构骨架和各种化学类别，概括起来，有以下结构特征：

结构的多样性和复杂性

天然产物的结构具有多样性，许多结构非化学家所能想象到。例如青蒿素（**1**, artemisinin）是由过氧键、内酯和环状缩酮共同镶嵌在稠合的三环体系中，该结构特征既保存了过氧键的氧化能力，也维持了分子的化学稳定性；紫杉醇（**2**, paclitaxel）具有 6-8-6-4 四环稠合的骨架和基团的位置与定向安排，确保了使微管蛋白稳定化的活性；力达霉素（**3**, lidamycin, C-1027）是含有环状烯二炔（endiynes）结构的抗癌抗生素，在微生物体内稳定存在，当遇到环境中的亲核性基团，烯二炔重排成苯 1,4-去氢苯双自由基，可与亲核中心例如 DNA 发生强效的共价结合。

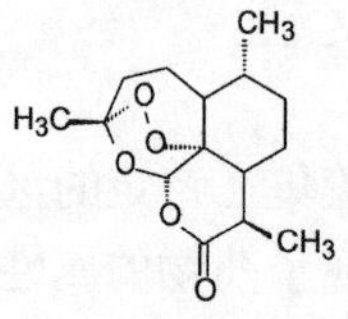

1 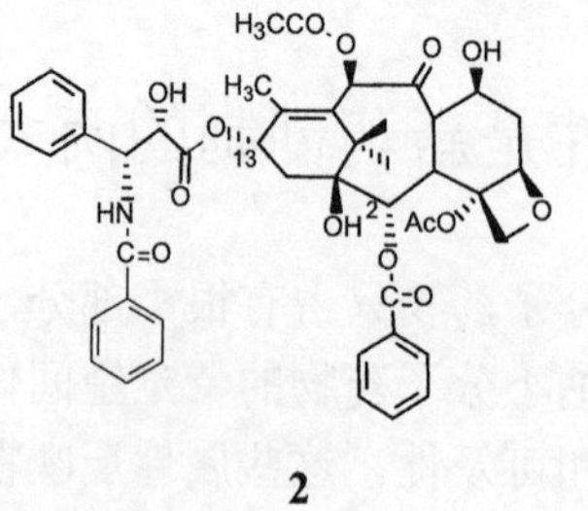　　　　　　　2 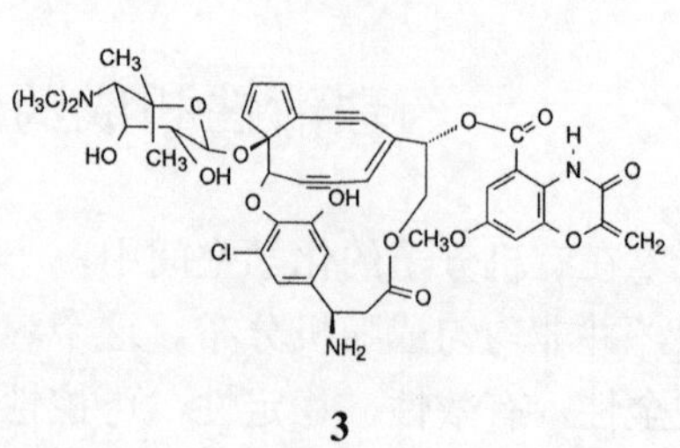　　　　　　　3

　　复杂的结构保障了活性的特异性，也增加了化学合成的难度。有些天然产物结构中含有"多余"的原子，不参与同靶标的结合，反而对物理化学性质、生物药剂学和药代性质构成不利的影响，因而在结构改造中应去除那些冗余的原子和片段，提高化合物的配体效率（ligand efficiency）[4]，所谓配体效率是指药物或配体中每个非氢原子对与靶标的结合能贡献，结合能越高，活性越强。高配体效率值意味着参与活性贡献的原子多，分子中较少多余的原子，因而是分子活性的一种量度。

多含 sp^3 杂化的碳原子，较少氮和卤族元素

　　天然产物的结构中多含有 sp^3 杂化的饱和碳原子，四面体碳原子连接成链状或环状化合物，成为柔性较强的分子，例如免疫调节剂他克莫司（4, tacrolimus）和抗肿瘤药埃博霉素 B（5, epothilone B）都是大环内酯，由于 4 和 5 是聚酮化合物，难免有 sp^2 碳原子。免疫调节剂冬虫夏草中有效成分多球壳菌素（6, myriocinm ISP-I）富含饱和碳原子。然而也有些天然活性物质含芳香环和 sp^2 杂化碳较多，例如具有拓扑异构酶 I 抑制活性的生物碱喜树碱（7, camptothecin），治疗牛皮癣的芳烃受体调节剂本维莫德（8, benvimod）以及微管蛋白抑制剂秋水仙碱（9, colchicine）等。

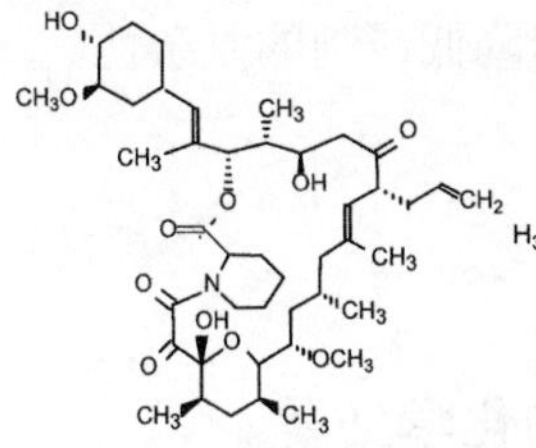

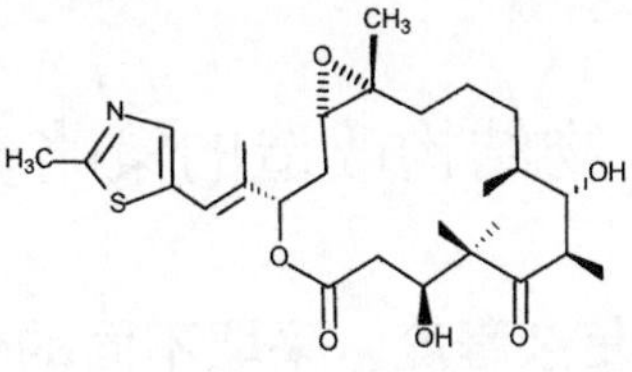

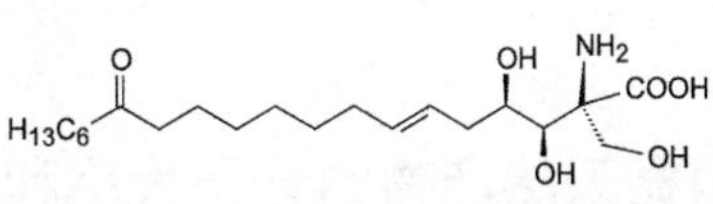

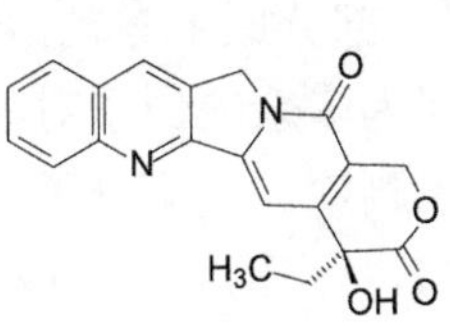

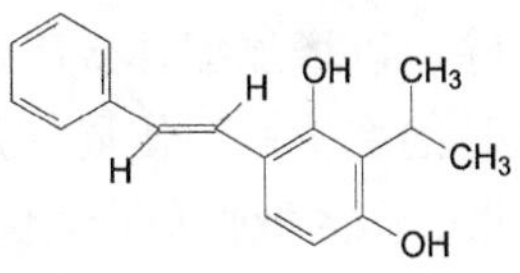

　　大多数天然产物由 C、H 和 O 组成，较少含 N，即使有氮原子，数量也少，可能是植物和微生物固氮能力差的缘故（豆科植物除外）。这一特征，为结构修饰和变换提供了多种选择。氮原子亲核性强于氧和碳，氧化态可为三价或五价，可因碱性而成盐，也可以是中性的酰胺，可成环，芳香化，可作为桥头稠合，可为端基，也可为连接基。氮原子在药物的等排替换中占有重要位置。

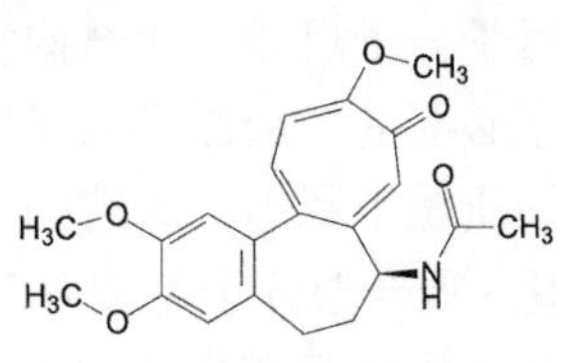

天然产物较少含有卤素，尤其氟和碘。微生物和海洋生物的次级代谢产物有时含有氯和溴原子。

多含手性和立体因素

天然产物是由一系列酶催化反应生成的，酶反应的立体专属性，决定了产物的立体特征，如手性中心和手性轴，顺反异构等。例如吗啡（**10**, morphine）含有 21 个非氢原子，稠合成 5 个环，含有 5 个手性中心（黑点所示）。洛伐他汀（**11**, lovastatin）含有 28 个非氢原子，有 8 个手性中心和两个共轭反式双键。

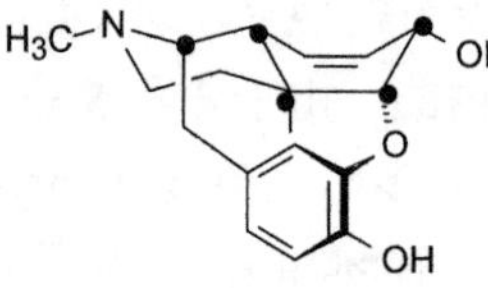

10 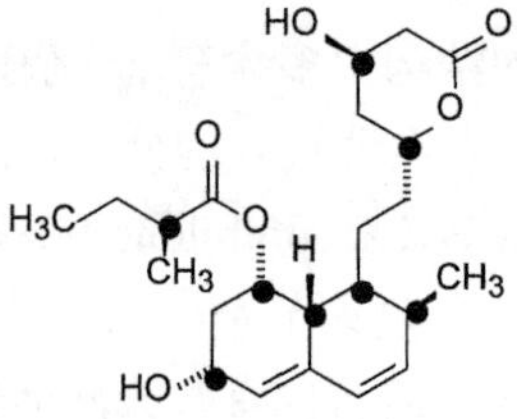   **11**

对于手性和立体因素的处置与对复杂结构一样，在保障活性和药代性质的前提下，尽可能去除多余的手性因素，以有利于化学合成和降低研制的复杂性。

天然产物结构改造的策略

根据天然产物的分子大小和复杂程度，采取不同的化学处置

对于分子尺寸大或结构复杂的天然产物，若推测只有一部分原子与靶标结合，那些不必要的多余原子应予以去除，以增加配体效率，因为多余的原子对物化和药代性质是不利的。改造的方法是剖裂操作，作局部片段删除。线型分子可依顺序简化，稠合型分子可按东西南北中作区域性剪切，例如紫杉醇的 4-8-6-4 稠合环经剖裂操作证明都是必需的，不能变动，周边基团和片段能够变换与否可经构效关系分析确定，如图 1 所示。在复杂天然产物的改造中，有时中间体和简化物具有活性，是因具备了与受体结合的药效团特征。

尺寸适中的天然产物可作类似物的合成，例如用电子等排、环-链变换、优势结构替换、骨架迁越等方式，赋予化合物新的品质和新颖性。例如唾液酸（**12**, sianic acid, MW = 308.27）是动物体内的次级代谢成分。可以阻止病菌入侵。同时也是流感病毒的受体组成部分，是流感病毒与黏液细胞的结合位点。基于唾液酸和神

经氨酸酶的复合物结构研制成功一批"米韦"类抗流感药物如扎那米韦（**13**, zanamivir, MW = 332.31）和奥赛米韦（**14**, oseltamivir, MW = 311.40）。

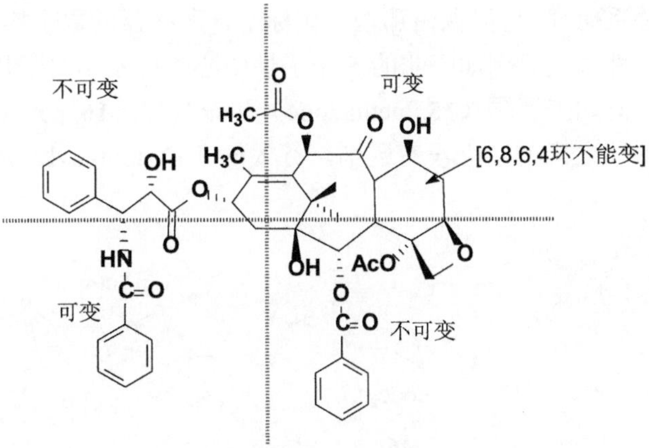

图 1　紫杉醇结构改造的部位

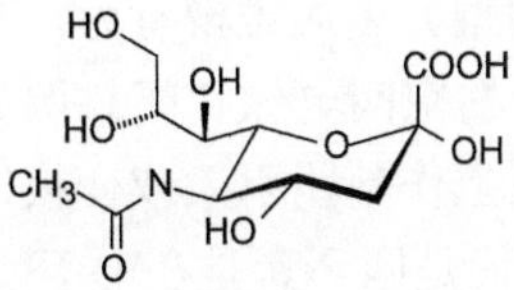

尺寸小的天然产物可加入原子、基团或片段，以增加与靶标的结合力提高活性强度，或者改善物化或药代性质，例如在特定位置加入氢键的给体或受体以提高与受体的静电引力；加入特定功能的原子或基团，增加代谢稳定性；加入增溶基团以提高溶解性，调整脂-水的分配性以促进或避免穿越血脑屏障；等等。

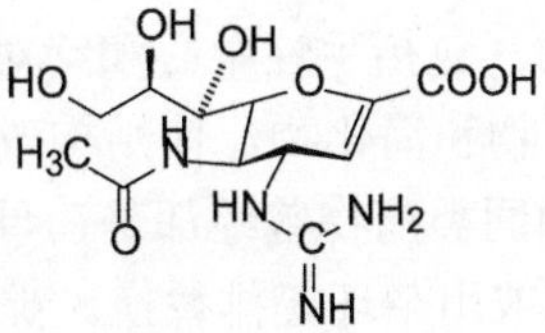

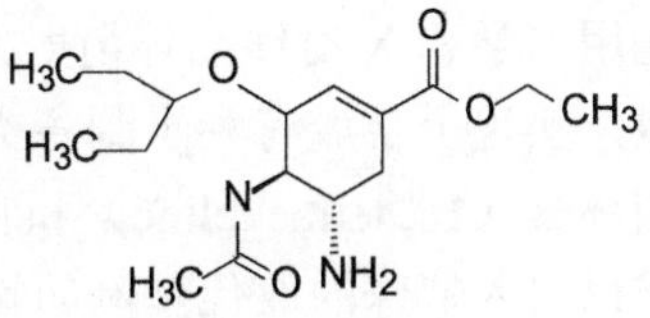

构效关系与设计新结构类型

靶标结构未知的情况下，可用经典的药物化学方法变换结构，研究构效关系（structure-activity relationship, SAR）。SAR 是经验性的试错操作（trial and error），可通过假设—设计—合成—活性评价—解析构效关系的反馈和多轮操作，推论出化合物产生药效的分子机制。在实施 SAR 中确定出药效团。提高设计的效率，以较少化合物数产出更多的生物学信息。根据药效团特征和分布，可用优势骨架替换或骨架迁越[5]，优化天然产物的性质，获得新结构类型。

消除不必要的手性中心

通过构效关系研究，可以保留那些与靶标结合所必需的原子构型与分子构象，去除不必要的手性因素。例如吗啡的 5 个手性中心中都不是与阿片受体结合所必需的立体因素，例如美沙酮（**15**, methadone）和哌替啶（**16**, pethidine）虽含一个手性碳，但对映体之间的活性没有区别，芬太尼（**17**, fentanyl）是没有手性的对称性分子。

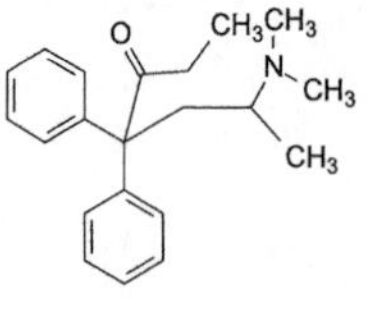

15 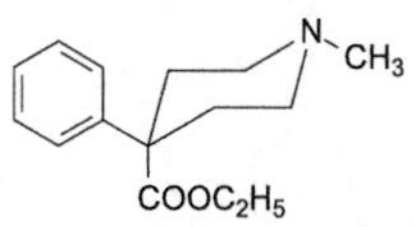　　　　　　　　　　　**16** 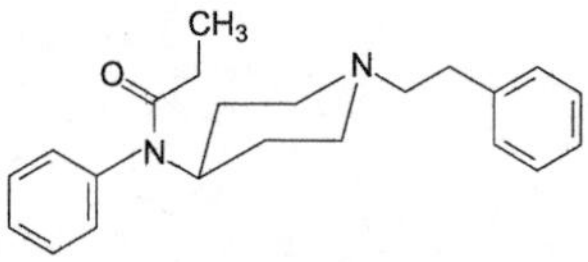　　　　　　　　　　　**17**

用化学合成（或生物合成）方法制备天然产物、类似物或简化物，是天然药物研究的重要内容。首先，人工合成制备天然产物，是确定分子结构的权威证据，比用谱学和 X 射线晶体衍射方法（包括手性中心和绝对构型）更加雄辩有力。其次，实现全合成有利于制备类似物和简化物，使结构改造的空间更加宽阔。例如四环素（**18**, tetracycline）和它的同类药物曾经都是在母核上作基团引入或变换，难以引入特殊的取代基例如氟代或用杂环等排替换。新一代是四环素是在 D 环上预构氟原子，经全合成得到 7-氟-9-四氢吡咯乙酰氨基四环素，基于优胜的药效和药代性质研发成新一代四环素依拉环素（eravacycline），于 2018 年上市。图 2 是全合成的关键步骤，将预制的含氟 D 环与 A/B 环发生 Michael-Dickmann 环加成，完成四环体系[6]。

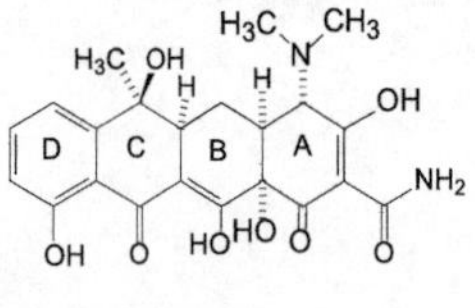

18 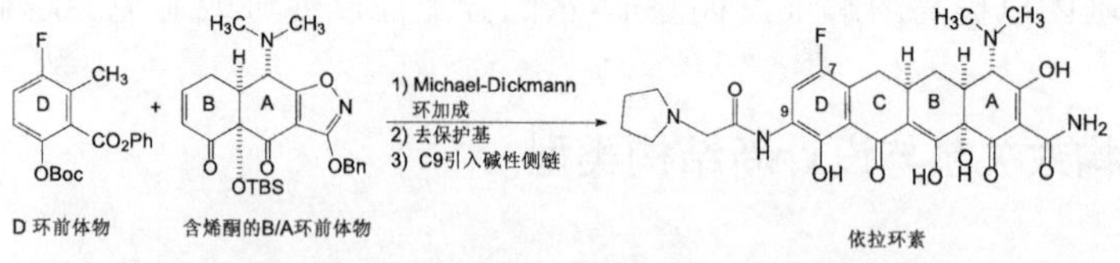　　　　　　　　　　图 2　全合成新一代四环素依拉环素的关键步骤

喜树碱类药物伊立替康（**19**, Irinotecan）已实现工业化规模的全合成，合成的策略也是将容许修饰的 A/B 环作为单环模块，将特定基团预构在所需的位置，与不容许变换的药效片段 C/D/E 环缩合，生成五环体系 7-乙基-10-羟基喜树碱，最后引入助溶基团而成，如图 3 所示。

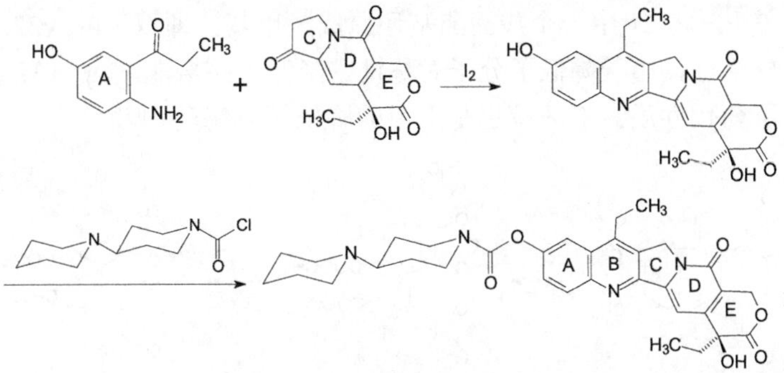

图3　伊立替康全合成的最后反应流程图

天然产物结构改造的要旨

旨在研制新药而改造天然产物结构的目标，涵盖了药理活性和成药性的全部内容，因而都是结构改造的要点。根据天然产物的结构、活性、物化性质、药代性质的不足或缺陷，做有针对性地变换，要求如下：①提高活性强度；②提高选择性作用；③改善溶解性、分配性和离解性等物理化学性质；④提高化学稳定性；⑤提高代谢稳定性；⑥改善吸收分布代谢排泄的药代动力学性质；⑦消除或降低毒副作用和不良反应；⑧具有物质的新颖性，获得知识产权保护。

结构改造举例

改善物化性质

简化结构

改善物化性质可根据天然产物的不同结构作不同的处置。复杂和尺寸较大的分子可以去除不参与结合的原子或片段，使分子变小，提高化合物的溶解性，同时也增加配体效率。

五味子丙素（**20**, schizandrin C）是五味子果实含有的木质素，具有保肝和降低转氨酶作用，在全合成研究中，一度错定了亚甲二氧基和甲氧基在联苯上的位置，合成的开环中间体联苯双酯（**21**, bifendate）的活性强于五味子丙素，后发展成新药，已临床应用多年。而与天然产物相同的亚甲二氧-甲氧配置的化合物，活性很差，可能与联苯基的两面角不同有关。

联苯双酯是对称性分子（mp. 180℃），由于对称性固体分子的晶格能较高，导致溶解度差[7]。将 **21** 中一个羧酸酯基还原成羟甲基，即双环醇（**22**, bicyclol），仍保持体内外活性，由于降低了分子对称性，降低了晶格能，mp. 137℃，溶解性提高，改善了药代性质。双环醇也是上市的降低转氨酶药物[8]。

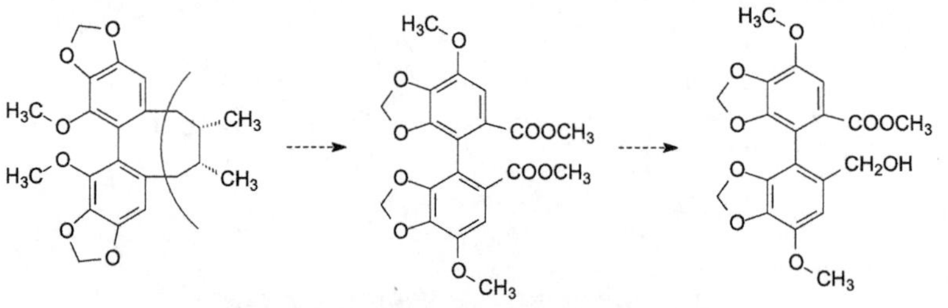

20   21   22

从海洋生物海绵中分离的软海绵素 B（**23**, halicondrin B）具有广谱抗肿瘤活性，对多种人癌细胞有抑制活性，IC_{50} 为 0.1～1 nmol/L，诱导细胞周期停止在 G2/M 期，抑制微管聚合，使纺锤体损伤，细胞凋亡活性强于紫杉醇，并有较宽的治疗窗口[9]。

23 是由聚醚与大环内酯两部分结构组成，分子量为 1109.36，含有 31 个手性碳原子，聚醚片段有 18 个，大环内酯有 13 个。由于聚醚缺少功能基，推测对活性贡献很小，故设定大环内酯是呈现活性之所在。聚醚片段与大环内酯经两个单键相连于 C_{29} 和 C_{30}，共用两个碳原子，连接节点 C_{30} 是内酯基团。将聚醚的 8 个螺缩酮去除，代之以四氢呋喃环，内酯的氧原子用亚甲基作等排替换（酯基变成亚甲基酮片段），并引入氨基醇片段以增加水溶性。简化后分子的抗肿瘤活性基本未变，但提高了稳定性，延长了半衰期（$t_{1/2} = 40$ h），定名为艾日布林（**24**, eribulin）。临床上可有效地治疗转移性乳腺癌，于 2010 年 FDA 批准上市。

艾日布林的成功也得益于实现了全合成，这是迄今用纯化学合成的方法研制并生产的结构最复杂的药物，分子中含有 19 个手性碳原子，由简单的工业原料经 62 步反应合成。深入的工艺研究将最初哈佛大学 Kishi 的微克级合成，提高到制备数十克水平的艾日布林，在合成了 180 多个目标化合物的过程中，合成方法和工艺过程不断改进。我国对艾日布林的工业化生产有积极的参与和贡献[10, 11]。

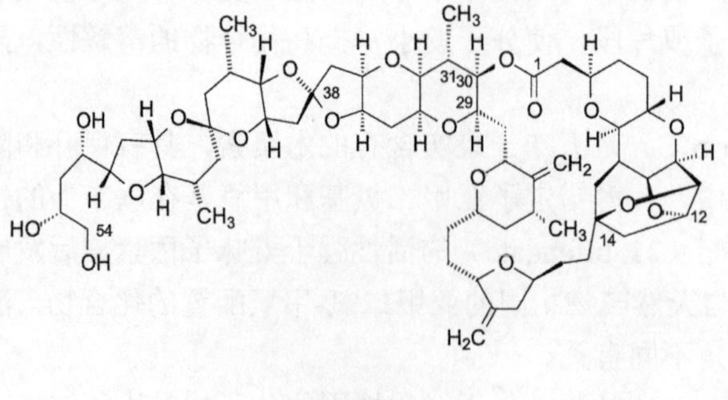

23 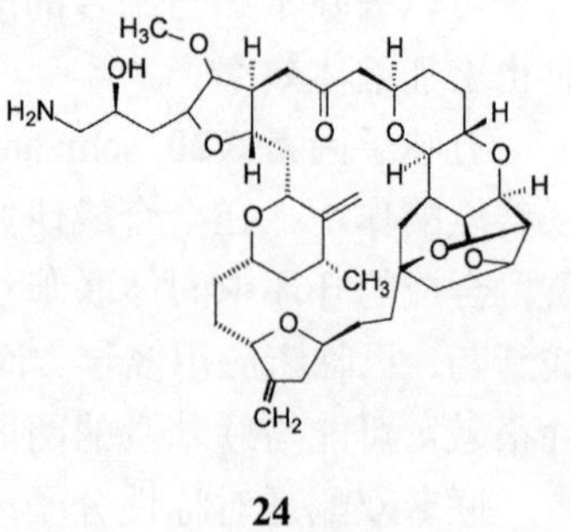   24

减少和消除手性因素

多数受体靶标对药物的分子识别与结合是立体选择性的，表现为光学异构的一对对映体的药代、药效和毒副作用的差异，减少和避免手性因素是新药创制的一个原则。天然产物常常含有手性碳原子，在结构改造中宜去除不必要的手性因素。

洛伐他汀（**25**, lovastatin）又称麦维诺林（mevinolin），是从霉菌 *Penicillium citrinum* 发酵液中分离的代谢产物，为最早发现对体内胆固醇合成的抑制剂，阻断限速酶羟基甲基戊二酰辅酶 A（HMG CoA）还原酶的活性，降低体内的胆固醇水平，并于 1987 年上市[12]。

洛伐他汀含有 8 个手性碳，两个在上半部的内酯环内，6 个在下半部的六氢萘环上。内酯环由二羟基戊酸形成，结构类似于 HMG，是重要的药效团，六氢萘结构作为骨架和疏水片段对酶的结合也起重要作用，但手性碳并非必需。后继上市的"他汀"类药物都保持了二羟基戊酸的结构，而下半部的骨架与酶的结合主要是疏水-疏水相互作用，可有较大的变换，例如氟伐他汀（**26**, fluvastatin）、匹伐他汀（**27**, pitavastatin）、阿托伐他汀（**28**, atorvastatin）和瑞舒伐他汀（**29**, rosuvastatin）都不相同。二羟基戊酸片段的两个羟基的空间朝向（不称构型的原因是 **26, 27** 和 **28** 因与乙烯基相连，按照命名规则 5'-羟基的构型相反于 **25** 和 **28**）是相同的，而结构骨架分别变换为吲哚、喹啉、吡咯和嘧啶环，都没有手性碳，有趣的是，合成的他汀药物虽然结构类型不同，但连接的片段大同小异，例如氟苯基、异（或环）丙基和苯并（苯基）等，这样的相互模拟反映了这些片段与酶结合部位有良好的互补性。

25　**26**　**27**　**28**　**29**

从冬虫夏草（*Cordyceps sinensis Sacc*）的真菌中发现天然产物多球壳菌素（**30**, myriocinm ISP-I）具有免疫调节作用，体内外活性强于环孢素 A 大约 10 倍[13]。然而 **30** 的毒性比环孢素 A 大 100 倍，而且溶解度差。**30** 的结构类似于鞘氨醇（**31**, sphingosine），后来证明 **30** 是鞘氨醇-1-磷酸的受体调节剂[14]。

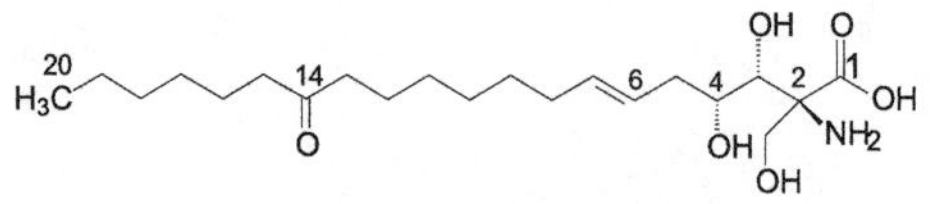

30 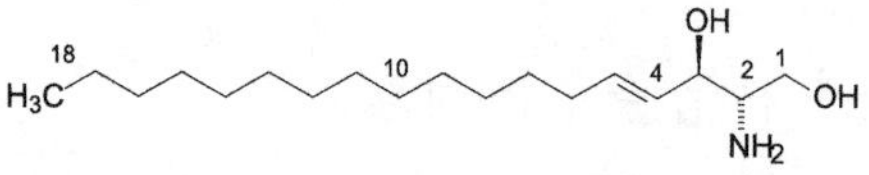   **31**

化合物 **31** 的结构中含有 3 个手性中心，1 个反式双键，而且含有氨基和羧基，可形成内盐，不利于吸收。以 **31** 为先导物作结构改造，目标是简化结构、减少手性中心，提高活性和改善药代。经过一系列的变换和优化[15]，最终研制出芬戈莫德（**32**, fingolomod）。芬戈莫德为对称性分子，去除了酮基、反式双键和手性碳，分子中没有手性和立体异构因素，而且将苯环插入长链中节省一些饱和碳，便于合成和分子构象的固定。该药物于 2010 年上市，治疗多发性硬化症。芬戈莫德是前药，口服吸收后在肝脏被鞘氨醇激酶 2 磷酸化后起效。因而又设计新一轮的化合物磷酸芬戈莫德（**33**）[16]。

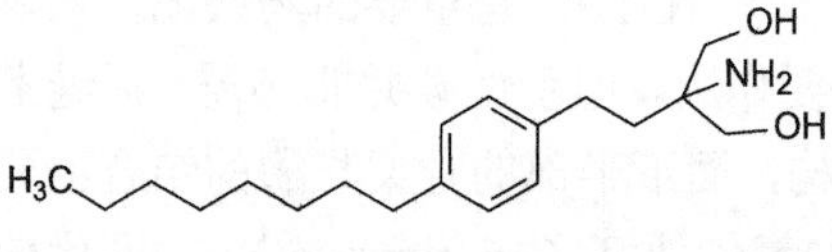

32 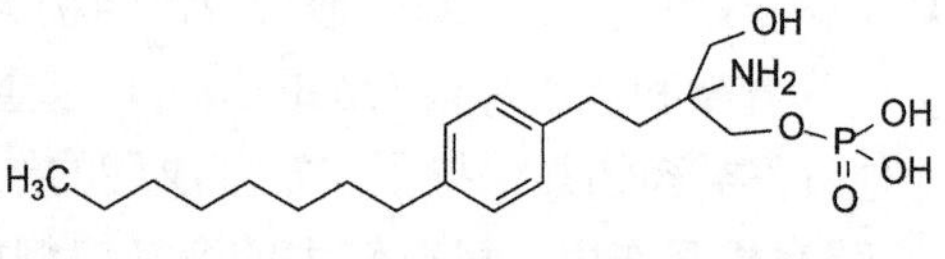   **33**

另外两个已经上市的 SIP1 受体调节剂，一是诺华公司研制的辛波莫德（**34**, siponimod），虽然结构骨架与芬戈莫德不同，但从分子尺寸和药效团空间配置非常相似，并将羧基预构在结构中，避免了芬戈莫德的前药活化步骤。**34** 的 $EC_{50} = 0.4nmol/L$，对引起心动过缓的 S1P3 受体的脱靶作用很弱，$EC_{50} = 5\ \mu mol/L$，因而选择性非常高。辛波莫德于 2019 年 FDA 批准在美国上市，口服治疗成人复发型多发性硬化症[17]。另一个上市的是强生旗下 Axtelion 公司研制的波奈莫德（**35**, ponesimod），为手性前药，于 2021 年 FDA 批准上市，也用于治疗复发型多发性硬化症（RMS）的成人患者[18]。

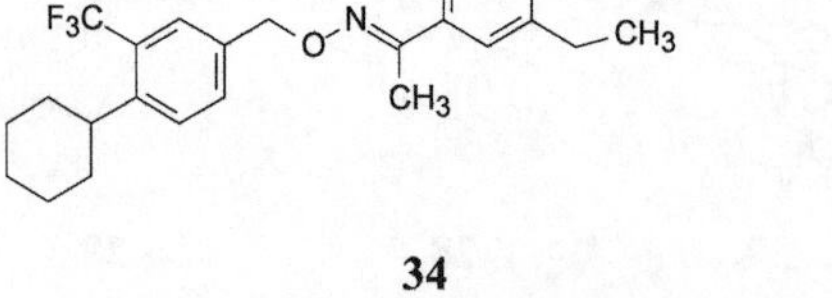

34 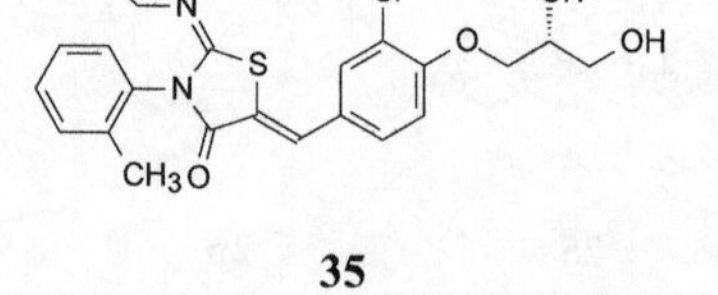   **35**

提高水溶性

改善天然产物的水溶性，可引入助溶性基团，连接的位置应避开药效团结合的位置和不允许加入原子或基团的空间位置。

例如改善青蒿素的溶解性是将内酯的羰基还原成羟基（成环状半缩酮），并不影响过氧键的药效功能。羟基经醚化成蒿甲醚（**36**, altemether）和蒿乙醚（**37**, alteether），或酯化成青蒿琥酯（**38**, artesunate）。变换的基团和位置对药效团过氧键的影响较小。香港科技大学与拜耳联合研发的青蒿酮（**39**, artemisone）为含环砜基的氮杂缩酮化合物，FDA 已授予其候选药物治疗疟疾的孤儿药地位[19]。

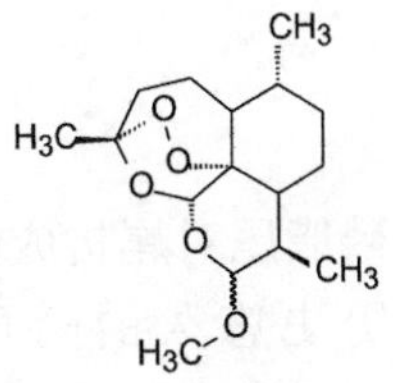

36	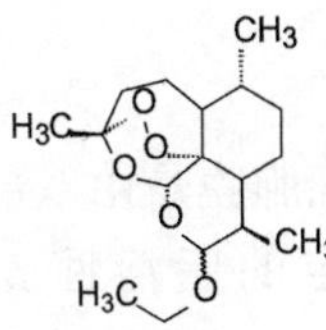 **37**	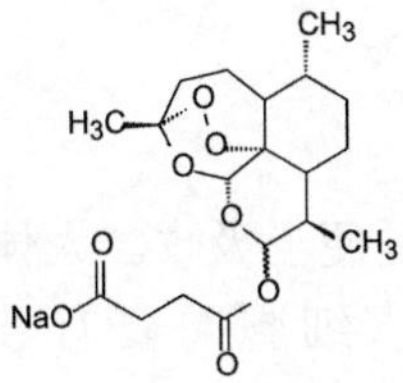 **38**	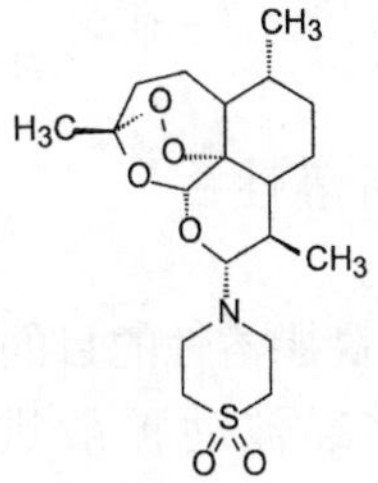 **39**

喜树碱[20]（**40**, camptothecin）为拓扑异构酶Ⅰ抑制剂，刚性较强的五环稠合结构，喜树碱溶解性很差。构效关系研究表明，内酯 E 环是重要的药效团，开环则活性丧失，改变羟基构型也失效。但 A 环和 B 环可允许作结构修饰。为了改善物化和药代性质，结构修饰多在 A/B 环上。有两个策略：一是合成含有氨基的喜树碱类似物，与酸成盐，增加了溶解度，利于静脉注射。例如拓扑替康（**41**, topotecan），以盐酸盐形式于 1996 年上市，治疗直结肠癌和脑瘤等[21]。依沙替康（**42**, exatecan）是日本第一制药/三共研制的治疗乳腺癌和脑瘤的药物，曾进入临床阶段[22]，但未能成功。另一改造途径是制成水溶性前药，如伊立替康（**43**, 1994 年上市）在体内酯酶水解作用下，生成活性化合物 7-乙基-10-羟基喜树碱[23]（SN-11）。前述的依喜替康演化成抗体偶联药物（ADC）的组成成分，ADC 本质上也是前药。依沙替康是喜树碱 7 位和 9 位环合的氨基化合物[24]，游离氨基羟乙酰化，称作德鲁替康（deruxtecan）经四肽连接基与靶向 HER2 的人源化 IgG1 单克隆抗体曲妥珠单抗（trastuzumab）连接制成的 ADC，称作德曲妥珠单抗（**44**, trastuzumab-deruxtecan，商品名为 Enhertu），于 2019 年 FDA 批准治疗 HER2 阳性的晚期乳腺癌[25]。

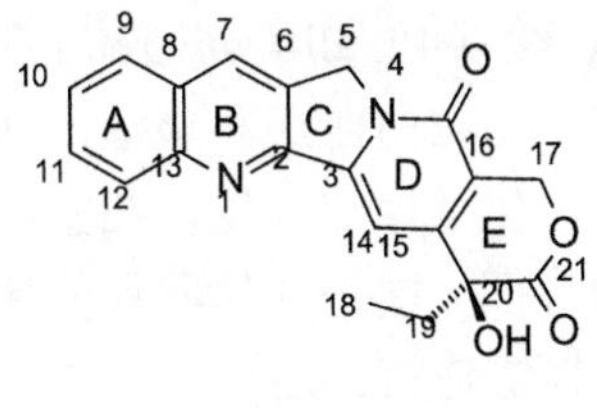

40	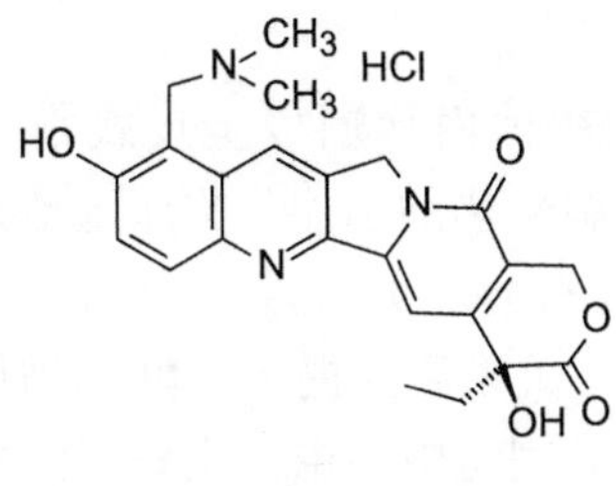 **41**	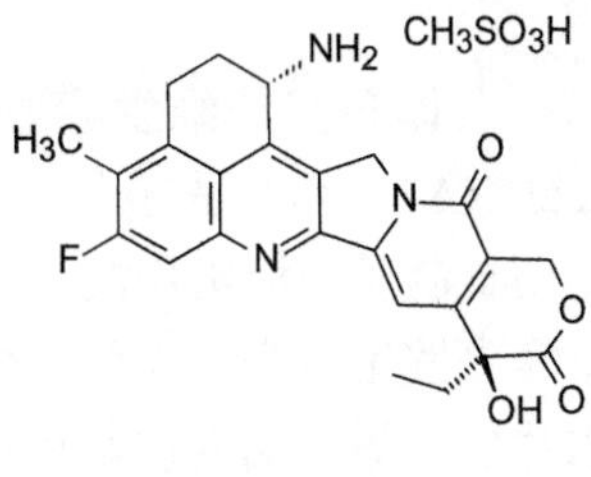 **42**

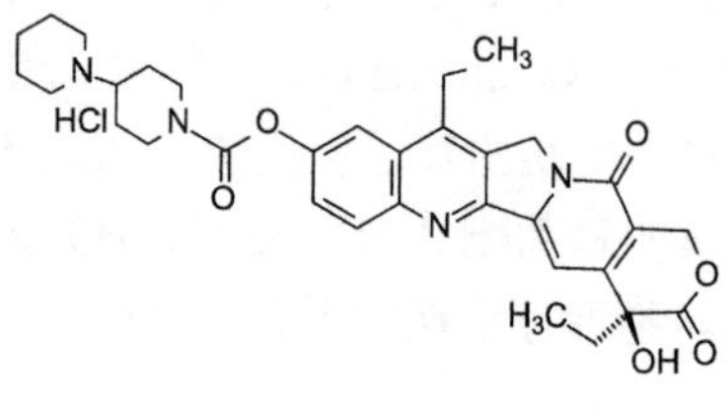

43 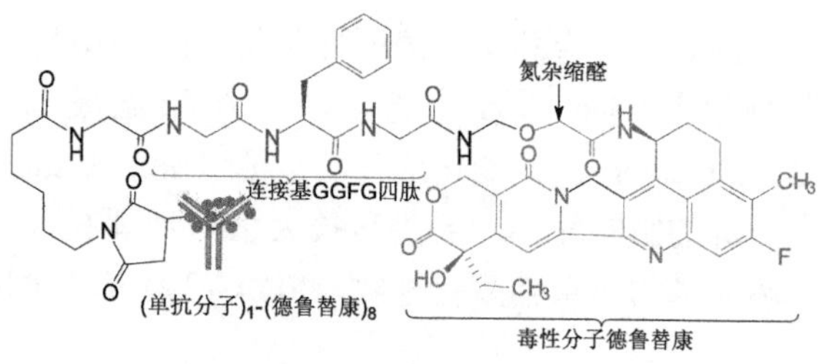　　　　　　　　　　　**44**

提高脂溶性

提高脂溶性的目的是便于吸收。人体细胞膜是由双层磷脂尾对尾构成的，因而药物经被动扩散进入细胞需要有一定的脂溶性。历史悠久的阿司匹林（**48**, aspirin）研制历程起源于水杨苷（**45**, salicin），后来发现水杨苷在体内水解成水杨醇（**46**, salicyl alcohol），水杨醇经体内氧化成水杨酸（**47**, salicyl acid）而发挥解热止痛作用。水杨酸是极性分子，吸收差而且口服刺激性强。一百多年前拜耳药厂合成了系列酯化分子，发现乙酰水杨酸（阿司匹林）的镇痛作用强于水杨酸，也减轻了胃刺激性。其实阿司匹林的作用机制与水杨酸不同，是环氧合酶（cyclooxygenase, COX）的不可逆抑制剂，阿司匹林结构中的乙酰基转移到酶的丝氨酸残基 Ser530，阻止了催化花生四烯酸转化成炎症介质的前列腺素和促进血小板聚集的血栓烷 A。阿司匹林迄今为预防血栓形成的重要药物，乙酰基不仅降低了水杨酸的极性而利于吸收，更重要的是改变了作用机制和适应证。

45　　　　　　　　　**46**　　　　　　　　　**47**　　　　　　　　　**48**

提高稳定性

人体必需的维生素 A 在体内代谢成全反式维 A 酸（**49**, all-*trans*-retinoic acid, RA），具有诱导上皮细胞分化的功能，临床上治疗早幼粒白血病和痤疮，其作用机制是激活维甲酸 RAR 受体。**49** 是共轭多烯分子，化学稳定性低，在室温下容易发生聚合而失效。构效关系研究提示，**49** 的结构特征一端是立体取代的疏水片段，另一端为羧基极性基团，中间由一定长度的共轭链连接。若化合物能够满足这些特征，就具有维甲酸样的作用。他米洛亭（**50**, tamibarotene）是四甲基取代的四氢萘片段模拟了立体取代的疏水环和部分共轭体系，苯甲酸片段模拟部分共轭体系和极性端羧基，中央的胺酰片段作为连接基经 p-π 共轭将分子连接成共轭体系，从而符合于 RAR 受体结合的要求，**50** 为 RA 受体强效激动剂[26]，化学性质稳定。他米洛亭于 2005 上市，治疗白血病[27]。

维生素 A 在体内还部分地转化成 9-顺式维 A 酸（**51**, 9-*cis*-tretinoin）是 **49** 的异构体，受体 RXR 的强效激动剂，临床上用于治疗皮肤病和卡波西肉瘤，化学稳定性也比较低。巴扎洛亭[31]（**52**, bexarotene）也是按照上述同样的思路设计的，提高了化学稳定性。于 2000 年上市，临床上治疗牛皮癣和皮肤病。**50** 和 **52** 对正常组织和黏膜的刺激性也比较低[28]。

49　　　　**50**　　　　**51**　　　　**52**

在调节血糖浓度的各环节中，钠-葡萄糖共转运蛋白 2（SGLT2）扮演重要角色。肾小球的滤过作用可将血浆中的葡萄糖输送到肾小管中，肾小管上皮细胞的 SGLT2 将葡萄糖重吸收到血液中。如果抑制 SGLT2 的转运功能，葡萄糖会从尿中排出，因此，抑制 SGLT2 是降低血糖水平的靶标。根皮苷（**53**, phlorizin）是从蔷薇科植物中发现的天然产物，历史悠久[29]，具有抑制 SGLT2 作用[30]。根皮苷过去作为药理学工具药，直到 21 世纪才作为研制新药的先导物。

有趣的是 2012～2019 年先后批准上市了 8 个以 SGLT2 蛋白为靶标的优质降糖药，集中在美国、欧盟和日本。在药物化学上这些冠以"格列净"的特征，都是将天然产物 **53** 的 *O*-糖苷换作 *C*-糖苷，而且都将糖的位置由邻位迁移到间位，提高了化学和代谢稳定性；也都消除了酚羟基，以减少药物的Ⅱ相代谢失活。此外 **53** 骨架的两个苯环由 3 个碳原子都减少成为单个亚甲基。鉴于研制周期大约 8 年以上，说明各公司都是独立研究的，借鉴和抄袭的可能性极小。

首创药物于 2012 年在欧盟上市的达格列净（**54**, dapagliflozin）[31]是 BMS 和阿斯利康共同研制的。

强生公司的坎格列净（**55**, canagliflozin）于 2013 年 FDA 批准在美国上市[32]。坎格列净不仅显著降低 2 型糖尿病患者的血糖水平，而且极少引起低血糖事件。此外，其减肥效果也十分明显。2019 年又用于降低成人 2 型糖尿病（T2DM）合并慢性肾病（CKD）患者的终末期肾病、血清肌酐倍增、肾脏或心血管死亡的发生风险。

2014 年有 4 款新分子实体（NME）上市，即勃林格与礼来共研制的恩格列净（**56**, empagliflozin）[33]、日本安斯泰来与寿技公司研制的伊格列净（**57**, ipragliflozin）、诺华与日本大正研制的鲁格列净（**58**, luseogliflozin）和日本中外制药的托格列净（**59**, tofogliflozin）。

2017 年上市的埃格列净（**60**, ertugliflozin）是默沙东和辉瑞研制的[34]，Exicon公司研制的索格列净（**61**, sotagliflozin）上市于 2019 年。**61** 是 SGLT-1/SGLT-2 双效抑制剂；其中，SGLT-1 主要负责抑制胃肠道中葡萄糖的吸收，SGLT-2 阻断肾脏对葡萄糖重吸收，所以其降糖减肥作用更有特点。

根皮苷发现后沉寂了数十年，一旦悟出其价值，陆续上市多款新药物分子实体，为患者提供了多种选择。从研制的视角分析，研究者不谋而合地设计了非常类似的结构骨架：都将氧苷换成碳苷，两个芳环由一个饱和碳原子连接。从作用机制看，经肾脏排出葡萄糖来控制血糖，治疗 2 型糖尿病并降低体重，乃至降低肾病和心脏病的风险，这类"格列净"药物有独到的效果。

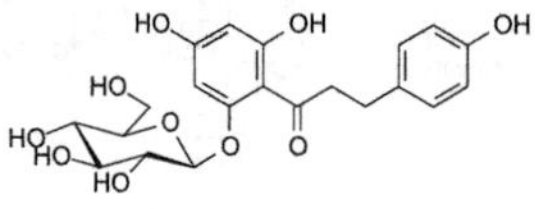

53 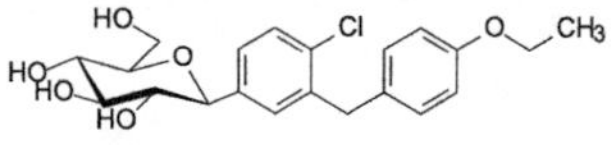　　**54** 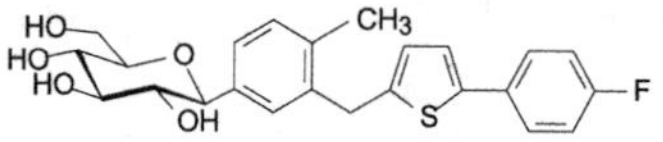　　**55**

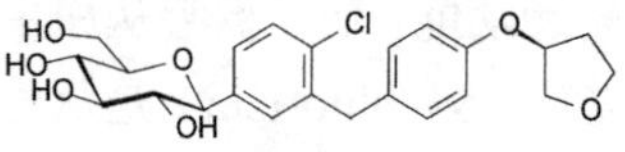

56 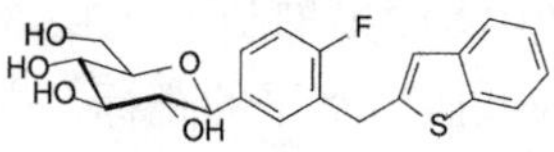　　**57** 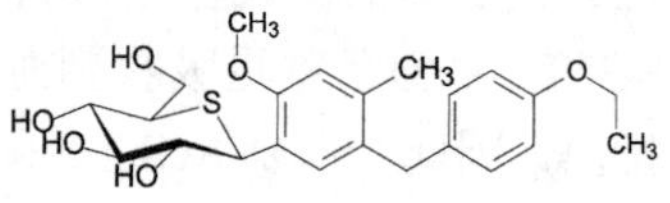　　**58**

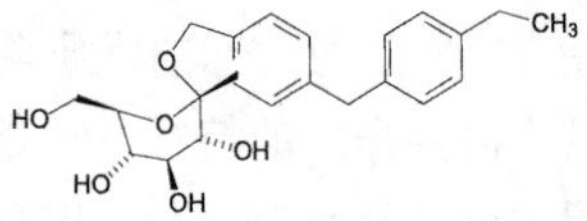

59 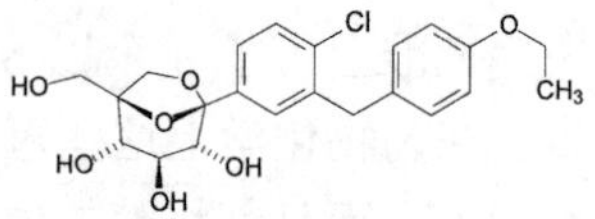　　**60** 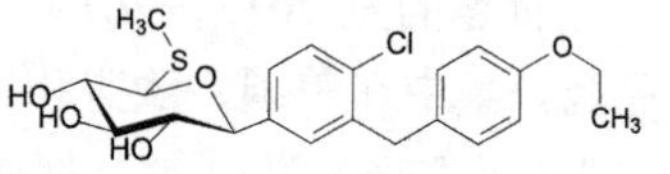　　**61**

帕土匹隆（**62**, patupilone，又称 epothilone B）是抗有丝分裂的聚酮类天然产物，具有同紫杉醇相同的促进微管蛋白聚合的作用机制[35, 36]。由于内酯键容易水解，在血浆中稳定性差。将内酯换成内酰胺即 16-氮杂-epothilone B，称作依沙匹隆[37]（**63**, ixabepilone），仍保持抗肿瘤活性，但提高了稳定性，半衰期由 19 h 延长到 52 h。于 2007 年 FDA 批准在美国上市，治疗晚期乳腺癌。

我国华昊药业研制的优替德隆（**64**, utidelone）是帕土匹隆的去氧化合物，天然存在较少的次生代谢产物，又称 epothilon D，该公司通过基因工程改造、微生物发酵而成的新一代埃博霉素类似物，体外抗肿瘤谱更为广泛[38]，进一步发现 **64** 选择性对结直肠癌细胞有抑制作用[39]，优替德隆于 2020 年我国批准上市，治疗晚期乳腺癌。

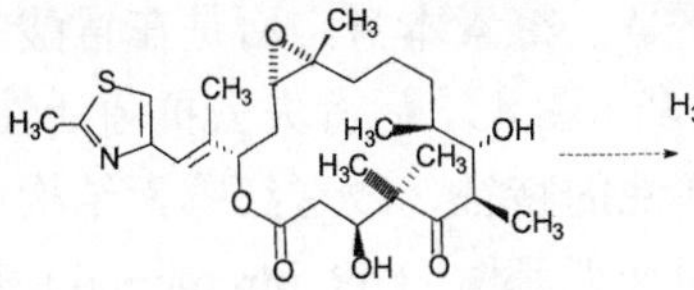

62 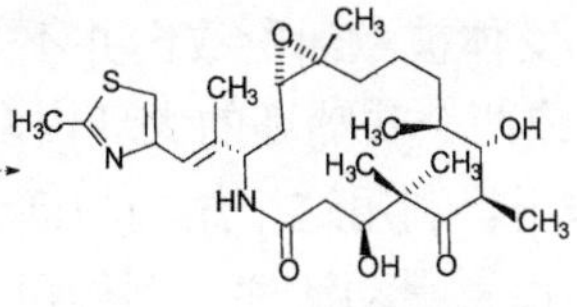　　　　　　**63** 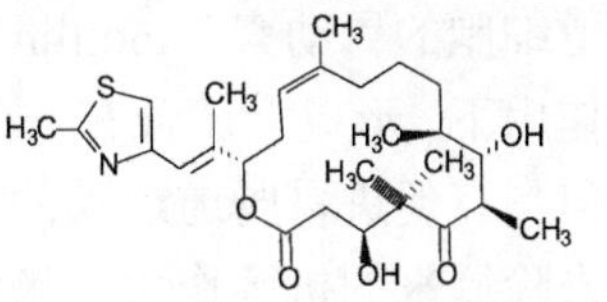　　　　　　**64**

　　红霉素（**65**, erythromycin）的抗菌作用是由于抑制细菌核糖体 50S 亚单位的 23S 核糖体 RNA，是著名的大环内酯抗生素。但它的副作用是恶心呕吐和腹泻，原因是在酸性环境下，结构发生如下变化：6 位羟基与 9 位酮基缩合，生成半缩酮，脱水成二氢呋喃，再与 12 位羟基缩合成 6, 9, 9, 12-双缩酮，不仅失去活性，而且刺激胃肠道产生上述的副作用。为避免此过程，增强抗菌效果，改造红霉素结构可有两个途径：一是将 6 位羟基醚化，断绝发生缩酮化的起始基团，6-*O*-甲基红霉素即克拉霉素（**66**, clarithromycin），体内药效强于红霉素 3 倍，并显著降低不良反应。克拉霉素是日本大正制药所研制，1986 年上市，是第一个红霉素改构物[40]。另一途径是 Pliva 公司将 9 位酮基肟化，再经贝克曼重排，消除了酮基，扩环成十五元环，称作阿奇霉素（**67**, azithromycin），其抗菌谱、强度和药代性质都优于红霉素，也提高了安全性。于 1986 年上市[41]。

　　红霉素结构中 3 位的克拉定糖不是抗菌所必需的片段，还会诱导细菌对大环内酯的耐药性，将克拉定糖片段水解，并将 3-羟基氧化成酮基，6 位 *O*-甲基化，11, 12 位形成环状氨甲酸酯，得到泰利霉素（**68**, telithromucin），药效、药代和安全性均优于前面的大环内酯，于 2001 年上市[42]。

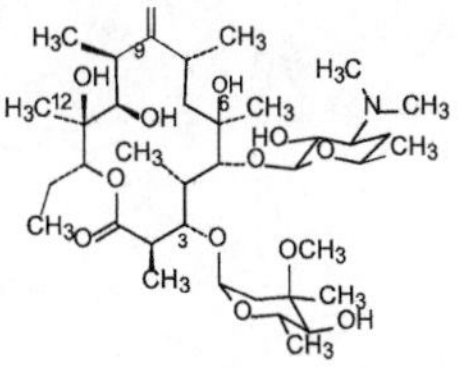

65 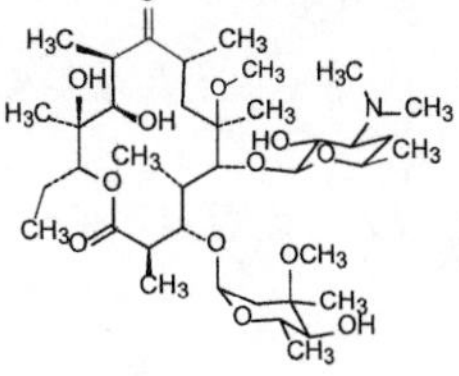　　　　　　**66** 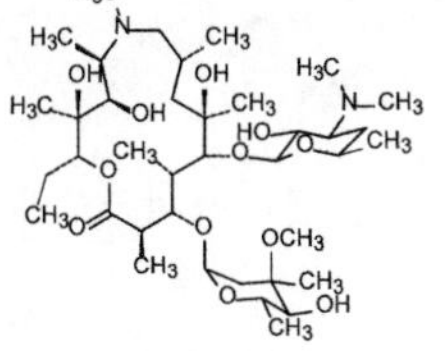　　　　　　**67** 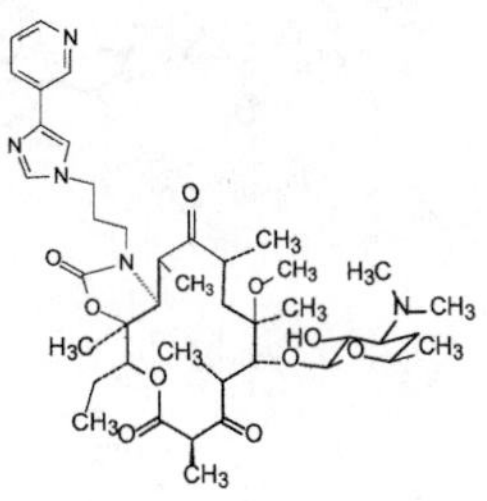　　　　　　**68**

优化活性强度和选择性

利用副作用，扬弃原来的抗菌作用

　　口服红霉素刺激胃肠道蠕动的副作用，引起恶心、呕吐和腹泻等，这是消化道细胞的胃动素（motilin）受体被激活所致。并不是红霉素本身，而是在胃酸的作用下，形成上述含有一个或两个呋喃环的大环内酯（图4），后者失去抗菌活性，但具有促进胃肠道运动的作用。利用这个结构与活性的特征，改造红霉素结构以去除原来的抗菌作用，增强促胃蠕动活性，例如伊屈西那[43]（**69**, idremcinal）是由红霉素改构而得的 IL-8 受体抑制剂和胃动素受体激动剂，米特西那[44]（**70**, mitemcinal）和 EM-523[45]。**71** 也具有类似的结构，它们都消除了抗菌作用，作为胃动力药进入临床研究，但都止步于二期阶段，未能成药。目前仍有利用红霉素的副作用促进胃肠道蠕动，却付出诱导细菌耐药性的代价。

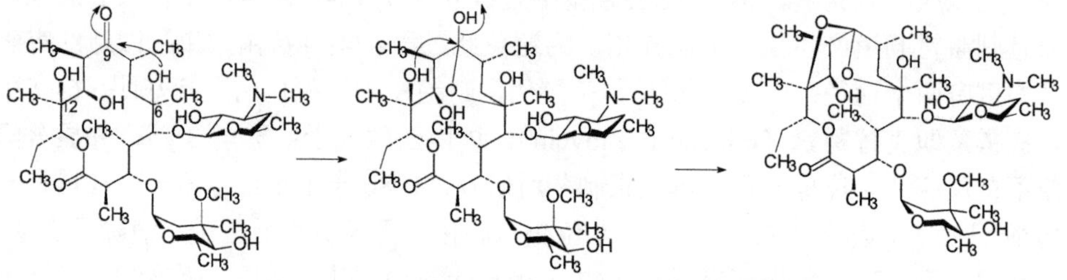

图4　红霉素形成刺激胃肠道蠕动的化合物的历程

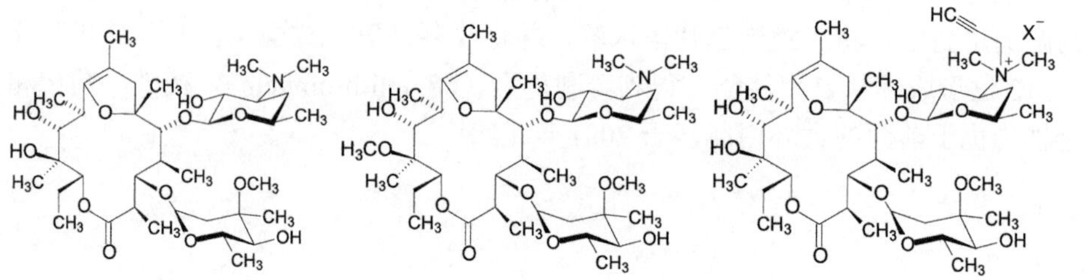

69　　　　　　　**70**　　　　　　　**71**

具有多种活性的天然产物的选择性优化

从木兰科植物树皮中分离的生物碱喜巴辛（**72**, himbacine）有多种生物活性，对毒蕈碱受体 M2 有拮抗作用（IC$_{50}$ = 4.5 nmol/L），还具有抑制血小板聚集活性。为了研制抗阿茨海默病药物提高对 M2 受体的选择性作用，在结构改造中还原双键后（**73**）提高了活性，进而变哌啶环为吡咯烷（**74**），碳原子数不变，偕二甲基消除了一个手性碳，不仅提高了选择性作用，而且也易于制备[46]。但这个结构优化未能成功。

中止了喜巴辛抗阿茨海默病药物的方向，改为优化抗血小板活性，将 **72** 的哌啶环置换为吡啶环（**75**），对凝血酶受体的拮抗作用达到 IC$_{50}$ = 85 nmol/L，加入拉电子取代的苯环得到化合物 **76**，提高了活性，进而脂环上引入侧链，成为 PAR1 受体选择性拮抗剂，口服用药，抑制血小板聚集，作为候选药物定名为沃拉帕沙（**77**, vorapaxar），于 2010 年在欧盟上市，治疗急性冠脉综合征和外周动脉疾患[47]。

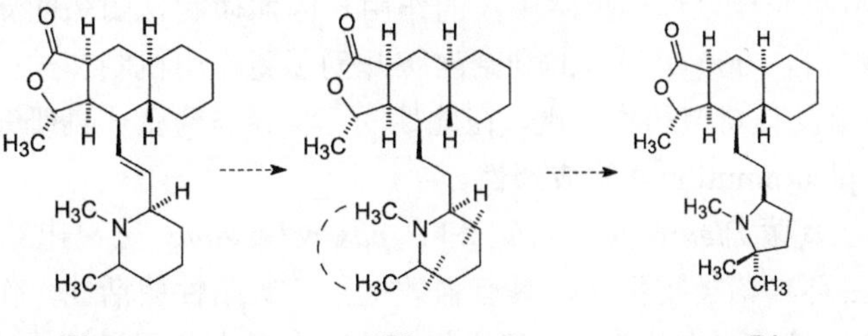

72　　**73**　　**74**

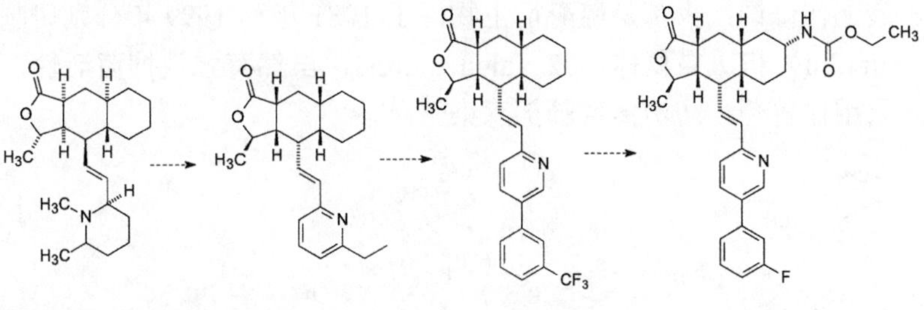

72　　**75**　　**76**　　**77**

依维莫司是由抗真菌药转换成免疫抑制剂和抗肿瘤药物的成功范例。20 世纪 70 年代发现的西罗莫司（**78**, sirolimus）又称雷帕霉素（rapamycin），是微生物 *Streptomyces hygroscopicus* 的次生代谢产物，起初作为抗真菌药物而用于临床[48]，后来发现西罗莫司可抑制动物对移植器官的排斥，作用机制是阻断 T 细胞特异的基因，抑制 T 细胞生长因子（如 IL2）和血管平滑肌细胞的分裂。西罗莫司上市于 1999 年，但口服治疗效果不佳。经衍生化得到依维莫司（**79**, everolimus），是西罗莫司的羟乙基醚衍生物，口服体内效果优于西罗莫司，于 2004 年上市[49]。依维莫司与环孢素 A 合用，可防止肾脏和心脏移植的排异发生。再后证明是酪氨酸激酶 mTORC1 特异性抑制剂，临床用于治疗肾癌和妇女绝经后 HER2 阳性的乳腺癌。

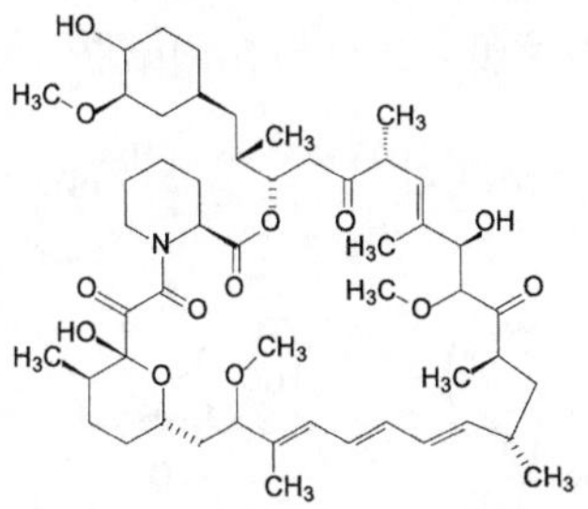

78 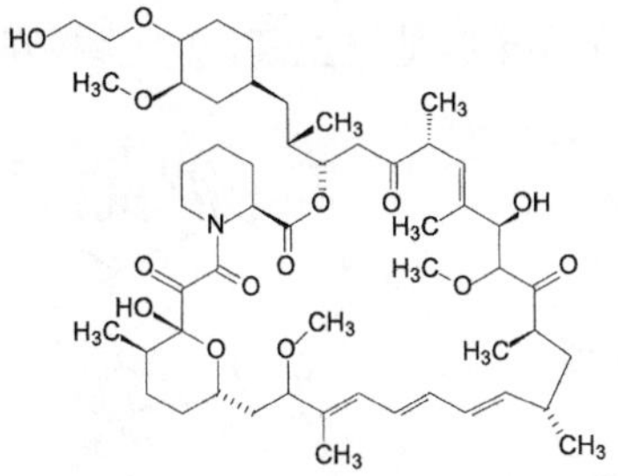　　　　　　**79**

安全性和抗耐药性是永恒的主题

致病菌不断变异以逃逸抗感染药的作用，因而研制抗耐药的新型抗感染药物是永恒的课题。自 2000 年问世的利奈唑胺开创了新作用机制和结构类型的抗菌药以来，近 20 年没有新型药物出现。在此期间，学界与药企一直研究天然产物截短侧耳素（**80**, pleuromutilin）的成药性。

1951 年从真菌 *Pleurotus mutilus* 和 *P. passeckerianus* 分离出结晶物质 **80**，是含有 5-6-8 三环二萜类抗生素，具有强效抗革兰氏阳性菌活性，作用于细菌核糖体 50S，抑制细菌的蛋白质合成，但毒性也大。山度士公司最初的改构物是对 C14 上的羟乙酸酯作修饰，大都是硫醚衍生物，于 1981 年和 1999 年分别研制出硫莫林（**81**, tiamulin）和沃鲁莫林（**82**, valunemulin），虽然有强效抑菌活性，但因安全性问题只用作兽药，防治禽畜肺部感染[50, 51]。

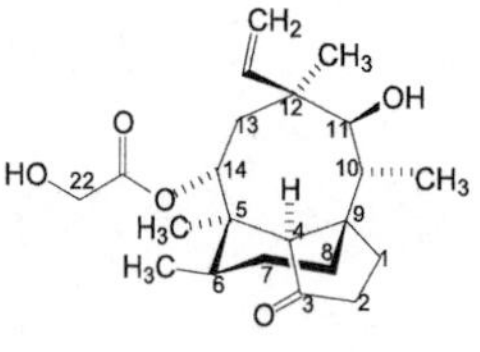

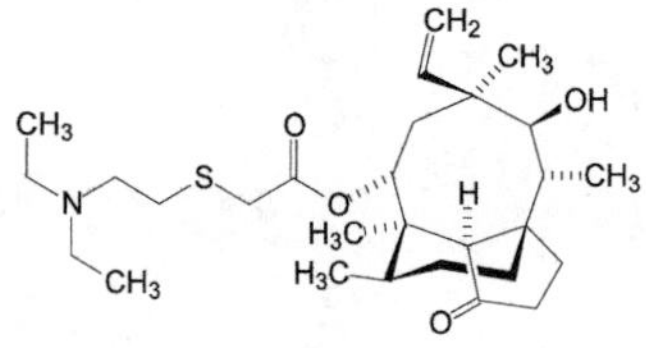

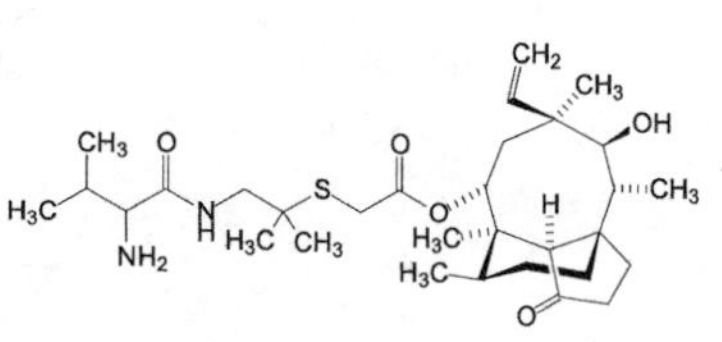

由于 **80** 的新作用环节和独特的结构类型，几十年来持续进行了研究，合成了数以千计的类似物和衍生物，但由于毒性、稳定性或物化性质等问题的困扰，难以达到药用目标，以至于大都中止了研究。直到半个多世纪后的 2007 年 FDA 批准了史克公司的瑞他莫林（**83**, retapamulin），商品名为 Altabax 的外用药，是含有在 C14 连接的双环哌啶的硫醚类似物，外用 1%油膏，治疗儿童因金黄色葡萄球菌和化脓性链球菌引起的疱疹病。瑞他莫林抑菌机制是结合并抑制阳性病原菌核糖体[52]。

总部在爱尔兰的奥地利 Nabriva 公司长年坚持对 C14 侧链的结构修饰，锲而不舍，终于研制出含有氨基的环己醇片段的药物来法莫林（**84**, lefamulin），它的作用机制不同于其他抗生素，发生耐药菌株的概率低，并且与 β-内酰胺、氟喹诺酮、

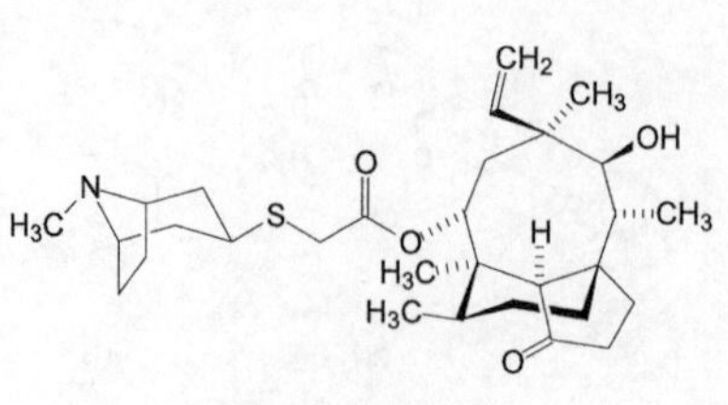

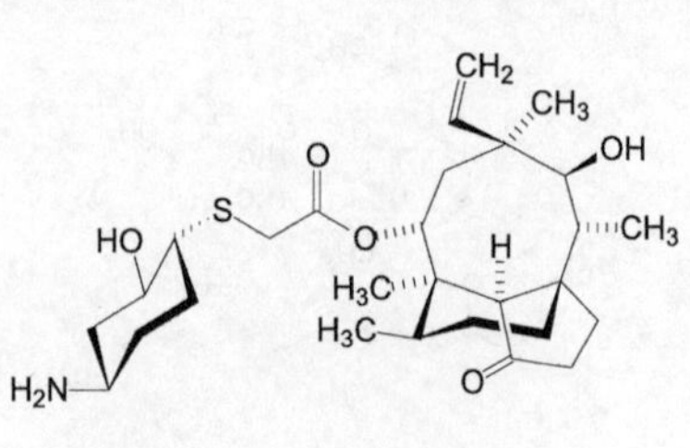

糖肽、大环内酯和四环素等类抗生素不发生交叉耐药，这是 20 年来出现的新作用机制的抗菌药[53]。

多肽药物的修饰

传统意义上讲，肽类不归属于次级代谢产物，但作为天然产物近年来已有多种多肽经化学修饰而成功上市。既往的肽类药物即使注射给药也由于肽酶的水解作用而难以长效，虽然可以用肽模拟物（peptidomimetics）的小分子策略，但往往导致活性的衰减，尤其难以阻断蛋白-蛋白的相互作用。

人体小肠内分泌到循环血中的葡萄糖依赖性促胰岛素释放多肽（**85**, Glucose-dependent insulinotropic polypeptide, GIP）和胰高血糖素样肽-1（**86**, Glucagon-like peptide-1, GLP-1）具有刺激胰岛素分泌，调节糖、脂肪和氨基酸代谢作用。GIP 和 GLP-1 通过结合并激活各自的受体，调节体内糖、脂肪和能量平衡。GLP-1 的功能是刺激胰岛素分泌，保护胰腺 β 细胞，抑制胰高血糖素分泌、胃排空和纳食。GIP 是双功能激素，在高血糖下，GIP 促进胰岛素分泌，降低血糖；低血糖时刺激胰岛 α 细胞释放胰高血糖素，提高血糖水平，所以 GIP 是维持血糖稳态的激素。GIP 和 GLP-1 体内半衰期很短，例如 GLP-1 被二肽基肽酶 4（DPP-4）剪切而失活。$t_{1/2}$<2 min，所以不能用作治疗药。

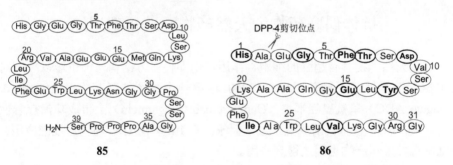

85　　　　　　　　　　86

血浆白蛋白可广泛结合内源性和外源性分子，形成的复合物具有代谢和化学稳定性，并与游离态分子呈动态平衡。丹麦诺和诺德公司将 GLP-1 长效化，用丙氨酸扫描确定了哪些氨基酸结合受体是必需的，哪些可以修饰，从而确定了脂肪酸链缀合在允许修饰的 Lys26 的 ξ-氨基上，并将 C 端的 Lys34 换成 Arg34，提高了活性，研制出利拉鲁肽[54]（**87**, liraglutide）。

利拉鲁肽保持了 GLP-1 的激动活性，半衰期为 12 h，经临床研究于 2010 年 FDA 批准上市治疗 2 型糖尿病。该公司基于构效关系研究进一步优化了药效与药代，研制出新一代的 GLP-1 受体激动剂索马鲁肽（**88**, semaglutide）[55, 56]，于 2017 年批准上市，每周注射一次，也可以每日口服用药，降低血糖和减轻体重。

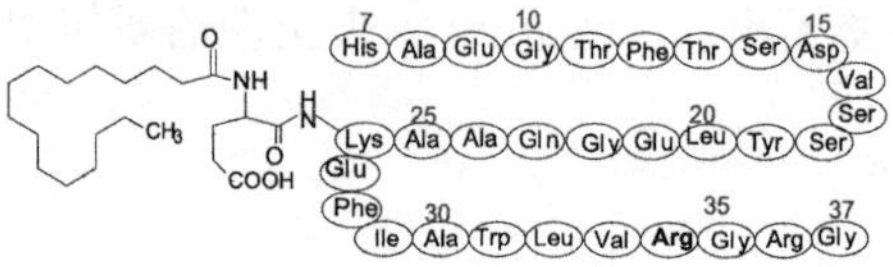

87

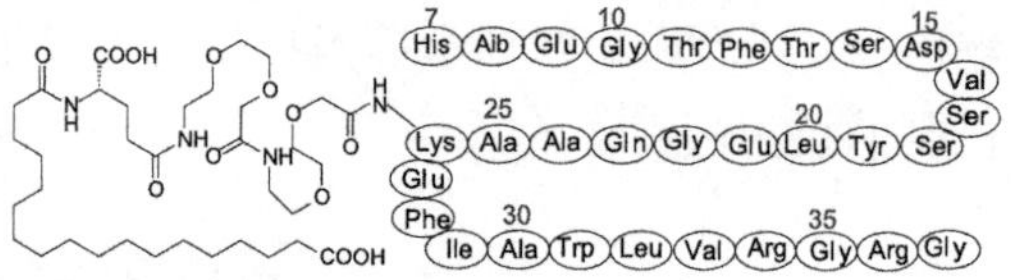

88

礼来公司研制替尔泊肽（**89**, tirzepatide）是作用于 GLP-1 受体和 GIP 受体的双重激动剂，研制的难点在于同时激活两个受体，还须在作用强度上相互匹配，确保治疗窗口内两个受体都得以生效。调整 **89** 的亲脂-亲水混合侧链，有利于同白蛋白结合，也改善物化性质，临床效果超过既有的同类产品。替尔泊肽于 2022 年批准上市，每周注射一次治疗 2 型糖尿病和肥胖病[55]。

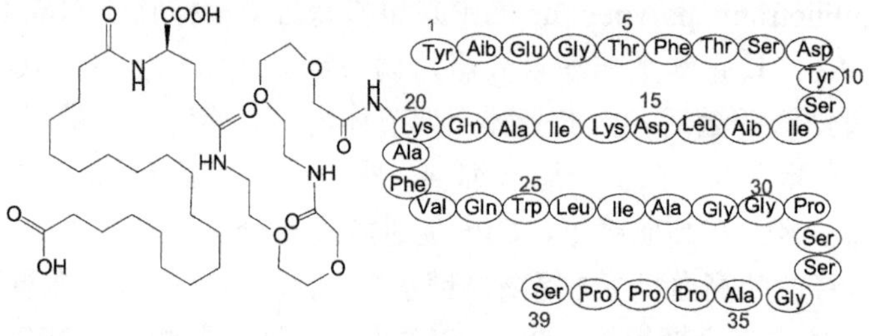

89

抗体偶联药物为天然产物开辟了新用途

　　许多天然产物具有超强的细胞毒作用，但即使多方结构修饰也难以提高对肿瘤组织的选择性，不能药用。自 2000 年第一个抗体偶联药物（antibody-drug conjugate, ADC）单抗奥唑米星（Gemtuzumab Ozogamicin）上市成功治疗急性髓系白血病，ADC 技术日渐成熟，至今全球已有 10 多个 ADC 药物已批准应用，一些细胞毒性天然产物也因之得到应用。

　　ADC 由三部分构成，即抗体、毒性分子和连接基。抗体特征是高特异性、高亲和力、低免疫原性、低交叉反应性和适宜的连接结合性，抗体在 ADC 中的作用是将毒性分子靶向运载到作用部位并与靶蛋白结合；毒性分子负责杀伤目标蛋白或核酸，导致细胞凋亡，所以毒性分子的作用机制必须明确。目前用于 ADC 的天然毒性分子有美登素类衍生物（DM1、DM4），奥瑞他汀类（MMAE、MMAF、MMAD）、烯二炔类（力达霉素和卡里奇霉素等），喜树碱类（德鲁替康和格卫替康等）；连接基是经共价键结合抗体与毒性分子的化学桥梁，它不应影响抗体对肿瘤细胞的抗原识别，在血液循环中保持稳定，被细胞内化后迅速释放毒性分子以杀死癌细胞。连接基大都是可裂解的片段，例如腙键、二硫键和肽键等酸敏感基团，利用其在血液系统（pH 7.4）和肿瘤细胞（酸性）的环境差异。例如 **90**（商品名 Mylotarg）是以 CD33 为靶标的单抗，经连接基同奥佐米星（ozogamicin）缀合而成，临床用于治疗急性髓系白血病（AML）[57]。连接基含有腙和二硫键片段。毒性分子奥佐米星是含有烯二炔类的抗生素，结构中的共轭烯二炔是比较稳定的片段，但在细胞内亲核性基团作用下，电荷转移形成 1,4-二失氢苯二自由基，性质极其活泼，与 DNA 双螺旋的小沟发生交联结合，使癌细胞凋亡。这些烯二炔类高细胞毒性分子的抗生素研发多年都未获成功，而纳入 ADC 的组成，发挥出高活性的潜质，实现了成药性。

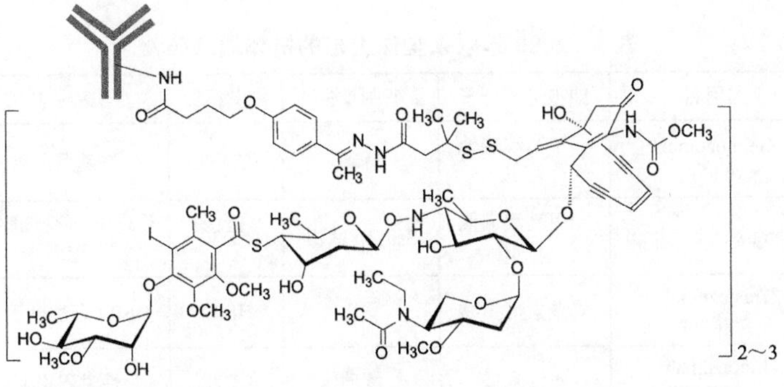

90

2019 年阿斯利康和第一/三共联合研制的 ADC 药物 trastuzumab deruxtecan（**91**，商品名 Enhertu）是结合于 CD79 的 ADC，已在欧盟和美国批准上市，用于治疗既往接受过一种或多种基于抗 HER2 方案治疗的不可切除或转移性 HER2 阳性乳腺癌成年患者。临床显示患者的疾病进展或死亡的风险降低了 72%。细胞毒性分子德鲁替康是喜树碱衍生物与连接基的缀合物，是将琥珀酰亚胺-GGFG 预构于羟乙酸片段上，ADC 内化进入细胞后，溶酶体水解酰胺键，游离出德鲁替康（和连接基甲醛），作为拓扑异构酶Ⅰ强效抑制剂，使癌细胞凋亡[58]。

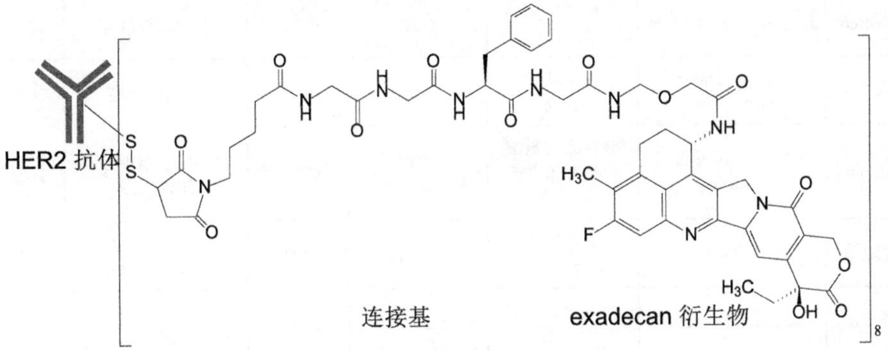

91

从药物化学视角分析，ADC 可认为是一个拼合型前药，从结构上明确地将体现药代的抗体与作用于靶细胞中受体的细胞毒性分子经连接基组成，抗体为导向载体，毒性分子杀伤靶标蛋白（或核酸），连接基偶联双方，稳固于循环血中，降解在靶细胞内，三者各司其职。连接基犹似开关，保障 ADC 在吸收分布转运中是安全无效而稳定的，一旦与靶细胞抗原结合并内化进入细胞后，连接基迅速断裂而释放毒性分子，后者与靶标结合杀死细胞。

本世纪到 2021 年来已有 14 个批准上市，如表 1 中所示，绝大多数的 ADC 毒性分子来自于天然活性化合物或改构物。

表 1   2000 年以来全球上市的抗体偶联药物

商品名	通用名	细胞毒性分子	研制单位	靶标	适应证	上市时间
Mylotarg	Gemtuzumab velotin	一甲基澳瑞他汀 E	辉瑞	CD33	急性髓系白血病	2000 年
Adcetris	Brentuximab velotin	一甲基澳瑞他汀 E	Seagen/武田	CD30	霍奇金/间变细胞淋巴瘤	2011 年
Kadcyla	Trastuzumab emtasine	美登素衍生物	罗氏	HER2	HER2 阳性乳腺癌	2012 年
Besponsa	Inotuzumab ozogamicin	奥佐米星	辉瑞	CD22	急性淋巴白血病	2017 年
Lumoxiti	Moxetumomab pasudotox	假单胞菌外毒素 A	阿斯利康	CD22	毛细胞白细胞	2018 年
Polivy	Polatuzumab vedotin	一甲基澳瑞他汀 E	罗氏	CD79b	弥散性大 B 细胞淋巴瘤	2019 年
Padcev	Enfortumab vedotin	一甲基澳瑞他汀 E	Seagen/安斯泰来	Nectin-2	尿路上皮癌	2019 年
Ehertu	Trastuzumab deruxtecan	德鲁替康	阿斯利康/第一三共	HER2	HER2 阳性乳腺癌/胃癌	2019 年
Trodelvy	Sacituzumab govitecan	格卫替康	Gilead	TROP2	三阴乳腺癌	2020 年
Blenrep	Belatamab mafodotin	美登素衍生物 MMAF	GSK	BCMA	多发性骨髓瘤	2020 年
Akalux	Cetuximab sarotalocan	含硅光卟啉化合物	Rakuten	EGFR	头颈部肿瘤	2020 年
Zynlonta	loncastuximab tesirine	缬氨酸丙氨酸吡咯并苯并二氮杂䓬	ADC Therapeutics	CD19	原发性中枢神经系统淋巴瘤	2021 年
爱地希	维迪西妥单抗	一甲基澳瑞他汀 E	荣昌制药	HER2	HER2 过表达晚期或转移性胃癌	2021 年
Tivdak	tisotumab vedotin	一甲基澳瑞他汀 E	Seagen	TF	复发性或转移性宫颈癌	2021 年

参 考 文 献

[1]　Muttenthaler M, King G F, Adams D J, et al. Trends in peptide drug discovery. Nature Rev Drug Disc, 2021, 20: 309-325.

[2]　郭宗儒. 药物分子设计的策略. 药学学报, 2010, 45: 539-546.

[3]　Williams D H, Stone M J, Hauck P R, et al. Why are secondary metabolites (natural products) biosynthesized? J Nat Prod, 1989, 52: 1189-1208.

[4]　Hopkins A L, Groom C R, Alex A. Ligand efficiency: A useful metric for lead selection. Drug Discovery Today, 2004, 9: 430-431.

[5]　郭宗儒. 药物分子设计的策略: 论药效团和骨架迁越. 中国药物化学杂志, 2008, 18: 147-157.

[6]　Ronn M, Zhu Z, Hogan P C, et al. Process R&D of eravacycline: The first fully synthetic fuorocycline in clinical development. Org Process Res Dev, 2013, 17: 838-845.

[7]　Ishikawa M, Hashimoto Y. Improvement in aqueous solubility in small molecule drug discovery programs by disruption of molecular planarity and symmetry. J Med Chem, 2011, 54: 1539-1554.

[8]　Liu G T, Zhang C Z, Li Y, et al. Chemical and pharmacological studty of bicyclol—A potential anti chronic viral hepatitis drug. Natl Med J China, 1999, 14(Suppl): 51-53.

[9]　Uemura D, Takahashi K, Yamamoto T, et al. Norhalichondrin A: An antitumor polyether macrolide from a marine sponge. J Am Chem Soc, 1985, 107: 4796-4798.

[10]　Zheng W, Seletsky B M, Palme M H, et al. Macrocyclic ketone analogues of halichondrin B. Bioorg Med Chem Lett 2004, 14: 5551-5554.

[11]　Towle M J, Salvato K A, Budrow J, et al. *In vitro* and *in vivo* anticancer activities of synthetic macrocyclic ketone analogues of halichondrin B. Cancer Res, 2001, 61: 1013-1021.

[12]　Alberts A W, Chen J, Kuron G, et al. Mevinolin: A highly potent competitive inhibitor of hydroxymethylglutaryl-coenzyme A reductase and a cholesterol-lowering agent. Proc Natl Acad Sci USA, 1980, 77: 3957-3961.

[13]　Fujita T, Inoue K, Yamamoto S, et al. Fungal metabolites. Part 11. A potent immunosuppressive activity found in *Isaria sinclairii* metabolite. J Antibiot, 1994, 47: 208-215.

[14]　Fujita T, Hirose R, Yoneta M, et al. Fingolimod (FTY720): Potent immunosuppressants, 2-alkyl-2- aminopropane-1, 3- diols. J Med Chem, 1996, 39: 4451-4459.

[15]　Fujita T, Yoneta M, Hiros R, et al. Simple compounds, 2-alkyl;2-amino-1, 3-propanediols have potent immunosuppressive activity. Bioorg Med Chem Lett, 1995, 5: 847-852.

[16]　Mandala S, Hajdu R, Bergstrom J, et al. Alteration of lymphocyte trafficking. Science, 2002, 296(5566): 346-349.

[17]　Pan S F, Gray N S, Gao W Q, et al. Discovery of BAF312 (Siponimod), a potent and selective S1P receptor modulator. ACS Med Chem Lett, 2013, 4: 333-337.

[18]　Bolli M H, Abele S, Binkert C, et al. 2-Imino-thiazolidin-4-one derivatives as potent, orally active S1P1 receptor agonists. J Med Chem, 2010, 53: 4198-4211.

[19]　Haynes R K, Fugmann B, Stetter J. Artemisone: A highly active antimalarial drug of the artemisinin class. Angew Chem Int Ed, 2006, 45: 2082-2088.

[20]　Wall M E, Wani M C, Cook C E, et al. Plant antitumor agents. I. The isolation and structure of camptothecin, a novel alkaloid leukemia and tumor inhibitor from Camptotheca acuminata. J Am Chem Soc, 1966, 88: 3888-3890.

[21]　Kingsbury W D, Boehm J C. Jakas D R, et al. Synthesis of water soluble (aminoalkyl) camptothecin analogues:

Inhibition of topoisomerase I and antitumor activity. J Med Chem, 1991, 34: 98-107.

[22] Lawrence R A, Izbicka E, De Jager R L, et al. Comparison of DX-8951f and topotecan effects on tumor colony formation from freshly explantedadult and pediatric human tumor cells. Anti-Cancer Drugs, 1999, 10: 655-661.

[23] Sawada S, Okajima S, Aiyama R, et al. Synthesis and antitumor activity of 20(*S*)-camptothecin derivatives: Carbamate-linked, water-soluble derivatives of 7-ethyl-10-hydroxycamptothecin. Chem Pharm Bull, 1991, 39: 1446-1454.

[24] Mitsui I, Kumazawa E, Hirota Y, et al. A new water-soluble camptothecin derivative, DX-8951f, exhibits potent antitumor activity against human tumors *in vitro* and *in vivo*. JPN J Cancer Res, 1995, 86: 776-782.

[25] Cortés J, Kim S B, Chung W P, et al. Trastuzumab deruxtecan versus trastuzumab emtansine for breast cancer. New Eng J Med, 2022. https://www.nejm.org/doi/full/10.1056/NEJMoa2115022.

[26] Kawachi E, Hashimoto Y, Himi T, et al. Retinobenzoic acids. 1. Structure-activity relationships of aromatic amides with retinoidal activity. J Med Chem, 1988, 31: 2182-2192.

[27] Sanda T, Kuwano T, Nakao S, et al. Antimyeloma effects of a novel synthetic retinoid Am80 (tamibarotene) through inhibition of angiogenesis. Leukemia, 2005, 19: 901-909.

[28] Boehm M F, Zhang L, Badea B A, et al. Synthesis and structure-activity relationships of novel retinoid X receptor-selective retinoids. J Med Chem, 1994, 37: 2930-2941.

[29] Chassis H, Jolliffe N, Smith H. The action of phlorizin on the excretion of glucose, xylose, sucrose, creatinine, and urea by man. J Clin Invest, 1933; 12: 1083-1089.

[30] Ehrenkranz J, Norman G, Lewis N G, et al. phlorizin: A review. Diaet Metab Res Rev, 2005, 21: 31-38.

[31] Meng W, Ellsworth B A, Nirschl A A, et al. Discovery of dapagliflozin: A potent, selective renal sodium-dependent glucose cotransporter 2 (SGLT2) inhibitor for the treatment of type 2 diabetes. J Med Chem, 2008, 51: 1145-1149.

[32] Nomura S, Sakamaki S, Hongu M, et al. Discovery of canagliflozin, a novel c-glucoside thiophene ring, as sodium-dependent glucose cotransporter diabetes mellitus. J Med Chem, 2010, 53: 6355-6360.

[33] Grempler R, Thomas L, Eckhardt M, et al. Empagliflozin, a novel selective sodium glucose cotransporter-2 (SGLT-2) inhibitor: Characterisation and comparison with other SGLT-2 inhibitors. Diabetes Obes Metab, 2012, 14: 83-90.

[34] Mascitti V, Zhu T. Discovery of a clinical candidate from the structurally unique dioxa-bicyclo[3.2.1]octane class of sodium-dependent glucose cotransporter 2 inhibitors. J Med Chem, 2011, 54: 2952-2960.

[35] Gerth K, Bedorf N, Hoefle G, et al. Epothilons A and B: Antifungal and cytotoxic compounds from *Sorangium cellulosum* (Myxobacteria). Production, physico-chemical and biological properties. J Antibiot, 1996, 49: 560-563.

[36] Winkler J D, Axelsen P H. A model for the taxol (paclitaxel)/epothilone pharmacophore. Bioorg Med Chem Lett, 1996, 6: 2963-2966.

[37] Lee F Y F, Borzilleri R, Fairchild C R, et al. Preclinical discovery of ixabepilone, a highly active antineoplastic agent. Cancer Chemother Pharmacol, 2008, 63: 157-166.

[38] Chou T C, O'Connor O A, Tong W P, et al. The synthesis, discovery, and development of a highly promising class of microtubule stabilization agents: Curative effects of desoxyepothilones B and F against human tumor xenografts in nude mice. Proc Nat Acad Sci USA, 2001, 98: 8113-8118.

[39] Li F L, Huang T L, Tang Y, et al. Utidelone inhibits growth of colorectal cancer cells through ROS/JNK signaling pathway. Cell Death and Disease, 2021, 12: 338-348.

[40] Sasaki J, Mizoue K, Morimoto S, et al. Microbial transformation of 6-*O*-methylerythromycin derivatives. J Antibiot, 1988, 41: 908-915.

[41] Bright G M, Nagel A A, Bordner J, et al. Synthesis, *in vitro* and *in vivo* activity of novel 9-deoxo-9a-aza-9a-homoerythromycin A derivatives: A new class of macrolide antibiotics, the azalides. J Antibiot, 1988, 41: 1029-1047.

[42] Khan A A, Slifer T L, Bryskier A, et al. The ketolide antibiotics HMR 3647 and HMR 3004 are active against Toxoplasma gondii *in vitro* and in murine models of infection. Antimicrob Agents Chemother, 1997, 41: 2137-2140.

[43] Tsuzuki K, Sunazuka T, Marui S, et al. Motilides, macrolides with gastrointestinal motor stimulating activity. I. *O*-Substituted and tertiary *N*-substituted derivatives of 8, 9-anhydroerythromycin A 6, 9-hemiacetal. Chem Pharm Bull, 1989, 37: 2687-2700.

[44] Itoh Z, Suzuki T, Nakaya M, et al. Gastrointestinal motor-stimulating activity of macrolide antibiotics and analysis of their side effects on the canine gut. Antimicrob Agents Chemother, 1984, 26: 863-869.

[45] Omura S, Tsuzuki K, Sunazuka T, et al. Macrolides with gastrointestinal motor stimulating activity. J Med Chem, 1987, 30: 1941-1943.

[46] Gao L J, Waelbroeck M, Hofman S, et al. Synthesis and affinity studies of himbacine derived muscarinic receptor antagonists. Bioorg Med Chem Lett, 2004, 14: 3967-3979.

[47] Chackalamannil S, Wang Y, Greenlee W J, et al. Discovery of a novel, orally active himbacine-based thrombin receptor antagonist (SCH 530348) with potent antiplatelet activity. J Med Chem, 2008, 51: 3061-3064.

[48] Vezina C, Kudelski A, Sehgal S N. Rapamycin (AY-22989) a new antifungal antibiotic. I. Taxonomy of the producing streptonomycete and isolution of the active principle. J Antibiot (Tokyo), 1975, 28: 721-726.

[49] Dunn C, Croom K F. Everolimus: A review of its use in renal and cardiac transplantation. Drugs, 2006, 66: 547-570.

[50] Egger H, Reinshagen H. New pleuromutilin derivatives with enhanced antimicrobial activity. I. Synthesis. J Antibiot, 1976, 29: 915-922.

[51] Egger H, Reinshagen H. New pleuromutilin derivatives with enhanced antimierobial activity. II. Structure-activity correlations. J Antibiot, 1976, 29: 923-927.

[52] Odou M F, Muller C, Calvet L, et al. *In vitro* activity against anaerobes of retapamulin, a new topical antibiotic for treatment of skin infections. J Antimicr Chemoth, 2007, 59: 646-651.

[53] Goethe O, Heuer A, Ma X, et al. Antibacterial properties and clinical potential of pleuromutilins. Nat Prod Rep, 2019, 36: 220-247.

[54] Kurtzhals P, Havelund S, Jonassen I, et al. Albumin-binding of insulins acylated with fatty-acids characterization of the ligand protein-interaction and correlation between binding-affinity and timing of the insulin effect *in-vivo*. Biochem J, 1995, 312: 725-731.

[55] Bokvist B K, Coskun, Cummins R C, et al. GIP and GLP-1 agonist compounds. US Patent 9474780 B2, Oct 25, 2016.

[56] Lau J, Bloch P, Schäffer L, et al. Discovery of the once-weekly glucagon-Like peptide-1 (GLP-1)analogue semaglutide. J Med Chem, 2015, 58: 7370-7380.

[57] Buckwalter M, Dowell J A, Korth-Bradley J, et al. Pharmacokinetics of gemtuzumab ozogamicin as a single-agent treatment of pediatric patients with refractory or relapsed acute myeloid leukemia. J Clin Pharmacol, 2004, 44: 873-880.

[58] Modi S, Saura C, Yamashita T, et al. Trastuzumab deruxtecan in previously treated HER2-positive breast cancer. New Engl J Med, 2020, 382: 610-621.

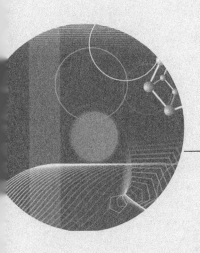

I 源于植物的天然药物

01　柳树皮—水杨苷—水杨酸—阿司匹林

阿司匹林的研发轨迹

　　阿司匹林的化学名乙酰水杨酸，分子量180.16，是最简单的有机小分子药物之一。阿司匹林的诞生起源于水杨酸的解热止痛作用，水杨酸又可追溯到更久远的柳树皮的应用。

　　早在古埃及的Ebers药书就记载了柳树皮的浸液可治疗风湿痛，1876年苏格兰医生McLogan从浸出液中分离出水杨苷（1, salicin）用作退热药和治疗关节痛。其实，在此之前法国人发现了水杨醇、水杨醛和水杨酸。后来证明水杨苷在体内水解成葡萄糖和水杨醇（2, saligenin），水杨醇在体内经两次氧化成水杨酸（3, salicylic acid）而发挥解热止痛作用。

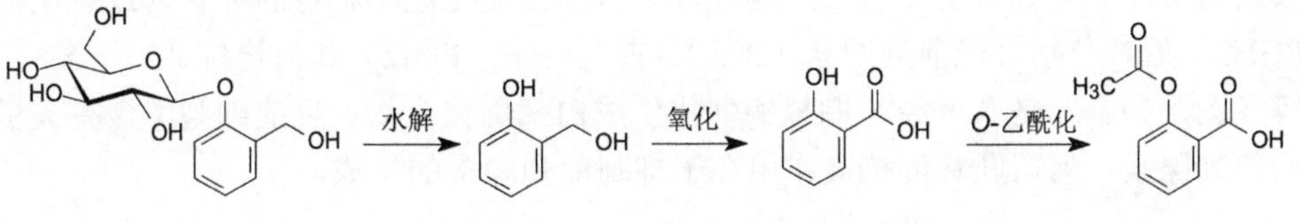

　　19世纪下半叶德国Gerhardt合成了乙酰水杨酸，直到1897年德国拜耳药厂化学家Felix Hoffmann合成并纯化得到乙酰水杨酸，首先为其父治疗风湿性关节炎，并表明有止痛效果，而对胃肠道刺激性低于水杨酸。1899年命名为阿司匹林（4, aspirin），作为止痛和解热药，在20世纪50年代成为销售非常成功的药物。但是到20世纪60年代，由于众多的解热镇痛药上市，阿司匹林的应用日益减少。

后继的非甾体抗炎药

　　由水杨酸和阿司匹林而开创的解热止痛药物，后来被称作非甾体抗炎药（NSAID），例如芳丙酸类药物如布洛芬（5, ibuprofen）和氟比洛芬（6, flurbiprofen）。芳乙酸类如吲哚美辛（7, imdomethacin）和双氯芬酸（8, diclofenac），氨基芳甲酸类如甲芬那酸（9, mefenamic acid）和氟芬那酸（10, flufenamic acid）等数十种，作为解热镇痛药物，此时阿司匹林失去了原有的优势。

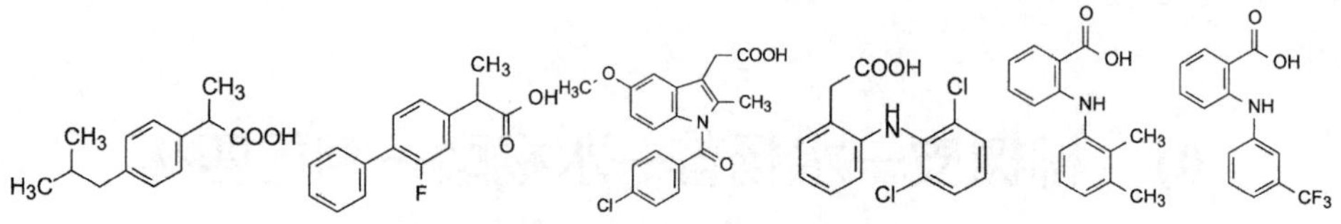

5	**6**	**7**	**8**	**9**	**10**

发现阿司匹林抑制血小板的聚集

重新引起人们对阿司匹林的关注，是临床发现长期服用阿司匹林的患者较少有冠状动脉阻塞和冠脉供血不足的症候，继之发现阿司匹林具有阻止血小板聚集，防止血栓形成的作用，这些与后来发现前列腺素、环氧合酶及其催化花生四烯酸代谢有密切关系。

1971 年 John Vane（1982 年获诺贝尔奖）发现了前列腺素，证明阿司匹林的作用是阻止前列腺素在体内生成，是抑制环氧合酶的缘故。环氧合酶是催化花生四烯酸合成前列腺素的酶系[1]。

花生四烯酸（AA）是细胞膜磷脂的组成成分，经磷脂酶催化降解而生成，释放出的 AA 代谢途径有多种，一是经环氧合酶催化生成不稳定的环状内过氧化物 PGH_2，后者分别合成前列腺素（PGs）、前列环素（PGI_2）和血栓烷 A2（TXA_2）等（图 1.1）。二是 AA 经 5-脂氧酶催化生成白三烯化合物。炎症细胞中含有大量的前列腺素，阿司匹林的抗炎作用在于抑制前列腺素的生成。

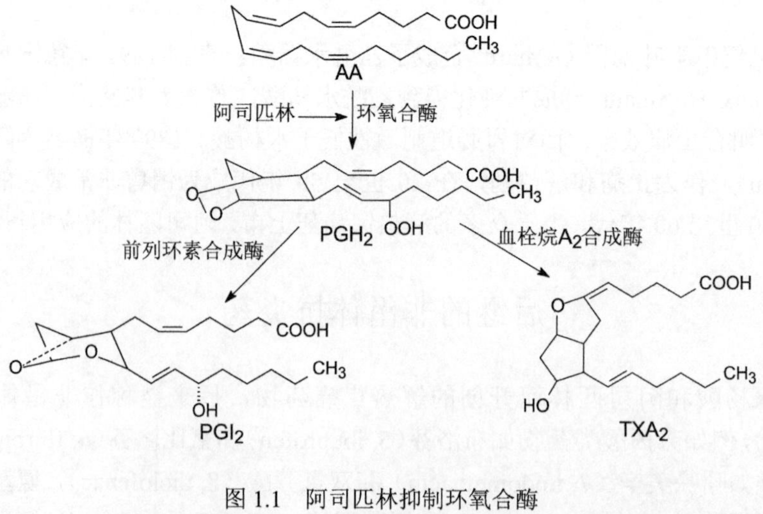

图 1.1　阿司匹林抑制环氧合酶

阿司匹林抑制血小板聚集和血栓的生成是与 PGI_2 和 TXA_2 的生成相关。就引发冠状动脉疾患而言，PGI2 具有舒张血管抑制血小板聚集的功能，是花生四烯酸"好的"代谢物；TXA2 促进血管收缩和血小板聚集，是"坏的"代谢物，正常状态下，PGI2 与 TXA2 的功能处于相互制约状态，维持血管的正常功能。阿司匹林抑制环氧合酶的功能，即使在低剂量下也阻断血栓烷的合成途径和血栓的形成，并且由于以不可逆方式抑制环氧合酶功能，TXA2 的体内再合成要等到新的环氧合酶生成后才发生。然而 PGI2 在其他组织仍可以产生，从而对抗和"压制"了 TXA2 的血栓形成。阿司匹林这个特异性功能开辟了预防性治疗心脏病和卒中的新适应证。据不完全统计，全球每年生产的阿司匹林 4 万吨以上。

阿司匹林的作用机制

阿司匹林的解热止痛作用，其靶标与 NSAID 相同，但不是由于在体内水解成水杨酸而起效的，所以不是水杨酸的前药。阿司匹林与环氧合酶发生共价键结合，是个不可逆抑制剂，而其他 NSAID 与环氧合酶都是可逆性结合。

阿司匹林与环氧合酶的结合发生在底物所处的通道内，苯环与 Tyr348 发生 π-π 叠合作用；1 位的羧基与质子化的 Arg120 形成盐键（其他非甾体抗炎药的羧基也形成盐键）；2 位的乙酰基与丝氨酸残基 Ser530 先发生氢键结合，然后乙酰基转移到丝氨酸的羟基上，发生不可逆性结合（图 1.2），乙酰化后的环氧合酶失去了催化功能，阻止了后续的级联反应[2]。

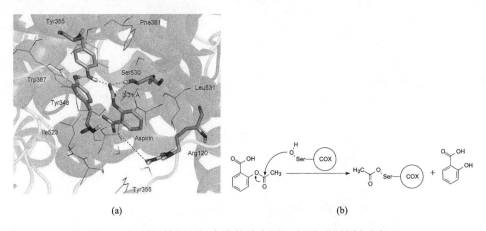

(a)   (b)

图 1.2   阿司匹林与环氧合酶的结合图(a)和不可逆抑制反应(b)

从有机化学反应分析，Ser530 的羟基被阿司匹林的乙酰基酯化，即在脂肪醇羟基与酚羟基酯之间发生不可逆性的酯交换作用，这在烧瓶中是很难进行的有机反应（充其量呈可逆的平衡态），但之所以在环氧合酶的活性中心处发生，是因为该不可逆反应的推动力（driving force）是诸多氢键、盐键、π-π 相互作用的合力结果，是某些氨基酸残基参与协同作用，不仅提高了乙酰基的亲电性，也提升了Ser530 羟基的亲核性。烧瓶中的有机反应没有这样的微环境。

阿司匹林作为超小分子，分子的每个组成部件都为参与结合和反应而"发力"，结构中没有冗余的原子，因此阿司匹林具有不可复制性，上百年来没有类似的跟随性药物出现，使这个神奇的分子迄今无可替代，因而被分类为唯一药物（me-only drug）。

参 考 文 献

[1]　Vane J R. Adventures and excursions in bioassay: The stepping stones to prostacyclin. Br J Pharmacol, 1983, 79: 821-838.

[2]　Tosco P, Lazzarato L. Mechanistic insights into cyclooxygenase irreversible inactivation by aspirin. ChemMed Chem, 2009, 4: 939-945.

02 山羊豆—亚烷二胍—二甲双胍

从 1929 年以降低血糖为目标合成的二甲双胍，至今已近百年，1957 年开始治疗高血糖症患者，临床应用也已 60 多年。如今二甲双胍已确立是治疗 2 型糖尿病的首选一线和全程应用的药物地位。二甲双胍有许多优点，不刺激胰岛 β 细胞，不影响胰岛素分泌，降血糖作用明显，而对正常人血糖几乎没有作用。在化学上，二甲双胍是个简单的有机超小分子，分子量 129.16，却是没有第二个可与其比肩的 me-only 药物，它可单独使用，也可与多种降糖药配伍，是个经久不衰和不可替代的良药。

苗头来源于植物的次生代谢产物

早在 19 世纪末，欧洲民间用豆科植物山羊豆（*Galega officinalis*，又称猪殃殃）治疗糖尿病。化学研究发现该植物中含有胍类次生代谢产物（豆科植物的根瘤菌可固化空气中的 N_2，是多含生物碱的原因），1918 年动物实验表明胍（**1**）具有降糖作用，但因毒性大不能应用。随后在 20 世纪 20 年代将山羊豆中分离的毒性较低的生物碱山羊豆碱（**2**, galegine）由医生自身服用，治疗自己的糖尿病[1]，表明山羊豆碱能够显著降低患者血糖水平，但因作用时间短，限制了临床应用。

最先合成的二胍化合物

1926 年维也纳大学 Slotta 等合成了多亚烷基二胍化合物以提高降糖活性，发现十亚甲基二胍（**3**, decamethylene diaguanide, synthalin A）降糖作用持久，并迅速在欧洲上市，但不久发现患者肝脏呈现毒性而停止应用。继之将十二亚甲基二胍（**4**, dodecamethylene diaguanide, synthalin B）用于临床，虽然毒性有所降低，但仍呈现不良反应，于 1940 年停止应用。

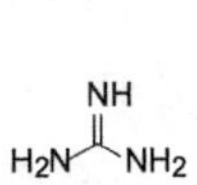

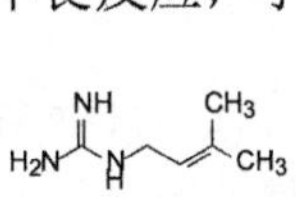

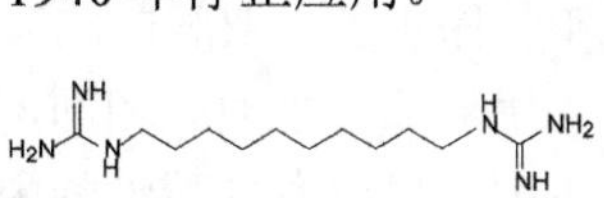

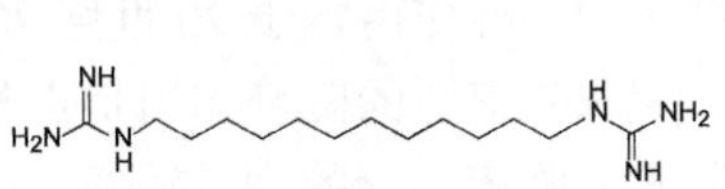

| **1** | **2** | **3** | **4** |

双胍化合物纷纷进入临床研究

双胍其实是脒基胍

上节所述的二胍，是两个胍基处于被亚烷基分隔状态，化学命名上是二胍。本节所讨论的双胍，是两个胍基共用一个—NH—的结构，从化学上讲，应是脒基胍，不过本文还是沿用双胍这一约定成俗的名称。

双胍有显著降血糖作用

1929 年 Slotta 等合成了一系列二胍和双胍化合物,包括上述的二胍类化合物。双胍化合物经动物实验证明有显著降血糖作用，其中也有现在临床广泛应用的二甲双胍，不过当时并没有进行临床实验[2]。

20 世纪 40 年代应用抗疟药氯胍（5, chloroguanidine）治疗疟疾患者，发现有较弱的降血糖作用，验证了双胍片段是降低血糖的药效团结构。

法国医生 Sterne 对胍类降糖作用的研究做出了重要贡献，他综合了二甲双胍（6, metformin）对动物的降糖作用和在 1949 年菲律宾使用二甲双胍治疗流感的实践，对二甲双胍开展了系统的临床研究，为了体现二甲双胍的降糖效果，称二甲双胍为噬糖体（glucophage）[3]。Sterne 是开展二甲双胍治疗糖尿病的先驱者。

在用二甲双胍治疗糖尿病的同时，有人还对动物实验降糖作用更强的两个双胍丁双胍（7, buformin）和苯乙双胍（8, pheneformin）进行了治疗糖尿病的临床研究。

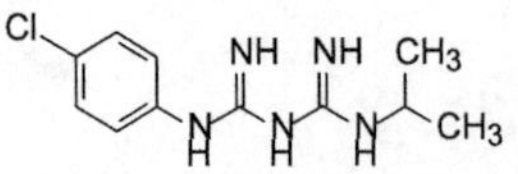

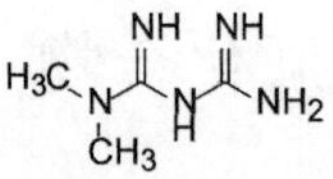

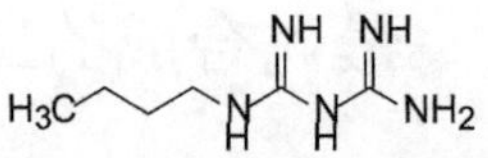

丁双胍抑制胃肠道的葡萄糖吸收，提高胰岛素的敏感性和细胞对葡萄糖的摄取，也抑制肝脏的葡萄糖合成等。它的降低血糖作用强于二甲双胍，但临床发现丁双胍可引起乳酸性酸中毒（lactic acidosis），由于治疗剂量接近中毒剂量，引起严重的毒性作用，于 20 世纪 70 年代停止了丁双胍的临床应用。

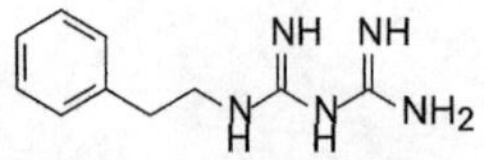

苯乙双胍的降糖作用特点与二甲双胍和丁双胍相同，而且活性显著强于二甲双胍，临床治疗的剂量较低，但也因为可引发乳酸性酸中毒的不良反应，许多国家不使用苯乙双胍，即使有应用的，也警示慎用。

二甲双胍确定为治疗 2 型糖尿病的首选药物

在多年的临床应用中，发现二甲双胍因其很少发生乳酸性酸中毒，优于苯乙双胍，而且二甲双胍对电子链的传递及葡萄糖的氧化无明显抑制作用，也不干预乳酸的转运，是比较安全有效的药物。

从 1957 年 Sterne 在法国应用二甲双胍治疗 2 型糖尿病开始，全球应用近 40 年，直到 1995 年 FDA 才批准在美国上市。

1998 年，英国前瞻性糖尿病研究（UKPDS）肯定了二甲双胍是唯一可以降低大血管并发症的降糖药物，并能降低 2 型糖尿病的并发症及死亡率。

2000 年，二甲双胍缓释片在美国批准上市，并研发出二甲双胍与其他降糖药物的复方制剂。

2005 年国际糖尿病联盟（IDF）进一步明确了二甲双胍是贯穿 2 型糖尿病治疗全程的一线用药，强调了二甲双胍的治疗地位。

2007 年美国糖尿病协会（ADA）的药物治疗指南首次推荐降糖药使用的前后顺序和路径：生活方式干预的同时应用二甲双胍作为起始治疗，并作为一线治疗药物贯穿于治疗的全程；胰岛素强化合并二甲双胍及格列酮类作为最终治疗。这样，经过五十年的临床研究，确立了二甲双胍作为 2 型糖尿病的一线及全程用药和不可替代的地位。

二甲双胍的作用机制

二甲双胍问世 90 多年，临床应用 60 年，已经确立了治疗 2 型糖尿病的首选和全程应用的地位。然而它的分子作用机制还不完全清楚。

二甲双胍对 AMP 激活蛋白激酶信号转导系统的影响

二甲双胍的抗高血糖作用是由于抑制了肝脏的糖异生化，抑制肝细胞的线粒体功能。作为线粒体抑制剂，二甲双胍激活了效应器 AMP 激活蛋白激酶（AMPK）。

抑制 cAMP-PKA 信号传导

小鼠遗传学研究表明，二甲双胍抑制糖异生作用更直接的原因是改变了线粒体的呼吸速率，降低了 ATP 的利用度，影响了 cAMP-PKA 信号传导。

改善脂质代谢

通过 AMPK 信号通路，二甲双胍降低了肝细胞脂质和胆固醇的生物合成。

二甲双胍的分子作用机制

现今普遍接受的分子机制如图 2.1 所示。二甲双胍经有机阳离子转运蛋白 1（OCT1）进入肝细胞，抑制了线粒体呼吸链（complex1），由于细胞内 ATP 生成的减少，缺乏能量供给，代偿性地降低了细胞的能量消耗。ATP 的减少和 AMP 的增加，直接导致肝脏糖异生作用的抑制；AMP 水平增高也是影响信号传导的一个关键因素，表现在三个方面：①通过抑制腺苷酸环化酶变构性地抑制了 AMP-蛋白激酶 A（AMP-PKA）信号通路；②AMP 水平提高也变构性地抑制果糖-1, 6-二磷酸化酶（FBPase）的活性，后者是糖异生化的关键酶，降低了葡萄糖的生成；③激活 AMPK 通路抑制脂质与胆固醇的合成[4]。

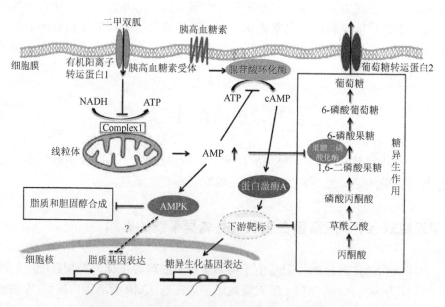

图 2.1 二甲双胍在肝细胞中抗高血糖作用的示意图

二甲双胍的作用靶标

我国学者林圣彩和邓贤明等采用化学生物学多种方法研究二甲双胍的分子靶

标，首先合成了多个含有二甲双胍结构的化学探针，用"垂钓"方法，从细胞中"钓"出了 2000 多种可能和二甲双胍结合的蛋白，又从中筛选出了 317 种存在于溶酶体上的蛋白作进一步验证。通过逐一验证二甲双胍和这些蛋白的相互作用，将范围缩小到 113 种与二甲双胍发生特异性结合的蛋白质。进而通过基因沉默依次抑制这 113 个蛋白的表达，最终发现 PEN2 蛋白的表达被抑制时，细胞对于低剂量二甲双胍的治疗变得不敏感，这时二甲双胍无法激活 AMPK。这一结果说明，PEN2 介导了二甲双胍对 AMPK 的激活，即 PEN2 就是二甲双胍启动溶酶体通路、激活 AMPK 的关键靶标。动物实验表明敲除小鼠的 PEN2 基因，二甲双胍无法再激活 AMPK，因之二甲双胍诱导的降低葡萄糖水平、降低肝脏脂肪含量、寿命延长的效果也都消失了。PEN2 在二甲双胍的作用机制中是必需的信号分子，该通路不依赖 AMP，不会扰动细胞内 AMP 水平[5]。图 2.2 是低剂量二甲双胍激活 PEN2 靶标的作用机制。

从新药创制的角度，PEN2 蛋白可作为体外筛选的靶标，成为降糖减肥的评价模型，或许是打破二甲双胍几十年来作为 me-only 药物的地位。

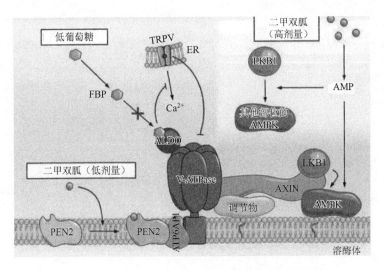

图 2.2　二甲双胍-PEN2-AXIN-AMPK 作用轴的示意图

参 考 文 献

[1]　Muller H, Rheinwein H. Pharmacology of galegin. Arch Exp Path Pharmacol, 1927, 125: 212-228；Bailey C J. Metformin: Its botanical background. Practical Diabetes International, 2004, 21: 115-117.

[2]　Slotta K H, Tsesche R. Über biguanide. II. Die blutzuckersenkende Wirkung der Biguanides. Ber Dtsch Chem Ges, 1929, 62: 1398-1405.

[3]　Sterne J. Du nouveau dans les antidiabetiques. La *N, N*-dimethylamine guanyl guanide (NNDG) Maroc Med, 1957,

36: 1295-1296.

[4]   Rena G, Pearson E R, Sakamoto K. Molecular mechanism of action of metformin: Old or new insights? Diabetologia, 2013, 56: 1898-1906.

[5]   Ma T, Tian X, Zhang B D, et al. Low-dose metformin targets the lysosome-AMPK pathway through PEN2. Nature, Nature (2022). doi.org/10.1038/s41586-022-04431.

03 颠茄—莨菪碱—塞托溴铵

引　言

胆碱能受体

20 世纪初叶 Dale 和 Loewi 先后分别发现并证实自主神经系统中的副交感神经和神经递质乙酰胆碱（**1**, acetylcholine），并且发现合成的乙酰胆碱类似物对不同的组织器官有不同的生理功能，从而又分成两类，一类产生的效应类似于毒蕈碱（**2**, muscarine）样作用（毒蕈碱是一种有毒生物碱）。另一类效应类似于烟碱（**3**, nicotine）样作用，这两类就是现在已经鉴定为特异性激动胆碱能 M 受体和 N 受体作用。合成的胆碱衍生物或类似物可以是激动剂，也可能是拮抗剂，取决于同乙酰胆碱结构的类似程度。

民间应用颠茄等茄科植物药治疗疾病，就是利用存在于这些植物的阿托品等莨菪烷类生物碱的解痉作用。阿托品结构的改造就是沿着毒蕈碱样 M 受体拮抗剂的路径进行的，只是当时对受体的生物学本质不太清楚罢了。

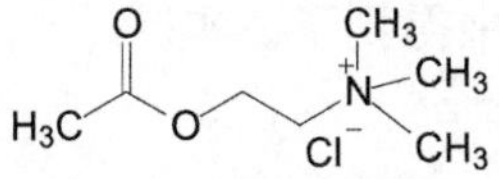

1 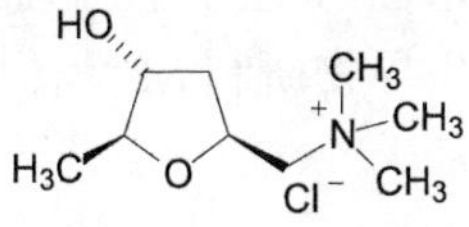　**2** 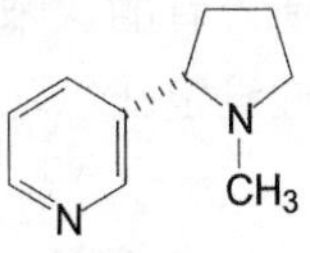　**3**

托品烷生物碱

古印度医生最早用颠茄等茄科植物的提取液治病，并发现可引起视觉模糊和中毒致死。植物学家林奈（Linnaeus）定名颠茄学名 *Atropa belladonna* 就是借用了希腊神话中三个司命运神之一的名字 Atropos。

从颠茄提取物中最早分离的活性成分是莨菪碱（hyosciamine），结构中含有一个手性碳，很容易消旋化成为阿托品（**4**, atropine），所以阿托品是混旋物。东莨菪碱（**5**, scopolamine）也是颠茄中的有效成分。

阿托品具有松弛内脏平滑肌、解除平滑肌痉挛作用，而对正常活动的平滑肌影响较小。例如缓解或消除胃肠道平滑肌痉挛所致的绞痛，对膀胱逼尿肌、输尿

4   **5**

管、胆管和支气管的痉挛都有解除作用，而且还有剂量依赖性的如下生理反应：减少腺体分泌，扩大瞳孔和调节麻痹，心率加快，降低膀胱和胃肠道平滑肌的兴奋性，抑制胃液分泌，乃至抑制中枢神经作用。阿托品的无选择性的药理作用限制了临床应用，人们着手作结构改造。

结构变换和优化

乙酰胆碱-毒蕈碱-阿托品的结构分析

在不知受体结构和结合模式的情况下，对激动剂-拮抗剂结构之间的相同和相异性作比较，进行结构变换，是药物化学常用的研究方法。图 3.1 是两个激动剂乙酰胆碱和毒蕈碱与拮抗剂阿托品的平面结构比较图，用圆圈勾勒的乙酰氧乙铵、（醚）氧乙铵和酰氧丙胺等片段，设想是与受体结合的药效基团，由于托品环的立体性，氮原子与氧的距离接近于两个碳的间隔。阿托品结构中存在的苯环，是激动剂所没有的，苯基的疏水性与空间占位性推测是阻断性结合的重要片段。这种比较性设定在以阿托品为先导物研制 M 受体拮抗剂中得到了证实。

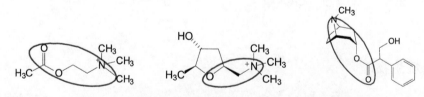

图 3.1   乙酰胆碱、毒蕈碱和阿托品共有的药效片段

托品烷氮原子的季铵化

阿托品的 pK_a 值为 9.8，叔氮原子的强碱性在 pH 7.4 体内环境被完全质子化，从而与乙酰胆碱季铵的静电作用相似。季铵盐不同于质子化的叔胺，是持久性带电荷分子，难以穿越血脑屏障，因而降低了对中枢的作用。也难以穿越细胞膜，更适于外周局部治疗作用。例如解除胃肠道痉挛和支气管哮喘等。

异丙托溴铵（**6**, ipratropium bromide）是溴化 *N*-异丙基阿托品，属于速效短效解痉药，其溶液经雾化吸入支气管，扩张气管平滑肌，用作平喘药和治疗慢性阻塞性肺疾病（COPD）。

在欧洲上市的氧托溴铵（**7**, oxitropium bromide）是溴化 *N*-乙基阿托品，制成吸入性的气雾剂，治疗慢性气管炎、哮喘和慢阻肺。

6：R =（CH₃）₂CH—；   **8**：R = *n*-C₄H₉—；   **10**
7：R = C₂H₅—   **9**：R = CH₃

丁溴东莨菪碱（**8**, scopolamine butyl bromide）是溴化 *N*-正丁基东莨菪碱，对平滑肌解痉作用强于阿托品，能选择性地缓解胃肠道、胆道及泌尿道平滑肌痉挛和抑制其蠕动，也可用于解除血管平滑肌痉挛及改善微循环；其对心脏、眼平滑肌（散瞳及调节麻痹）和唾液腺等腺体分泌的抑制作用比阿托品弱。**8** 临床用于消化道内窥镜检查的术前准备，内镜逆行胰胆管造影，或腹部 CT 扫描的术前准备，可减少或抑制胃肠道蠕动；还用于各种病因引起的胃肠道痉挛、胆绞痛或胃肠道蠕动亢进等。

甲溴东莨菪碱（**9**, methscopolamine bromide）是溴化 *N*-甲基东莨菪碱，其抗胆碱作用弱于阿托品，但作用时间显著延长。临床只用解除于胃肠道痉挛。

甲溴后马托品（**10**, homatropine methylbromide）也是季铵型胆碱能阻断剂，后马托品是合成的失甲基阿托品。**10** 的抗 M 受体作用弱于阿托品，但对神经节的阻断作用强于阿托品数倍，所以只用于解除胃肠道痉挛。

非托品烷的叔胺类

托品烷只提供了叔胺的载体，稠合环并非拮抗剂所必需，而疏水性基团（如苯基）则是药效基团，因而研制的策略是简化叔氮（或季氮）的载体，保留或变换苯环。表 3.1 列出了成功上市并仍在应用的抗胆碱药物。

分析这些药物的构效关系可以看出，含有的碱性氮原子都是叔胺，可以是开链，也可以是氮杂环。疏水性芳烃或脂环烃邻近酯（醚）氧原子，该氧原子与叔氮原子相隔 2～3 个碳原子。后来证明 M 受体跨膜蛋白（G 蛋白偶联受体）上的基团分别与季氮离子形成盐键和氢键。

表 3.1 中 **11**～**18** 虽然都是胆碱能 M 受体阻断剂（姑且不深究对亚型的选择

性），但临床适应证却又不同，这是药物的分子尺寸、疏水-亲水性、极性，荷电性等不同的缘故，导致对组织器官的分布不同。**13～15**分子较小（MW 287～311），比较容易穿越血脑屏障，因而是中枢系统的适应证。氮原子被季铵化只用于外周组织器官，是因恒久的电荷难以穿越血脑屏障。

表 3.1　毒蕈碱样胆碱能拮抗剂的代表性药物

编号	中文名	英文名	结构式	药效团类型	适应证
11	双环维林	dicyclomine	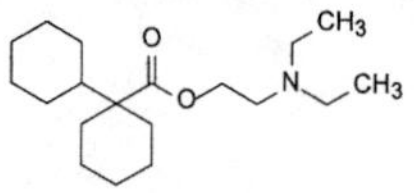	氨基醇酯	口服或注射，胃肠道痉挛、肠易激综合征
12	羟苄利明	oxyphencyclimine	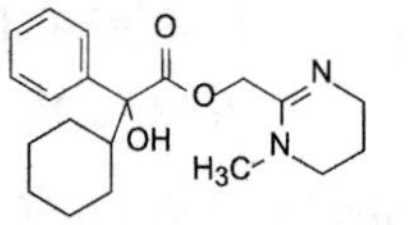	氨基醇酯	口服，消化不良、胃痉挛、胃肠胀气等
13	苯海索	trihexyphenidyl	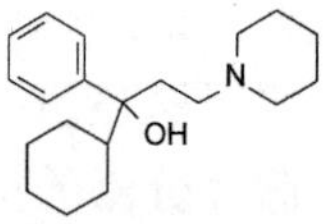	氨基醇	帕金森综合征。也可用于药物引起的锥体外系疾患
14	丙环啶	procyclidine	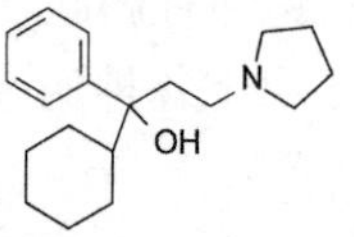	氨基醇	中枢抗胆碱能作用，抗震颤麻痹
15	比哌立登	biperiden	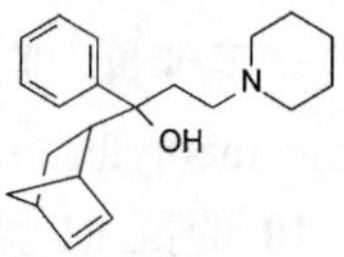	氨基醇	治疗震颤麻痹和药物引起的锥体外系综合征
16	托吡卡胺	tropicamide	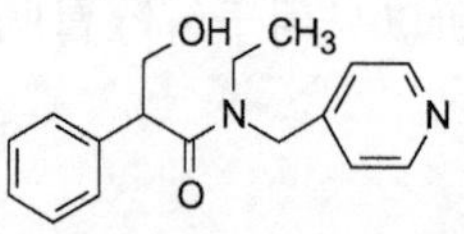	氨基醇	睫状肌麻痹剂，眼科用以散瞳
17	托特罗定	tolterodine	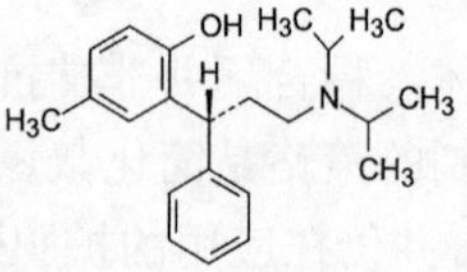	氨基酚	用于因膀胱过度兴奋引起的尿频、尿急或紧迫性尿失禁症状的治疗
18	奥芬那君	Orphenadrine	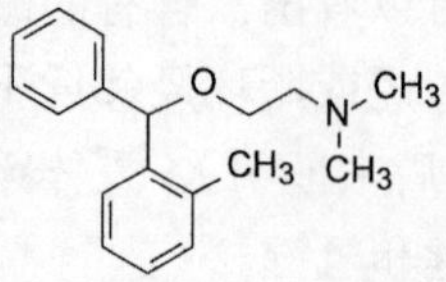	氨基醚	缓解局部痛性肌痉挛，常与其他药物合用控制动脉硬化引起的特发性或脑炎后的震颤麻痹

非托品类的季铵药物

　　这类药物的阳离子结构被血脑屏障屏蔽在中枢神经之外，药效只用于外周器官的解痉作用，例如胃肠道、支气管和泌尿道等。表 3.2 列出了非托品烷季铵型 M 受体阻断剂，这些药物的结构类型和尺寸大同小异，作用机制相同。适应证的不同是由于它们的药代动力学性质，表现为在体内的组织分布不同。化学结构与组织分布的选择性的关系一直是药物分子设计的未知区，目前对药物的组织分布状态和适应证确定仍处于"打哪儿指哪儿"，还做不同"指哪儿打哪儿"。最近研究了若干个选择性雌受体体调节剂（SERM）结构-组织器官选择性关系，做出了有意义的探索[1]。

表 3.2　季铵型胆碱能拮抗剂的代表性药物

编号	中文名	英文名	结构式	药效团类型	适应证
19	溴丙胺太林	Propantheline Bromide		季铵醇酯	胃肠道痉挛和胃及十二指肠溃疡
20	格隆溴铵	Glycopyrronium Bromide		季铵醇酯	胃及十二指肠溃疡、慢性胃炎等，慢阻肺
21	奥芬溴铵	Oxyphenonium Bromide		季铵醇酯	抑制胃肠蠕动和减少胃液分泌
22	甲溴贝那替嗪	Benactyzine Methobromide		季铵醇酯	胃肠溃疡、胆石绞痛、多汗症和胃酸过多症
23	克利溴铵	Clidinium Bromide		季铵醇酯	胃与十二指肠溃疡、胃肠炎、痉挛性和溃疡性结肠炎，慢阻肺
24	异丙碘铵	Isopropamide Iodide		季铵酰胺	消化道溃疡，尤其是胃酸过多和胃肠蠕动过度
25	依美溴铵	Emepronium Bromide		季铵烷	降低平滑肌张力，治疗尿频尿失禁
26	塞托溴铵	Tiotropium bromide		季铵醇酯	慢性阻塞性肺病

　　塞托溴铵（**26**）是勃林格殷格翰以吸入剂在 2014 获 FDA 批准上市，商品名 Spiriva Respimat。作为吸入气雾剂，是一种长效的、每日一次的维持性药物，用于慢性阻塞性肺病（COPD）支气管痉挛的治疗，以及减少 COPD 急性加重。下一节讨论塞托溴铵某些化学和生物学属性，某些微观特征是药物化学研究的主要内容，虽然与天然产物的改造没有直接联系，但对新药的研制是有参考价值的。

塞托溴铵的研制经纬

药物的结合动力学

　　新药研制的早期阶段，多是离体评价化合物对靶标的亲和力和功能的强弱，分别用化合物的离解常数 K_d 和 IC_{50} 表征，这些参数是以药物-靶标结合强弱作表征、药物作用的占据学说（occupancy theory）为根据的。K_d 和 IC_{50} 是在封闭系统的平衡状态下测定的，化合物和受体浓度是在恒定浓度下进行的。然而体内是个开放系统，药物在体内的浓度是动态变化的，所以用 K_d 或 IC_{50} 未必能够反映出体内靶标与药物结合的实际状态。因为复合物生成速率特别是离解速率决定了药物占据受体的多寡与时程，这个结合动力学性质与体内药效和安全性密切相关。药物-受体复合物的离解速率不受游离药物浓度的影响，而且具有慢离解速率的药物，即长驻留时间（long residence time）的药物比快速离解的药理效应持续时间长，对选择性和安全性也有重要影响[2]。

塞托溴铵对 M3 受体的选择性

　　胆碱能 M2 受体在心肌细胞中表达，维持心脏动作电位时程（action potential duration，APD），当阻滞 M2 受体，导致缩短 APD 及 QT 间期，引起功能异常（也因此可治疗某些心脏病患者）。M3 受体表达于气管平滑肌细胞，M3 受体阻断剂可舒张支气管，用作治疗哮喘和慢性阻塞性肺病（COPD）。在研制治疗 COPD 的塞托溴铵中，如果只从 K_d 值分析，由于对 M3 和 M2 受体活性相近，预示着脱靶作用会引起心脏的不良反应。然而塞托溴铵与 M3 与 M2 的结合动力学 k_{off} 值相差很大，与 M3 受体形成的复合物的 k_{off} 值很小，离解得很慢，占据 M3 受体的时程长。所以复合物有很长的半衰期，$t_{1/2(DR)}=37.4\,h$，比与 M2 的半衰期长 10 倍，在动力学上体现出选择性作用（表 3.3）。塞托溴铵作为日服一次的长效喷雾剂，未显示对心脏的副作用。此外，由于 $t_{1/2(DR)}$ 长，即使血药浓度的谷值降到 pmol/mL，仍然可维持舒张气管作用。表 3.3 列出了塞托溴铵对 M3 和 M2 结合的热力学和动力学参数。

表 3.3　塞托溴铵对 M3 和 M2 的热力学结合常数和动力学速率常数的比较

受体亚型	结合常数 K_d (nmol/L)	结合速率常数 k_{on} ($\times 10^9 L \cdot mol^{-1} \cdot min^{-1}$)	离解速率常数 k_{off} (min^{-1})	半衰期 $t_{1/2(DR)}$ (h)
M3	0.01	0.031	0.00031	37.4
M2	0.02	0.16	0.0032	3.6

　　塞托溴铵（**26**）与 M3 受体复合物单晶 X 射线衍射分析表明，**26** 结合于跨膜受体的胞内乙酰胆碱所处的正构位点（orthosteric site），跨膜蛋白的 5 个肽链 TW3～7 环绕着 **26**，TW6 上 Asn507 侧链的 $CONH_2$ 与 **26** 的羧基和羟基形成两个氢键[图 3.2（a）左侧的虚线]，天冬氨酸 Asp147 的负电荷与 **26** 的季氮正电荷形成盐键[图 3.2（a）右侧虚线]，由于 **26** 的结合使得 Tyr148、Tyr506 和 Tyr529 构象发生改变，形成如笼状环绕盖在 **26** 上面，这使得 **26** 从结合态游离出去需要克服这种顶盖的阻力，因而复合物的离解速率常数很小，驻留在 M3 的时程长。此外，分子力学模拟表明，**26** 解离出去时，还受到 M3 胞外受体的门庭处肽链的阻碍[图 3.2（b）的上方]；而 M2 受体由于跨膜蛋白的柔性和可移动性强于 M3 受体，塞托溴铵在 M2 受体部位的驻留时间短，较快地离开 M2 受体，体现了动力学选择过程。塞托溴铵与 M3 结合与离解过程的复合物过渡态自由能高于同 M2 的自由能变化，显示出慢离解特征[3]。

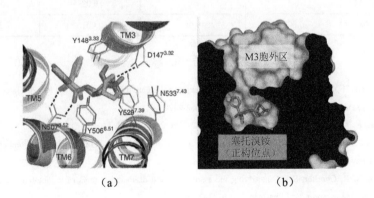

图 3.2　（a）塞托溴铵与乙酰胆碱 M3 受体结合模式（晶体图）；（b）塞托溴铵所处的 M3 正构位点和受体胞外区

与其他拮抗剂的结合动力学优势

　　研制塞托溴铵（**26**）的另一个目标是长效性，减少每日频服。在此之前的治疗慢阻肺的吸入剂药物例如异丙托溴铵（**6**）每日用药数次，给患者带来不便。研制塞托溴铵用异丙托溴铵（**6**）和克利溴铵（**23**）作阳性对照药，发现 **26** 不仅对 M3

受体的结合力显著强于 **6** 和 **23**，因而治疗剂量小，出现不良反应概率低，而且复合物的动力学参数也优胜于 **6** 和 **23**，表 3.4 显示了 **26** 的离解速率常数显著低，因而 M3 受体成结合状态的时程长于 **6** 和 **23**，体内消除半衰期达到 37.4 h，而 **6** 和 **23** 只在半小时以内。塞托溴铵达到了长效化的目标，治疗慢阻肺的吸入剂（商品名 Spiriva）每日 1 次每次 18 mg，而 **6** 每日吸入 4 次，每次 40～80 mg[4, 5]。表 3.4 列出了塞托溴铵、异丙托溴铵和克利溴铵对 M3 受体结合的热力学和动力学参数。

6   **23**   **26**

表 3.4 塞托溴铵、异丙托溴铵和克利溴铵对 M3 受体结合热力学与动力学比较

药物	结合常数 K_d (nmol/L)	结合速率常数 k_{on} ($\times 10^9$L·mol^{-1}·min^{-1})	离解速率常数 k_{off} (min^{-1})	半衰期 $t_{1/2(DR)}$ (h)
异丙托溴铵（**6**）	0.2	0.5	0.07	0.17
克利溴铵（**23**）	0.3	10	0.02	0.517
塞托溴铵（**26**）	0.008	0.06	0.0015	37.4

参 考 文 献

[1]   Gao W, Hu H X, Dai L P, et al. Structure-tissue exposure/selectivity relationship (STR) correlates with clinical effificacy/safety. Acta Pharm Sinica B, 2022, 17: 2462-2478.

[2]   郭宗儒. 从精准医学谈药物设计的微观结构. 药学学报, 2017, 52: 71-77.

[3]   Kruse A C, Hu J X, Kobilka B K, et al. Muscarinic acetylcholine receptor X-ray structures: Potential implications for drug development. Curr Opin Pharmacol, 2014, 16: 24-30.

[4]   Dowling M R, Charlton S J. Quantifying the association and dissociation rates of unlabelled antagonists at the muscarinic M3 receptor. Br J Pharmacol, 2006, 148 : 927-937.

[5]   Vauquelin G, Charlton S J. Long-lasting target binding and rebinding as mechanisms to prolong *in vivo* drug action. Br J Pharmacol, 2010, 161 3: 488-508.

04　颠茄—莨菪碱—止痛药

在合成的阿片类止痛剂中有一类含有苯基哌啶和由苯基哌啶开环的药物，例如哌替啶和由哌替啶演化的芬太尼和曲马多等药物，是临床应用的一类止痛药。从化学结构分析，似乎哌替啶是由吗啡简化而来的，其实不是，而是在简化阿托品结构研制胆碱 M 受体阻断剂时偶然发现的。

哌替啶的发现

1939 年德国 Schaumann 和 Eisleb 研究阿托品（**1**, atropine）样解痉性镇痛药时，将托品环简化为苯基哌啶酸酯，偶然发现了化合物有止痛而没有解痉作用，该化合物后来成为药物，上市称作哌替啶（**2**, pethidine，商品名杜冷丁）[1, 2]，用作速效止痛药。这类简化物与阿托品结构的区别是将原来的醇酯调转为酸酯，而且苯环直接连接在哌啶环上，后来证明它的止痛作用与胆碱能受体没有关系，而是阿片受体激动剂，与吗啡相同，虽然弱于吗啡，但不良反应也较小，例如呼吸抑制作用比吗啡轻。

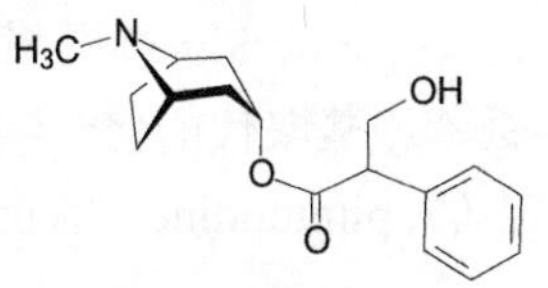

1 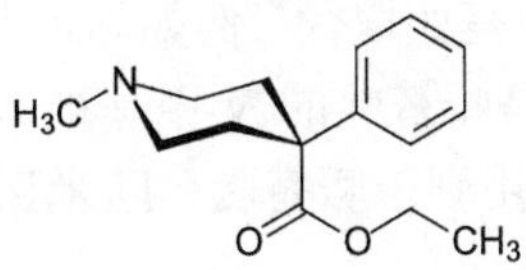　　　　　　　　**2** 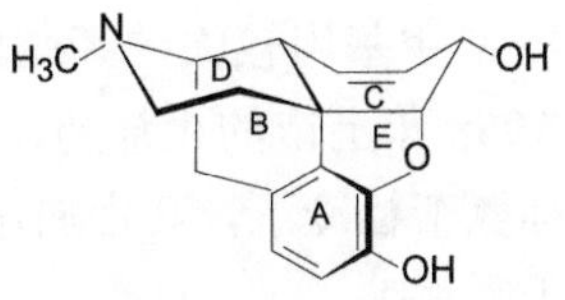　　　　　　　　**3**

哌替啶的止痛作用弱于吗啡大约 10 倍，但起效快，可能是与受体结合的速率大于吗啡。但在体内水解成苯基哌啶酸而蓄积，引起中毒性癫痫，因而不能作长期使用的镇痛剂。哌替啶的研制开辟了新类型的止痛药。

对比哌替啶与吗啡（**3**, morphine）的化学结构，虽然苯环的空间取向和氧原子的存在状态不同，但哌替啶可视作相应于吗啡的 A 和 D 环，具有吗啡镇痛的重要结构因素，是保留吗啡的 A、B 和 D 环的苯吗喃骨架去除 B 环的简化结构。因而 **2** 是研制新止痛药的先导化合物。

哌啶环的修饰

哌啶酸酯变换成哌啶醇酯

为了避免哌替啶代谢转化成哌啶酸的蓄积毒性，苯环酸酯反向变换为醇酯结构，研发成镇痛药物阿法罗定（**4**, alphaprodine, 商品名安那度尔）和倍他罗定（**5**, betaprodine），二者互为差向异构体[3]，环上 3 位甲基构型不同。代谢后不会产生哌啶-4-羧酸，从而不会导致蓄积中毒。倍他罗定作用强于吗啡，阿法罗定的活性与吗啡相当，但因阿法罗定起效快（皮下注射 5 min 起效），作用时间短，用于小手术时和术后止痛，还可与阿托品合用，解除胃肠道或泌尿道平滑肌痉挛性疼痛。阿法罗定是合成的主要产物。

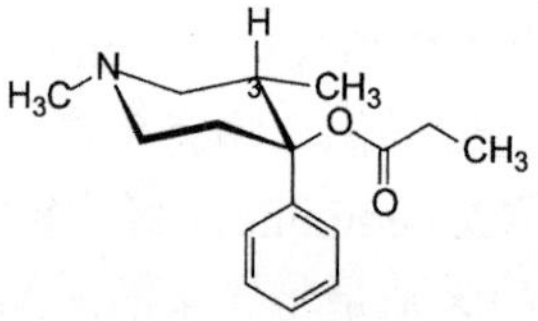

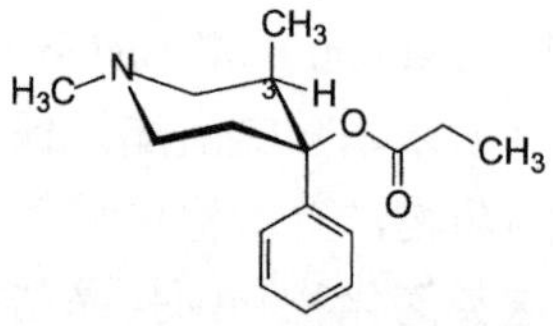

N-甲基的变换

将 N-甲基用较大的亲脂性基团取代，例如阿尼利定（**6**, anileridine）是默沙东公司 1958 年上市的止痛药，是哌替啶的 N-甲基被 N-氨苯乙基取代的化合物，所以又称氨苄杜冷丁，其止痛作用强于哌替啶。匹米诺定（**7**, piminodine）的止痛作用强于哌替啶。

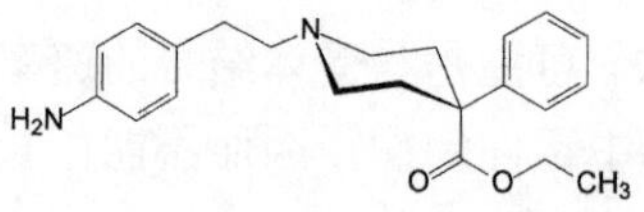

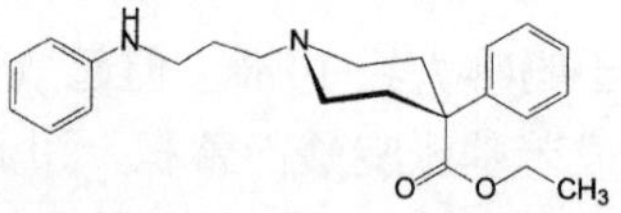

增加分子尺寸作用于肠道阿片受体——转换适应证

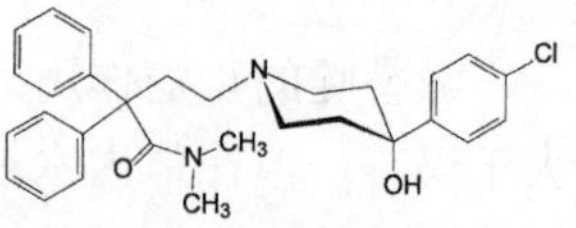

激活肠黏膜上阿片 μ 受体可降低肠蠕动，这是 μ 受体激动剂用于止痛剂常伴有便秘副作用的原因。换一个思路是利用该激动作用减缓肠蠕动以作为止泻药。为了扬弃对中枢 μ 受体的激活，避免分子穿越血脑屏障，为此加大分子尺

度和降低溶解性，避免药物吸收入循环血，更进不了中枢，只口服令其穿肠而过。洛哌丁胺（**8**, loperamide）也是 μ 受体激动剂，分子量较大（MW = 477.05），水溶性低，在肠道作用于肠黏膜阿片受体，减缓肠道蠕动，洛哌丁胺临床用作止泻药[4]。

剖裂哌啶环

简化结构的另一方向是哌啶的开环，洛哌丁胺的哌啶环打开，并作必要的修饰，研制出重要的止痛药美沙酮（**9**, methadone）。美沙酮是二苯基二甲氨基庚酮，氨基质子化后与酮基氧原子的负电性形成静电引力，构象类似于哌啶环，或许是与阿片受体结合的重要片段。

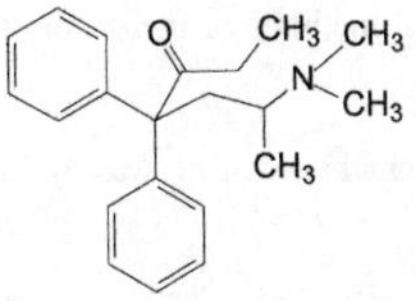

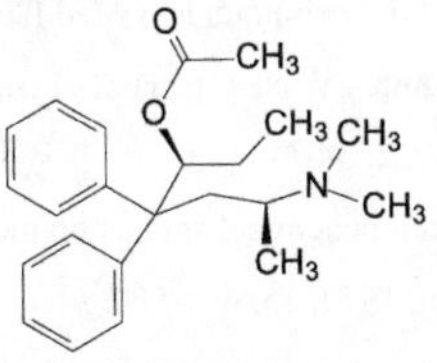

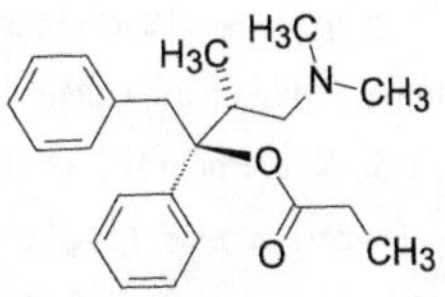

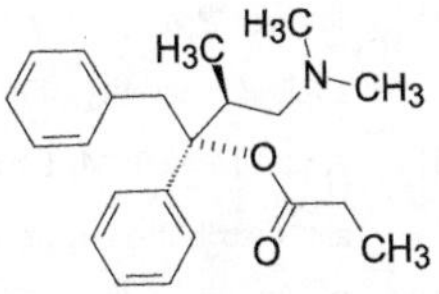

9　　　　**10**　　　　**11**　　　　**12**

美沙酮的止痛作用与吗啡相近，但作用时间长，是因为在体内的代谢产物（例如还原产物美沙醇和氧化脱甲基缩合产物四氢吡咯化合物）也都有镇痛活性。美沙酮除用于慢性病止痛外，还因成瘾性较慢，戒断症状较轻，因此也用于海洛因等毒麻品成瘾造成的戒断症状的治疗，监管下每日饮入一剂[5]。

基于代谢的药物设计，将代谢产物美沙醇乙酰化，研制出左醋美沙朵（**10**, levomethadyl acetate），**10** 的镇痛作用更强，镇痛时间长。

美沙酮的另一类似物是右丙氧芬（**11**, dextropropoxyphene），镇痛作用较弱，成瘾性小，主要用于慢性病引起的疼痛[6]。左旋体左丙氧芬（**12**, levopropoxyphene）用作镇咳药[7]。

可待因的简化物曲马多

2008 年 FDA 批准的曲马多（**13**, tramadol）是阿片 μ 受体的弱激动剂，与受体亲和力低于吗啡 6000 倍，临床只用于解除中轻度疼痛。曲马多不是由哌替啶的路径演化而来的，而是可待因（**14**, codeine）的简化物。曲马多含有 1 个手性碳原子，临床用的是消旋物。在体内甲氧基代谢成羟基，镇痛作用提高，其中(+)-异构体是 μ 受体的激动剂和 5-羟色胺重摄取抑制剂；(−)-异构体抑制去甲肾上腺素重摄取，而且是 α2 肾上腺能激动剂[8]。曲马多经 CYP 2D6 代谢为 *O*-去甲基曲马多仍有止痛作用。

13　　　　　　　　　　　　　　　　**14**

参 考 文 献

[1]　Beckett A H, Casy A F, Kirk G. Alpha- and beta-prodine type compounds. J Med Pharm Chem, 1959, 1: 37-58.

[2]　Janssen P A J, Eddy N B. Compounds related to pethidine: IV. New genaral chemical methods of increading the analgesic activity of pethidine. J Med Pharm Chem, 1960, 2: 34-45.

[3]　Abdel-Monem M, Larson D L, Kupferberg H J, et al. Stereochemical studies on medicinal agents. 11. Metabolism and distribution of prodine Isomers in mice. J Med Chem, 1972, 15: 494-500.

[4]　Pannemans J, Corsetti M. Opioid receptors in the G I tract: Targets for treatment of both diarrhea and constipation in functional bowel disorders? Curr Opin Pharmacol, 2018, 43: 53-58.

[5]　Kell M J. Utilization of plasma and urine methadone concentrations to optimize treatment in maintenance clinics: I. Measurement techniques for a clinical setting. J Addict Dis, 1994, 1: 5-26.

[6]　Codd E E, Shank R P, Schupsky J J, et al. Serotonin and norepinephrine uptake inhibiting activity of centrally acting analgesics: Structural determinants and role in antinociception. J Pharmacol Exp Ther, 1995, 274: 1263-1270.

[7]　Dicpinigaitis P V, Morice A H, Birring S S, et al. Antitussive drugs—Past, present, and future. Pharmacol Rev, 2014, 66: 468-512.

[8]　Lewis K S, Han N H. Tramadol: A new centrally acting analgesic. Am J Health Syst Pharm, 1997, 54: 643-652.

05 罂粟—阿片—吗啡—中枢镇痛药

吗啡和阿片生物碱

早在公元前 3 世纪希腊植物学家 Theophrastus 就记载了罂粟果皮中的阿片，后来阿拉伯医生用阿片治病，并传到了东方用作治疗痢疾，现今已知激动肠道阿片受体可抑制胃肠道蠕动，这是痢疾的对症治疗。阿片中至少含有 20 种生物碱，1806 年德国药师 Setürner 从阿片中分离出吗啡（**1**, morphine），并用作止痛药；1832 年 Robiquet 发现了可待因（**2**, codeine），1848 年 Merck 发现了罂粟碱（**3**, papaverine）等生物碱。这三个天然产物是罂粟的代表性化合物。

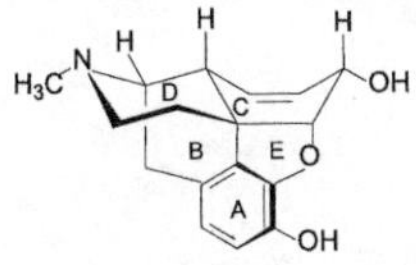

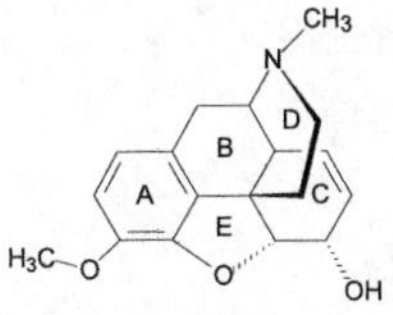

应用吗啡不久就发现可引起便秘和成瘾的不良反应，从而开始了对吗啡的结构改造，但合成的改构物中未能消除这些副作用，却发现了一些化合物能够拮抗吗啡作用，或兼有激动/拮抗双重功能，这对阐明阿片类生物碱的功能和作用方式起到推动作用。

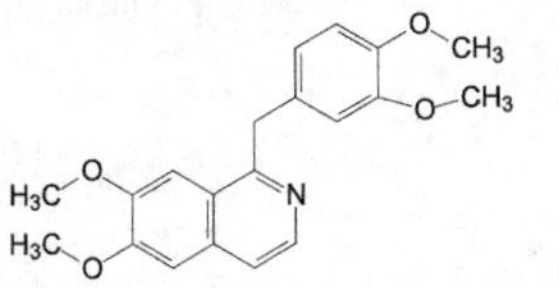

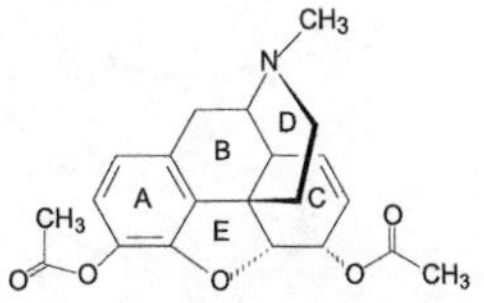

吗啡的化学结构可视作多氢菲为骨架的生物碱，由 5 个稠合环组成，含有 5 个手性碳原子。吗啡的结构修饰最先是固定母核，变换功能基，例如 A 环和 C 环的羟基，C 环的双键，D 环的 *N*-甲基，E 环的醚键等，都是结构变换和衍生化的位点。

保持母核不变的衍生物

最早合成的是 *O*, *O*′-二乙酰吗啡即海洛因（**4**, heroin），为拜耳公司研制，止痛效果强于吗啡，且有止咳作用，因亲脂性增高，易于进入中枢神经，一度认为超越了吗啡，但不久发现海洛因的成瘾性远强于吗啡，于是废止了应用，并定为毒品予以取缔。

3-甲氧基吗啡即可待因（**2**），止痛效果低于吗啡，现只用于止咳。3 位羟基相当于内啡肽 N 端的酪氨酸残基，是与阿片受体结合的重要元件，将于后面讨论。6 位的醇羟基被甲基化的止痛作用强于吗啡，但引起中枢的惊厥而不能成药，这是分子极性减低易于穿越血脑屏障的缘故。

6 位醇羟基和 7 位双键并非必需基团，6-羟基氧化成酮基和将双键还原成单键，可增强或保持止痛活性，如氢吗啡酮（**5**, hydromorphone）和羟吗啡酮（**6**, oxymorphone）都是止痛药。14 位引入 β-羟基对止痛和不良反应的影响受分子其他部位变换而有不同的效果。

17 位氮上的甲基被较大的烷基取代例如用烯丙基、环丙甲基或环丁甲基取代，分别得到纳洛芬（**7**, nalorphine）、纳洛酮（**8**, naloxone）和纳曲酮（**9**, naltrexone）等，失去了激动作用，成为阿片受体的拮抗剂，用作吗啡中毒的解救药，也作为研究阿片受体药理的工具药。由此可见 17-*N*-烷基与阿片受体的结合非常重要，其大小可决定激动或拮抗作用。表 5.1 列出了上述吗啡衍生物的化学结构。

表 5.1　吗啡的衍生物

序号	名称	3 位	6 位	17 位	7～8 位	14 位	4～5 位	激动/拮抗
1	吗啡	OH	OH	CH₃	双键	H	醚	激动剂
4	海洛因	OAc	OAc	CH₃	双键	H	醚	激动剂
5	氢吗啡酮	OH	=O	CH₃	单键	H	醚	激动剂
6	羟吗啡酮	OH	=O	CH₃	单键	OH	醚	激动剂
7	纳洛芬	OH	OH	CH₂CH=CH₂	单键	H	醚	激动/拮抗剂
8	纳洛酮	OH	=O	CH₂CH=CH₂	单键	OH	醚	拮抗剂
9	纳曲酮	OH	=O	CH₂△	单键	OH	醚	拮抗剂
10	左吗喃	OH	H	CH₃	双键	H	无	激动剂
11	左洛啡烷	OH	H	CH₂CH=CH₂	双键	H	无	拮抗剂
2	可待因	OCH₃	OH	CH₃	双键	H	醚	激动剂
12	氢可酮	OCH₃	=O	CH₃	单键	H	醚	激动剂
13	羟考酮	OCH₃	=O	CH₃	单键	OH	醚	激动剂
14	纳美芬	OCH₃	=CH₂	CH₂△	单键	OH	醚	拮抗剂

续表

序号	名称	3 位	6 位	17 位	7～8 位	14 位	4～5 位	激动/拮抗
15	布托啡诺	OH	H	CH$_2$◇	单键	OH	无	部分激动剂
16	纳布啡	OH	OH	CH$_2$◇	单键	OH	醚	激动剂

溴甲纳曲酮（**17**, methylnaltrexone bromide）是对纳曲酮的叔胺作溴甲基化的季铵盐，是 μ 受体阻断剂，由于是季铵极性分子，难以穿越血脑屏障，只阻断外周 μ 受体，用于治疗阿片类镇痛药引起的便秘。上市于 2008 年[1]。

$$\text{H}_3\text{C} \overset{+}{\text{N}} \quad \text{Br}^-$$

17

骨架的简化药物

吗啡喃骨架

随着合成化学的进步，出现了对吗啡母核的简化，以提高止痛效果和降低不良反应。其中一类是去除吗啡骨架的呋喃环（E 环）、3,6-(OH)$_2$ 和 7 位双键，称作吗啡喃结构（**18**, morphinane）。例如左啡诺（**19**, levorphanol），B/C 环呈顺式并合，C/D 环呈反式构型，与吗啡的立体结构相同。由于左啡诺的极性小于吗啡，容易通过血脑屏障进入中枢，镇痛作用增强了 6 倍，作用时间延长。N-乙基吗啡喃（**20**, ethylmorphinan）也有镇痛活性。布托啡诺（**21**, butorphanol）是 3,14-二羟基-17-环丁基甲基吗啡喃，为部分激动剂，兼有对阿片 μ 受体拮抗、对 κ 受体的激动作用，镇痛作用强于吗啡，用于中度和重度疼痛，长期使用也可产生依赖性[2]。

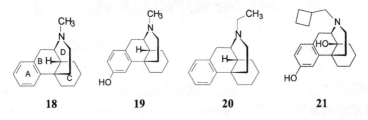

18　　　　**19**　　　　**20**　　　　**21**

苯吗喃骨架

将吗啡结构去除 E 环和 C 环，并在开裂处保留甲基残基，得到的非那左辛（**22**, phenazocine）为 μ 受体激动剂，镇痛作用约是吗啡的 10 倍。喷他佐辛（**23**, pentazocine）是 μ 受体弱拮抗剂、κ 受体激动剂，为广泛使用的非麻醉性镇痛药。环佐辛（**24**, cyclazocine）镇痛作用和 μ 受体拮抗作用更强。

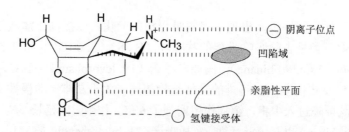

阿片类止痛药物的药效团模型

根据吗啡烷类和环剖裂物的结构与止痛作用的构效关系，演化得出止痛药的必要结构因素及其在空间的分布，其药效团模型是由三个结构特征构成：一个疏水和平面型芳香环，一个呈带正电的阳离子中心，以及二者之间相距 3～4 个原子单位[3]。图 5.1 是阿片受体激动剂的药效团示意图。

图 5.1　阿片受体模型与吗啡结合的示意图

阿片类药物的作用机制

生物学研究表明脑中的阿片受体为跨膜的 G 蛋白偶联受体，分三种亚型，即 μ、κ 和 δ 受体，各亚型独立存在，对三种受体的激动作用都产生止痛效果。吗啡作为外源性物质早在 19 世纪初就已经发现止痛作用，但直到 20 世纪 70 年代才由 Hughes 等发现内源性激动剂，Met-脑啡肽（**25**, Met-enkephalin）和 Leu-脑啡肽

（**26**, Leu-enkephalin），二者都是结构相似的五肽，只是 C 端的氨基酸不同[4]。后来又发现了 β-内啡肽（**27**, β-endorphin），为 31 肽，以及强啡肽（**28**, dynorphin），这四种肽的 N 端前四个氨基酸残基序列完全相同，差异在于大小和后面的组成不同。

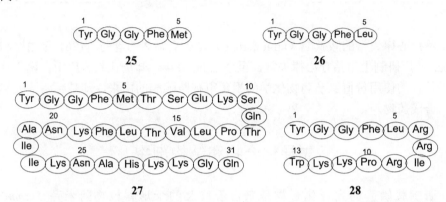

三种受体亚型与内源性"啡肽"的对应关系，具有交叉重合和相异的复杂性，例如 μ 受体的内源性配体是脑啡肽和 β-内啡肽；κ 受体是强啡肽和 β-内啡肽，δ 受体与 μ 受体相似也是脑啡肽和 β-内啡肽。这些结合的特征具有结构生物学基础。

吗啡是 μ 受体强效激动剂，它与脑啡肽结合同样的受体是由于具备激动受体的药效基团，比较明显的结构特征是肽 N 端的酪氨酸残基与吗啡的苯酚结构的对应性，但其余结构的巨大差异显然有不同的结合特征，因为吗啡类药物不是脑啡肽模拟物。吗啡类化合物的 N 取代基变化对结合产生的效应有巨大影响，甲基变化为烯丙基等较大烷基，翻转激动作用为拮抗剂，临床应用为吗啡解毒剂。这在神经系统药物中结构变换引起药理作用的翻转是比较普遍的现象。

参 考 文 献

[1] Valentino R J, Herling S, Woods J H, et al. Quaternary naltrexone: Evidence for the central mediation of discriminative stimulus effects of narcotic agonists and antagonists. J Pharmacol Exp Ther, 1981, 217: 652-659.

[2] Commiskey S, Fan L W, Ho I K, et al. Butorphanol: Effects of a prototypical agonist-antagonist analgesic on kappa-opioid receptors. J Pharmacol Sci, 2005, 98: 109-116.

[3] Portoghese P S. A new concept on the mode of interaction of narcotic analgesics with receptors. J Med Chem, 1965, 8: 609-615.

[4] Hughes J, Smith T W, Kosterlitz H W, et al. Identification of two related pentapeptides from the brain with potent opiate activity. Nature, 1975, 258: 577-579.

06 阿米芹—凯林—胺碘酮

治疗心律失常的胺碘酮（amiodarone）是历史悠久的老药，1961 年由比利时 Labaz 药厂研制上市治疗心律失常，至今已 60 余年，却仍在临床应用，说明具有难以替代的使用价值。从药物化学的视角审视胺碘酮的由来，却是起始于天然产物的合成药物。

先导化合物和结构剖裂

研制胺碘酮的先导化合物是来自于埃及的伞形科植物阿米芹（*Ammivis naga*），在中东地区和北非民间用阿米芹作为强心药物。阿米芹含有呋喃并色酮化合物凯林（**1**, khellin），是含有多功能基的芳香平面结构分子。

1946 年出生于俄国的埃及生理学家 Gleb von Anrep 基于阿米芹的民间应用，在开罗研究该植物的次级代谢产物凯林，发现他的患心脏病的助手服用凯林后可解除心绞痛的症状。

Schmutz 等最早对凯林进行结构改造，是去除凯林母核的呋喃环，合成了色酮类化合物，得到了具有药理活性的化合物[1]。继之 Labaz 药厂的 Tondeur 和 Binon 合成了香豆素为母核的化合物（香豆素可视作色酮的区域异构体），但没有得到有活性的化合物，随后转向剖裂凯林母核的吡喃酮环，研究苯并呋喃系列的化合物。图 6.1 是剖裂凯林呋喃环（**1**）和吡喃酮环（**2**）的示意图。

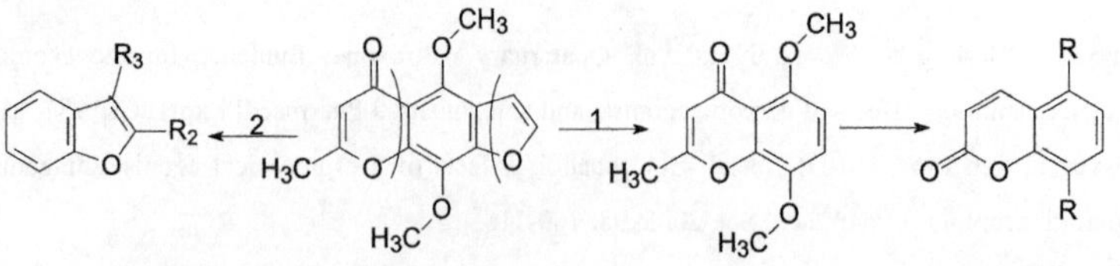

图 6.1 剖裂凯林呋喃环（**1**）和吡喃酮环（**2**）的示意图

活 性 评 价

用两种离体器官评价化合物活性：一是受试物对抗组胺引起豚鼠回肠收缩的

解痉作用；另一是用改良的 Langendorff 方法评价受试物影响家兔心脏冠状动脉血流的变化，作为扩张冠脉的活性指标。以凯林的活性为 1，用相对活性值表示受试物的活性强度，数值越大活性越强。

以苯并呋喃为母核的结构变换

苯并呋喃的 2 位和 3 位的取代

对苯并呋喃的 2 位和 3 位的取代基作初步探索，合成的代表性化合物列于表 6.1，绝大多数对平滑肌都呈现解痉作用，但未能舒张冠状动脉，只有少数可舒张冠状动脉。表 6.1 评价的活性都是对家兔冠脉的作用，与阳性对照物凯林比较，相对活性强于凯林。

表 6.1　2 位和 3 位取代的苯并呋喃化合物的相对活性

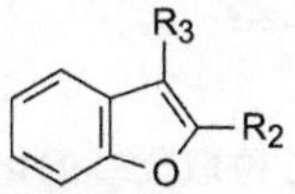

化合物	R_2	R_3	相对活性
1	凯林		1
2	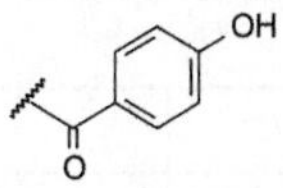	H	5
3	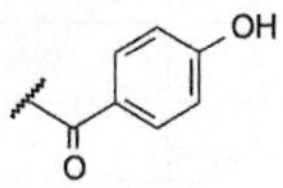	CH_2CH_3	3
4	CH_2CH_3	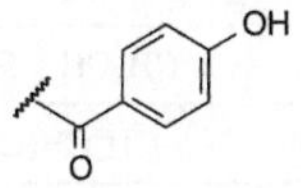	40
5	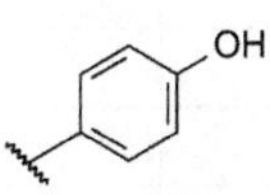	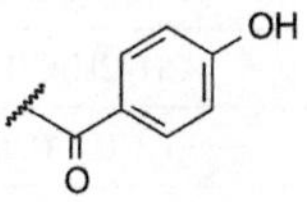	10
6	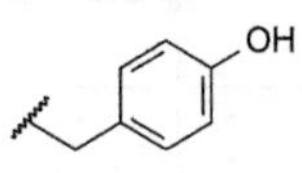	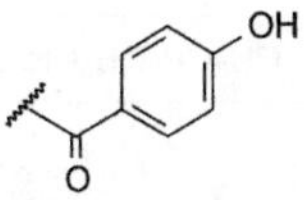	收缩

表 6.1 列出的有限化合物（为节省篇幅略去多数化合物，下同）是为了说明构效关系。2 位连接 *p*-羟基苯甲酰基（**2** 和 **3**）、苯基（**5**）的化合物活性强于凯林，而 2-苄基（**6**）却收缩冠脉。但 2-乙基取代（化合物 **4**）活性显著增强。化合物 **3** 和 **4** 是位置异构体，提示 2 位烷基对活性的重要性。

2 位烷基的优化

将 3 位固定为 *p*-羟苯基，变换 2 位取代基，合成的代表性化合物列于表 6.2。分析构效关系如下：①2 位直链烷基取代以乙基（**8**）活性最强，甲基、正丙基、正丁基和正戊基（**7, 9, 11, 13**）活性都低于乙基，正庚基（**17**）则翻转舒张为收缩作用。②烷基末端分支，比相应的正烷基活性强，例如 2-异丙基（**10**）、2-异丁基（**12**）、2-异戊基（**14**）和 2-新戊基（**15**）显著强于相应的直链化合物。③苯丙基（**18**）与乙基活性相当，强于 2-苯基和苄基（**5** 和 **6**），可推测因链长使苯环避免了位阻效应，也可能是酚羟基的贡献。虽然 2-异丙基（丁基和戊基）化合物强于乙基，但继续优化中姑且固定为 2-乙基。

表 6.2　变换 2 位取代基的化合物构效关系

化合物	R	相对活性
7	CH_3	6
8	CH_2CH_3	40
9	$CH_2CH_2CH_3$	15
10	$CH(CH_3)_2$	80
11	$CH_2CH_2CH_2CH_3$	7
12	$CH_2CH(CH_3)_2$	50
13	$CH_2CH_2CH_2CH_2CH_3$	20
14	$CH_2CH_2CH(CH_3)_2$	80
15	$CH_2C(CH_3)_3$	80
16	$CH_2CH_2C(CH_3)_3$	30
17	$CH_2CH_2CH_2CH_2CH_2CH_3$	收缩
18		40

3 位苯环的取代基变换

下一步是固定 2-乙基，变换 3 位的酚羟基或引入其他取代基，代表性的化合物列于表 6.3。分析构效关系为：①苯环的 4′-羟基是必要的药效团，用氨基（**19**）、乙酸基（**20**）、甲磺酰氨基（**21**）或氧乙酸基（**22**）替换羟基，都使活性降低到低于凯林，化合物 **21** 甚至收缩平滑肌，所以 4′-羟基是重要基团。②保留 4′-羟基，在 3′位和（或）5′位引入溴或碘原子有利于活性，尤其是 3′, 5′-二取代（**26** 和 **27**）的活性强于未取代的化合物 **2**。但 3′, 5′-二氯（**23**）的活性并不提高活性，提示碘溴等重卤原子有利。这些碘代（或溴代）化合物与相应的非碘代物比较（表 6.3），活性都显著提高[2]。

表 6.3　3 位取代化合物的结构与活性

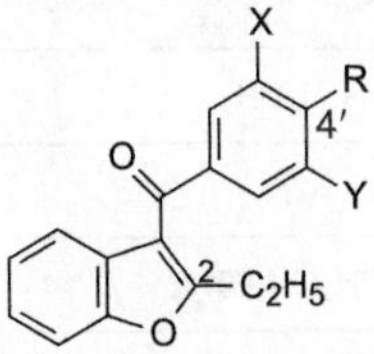

化合物	R	X	Y	活性
8	OH	H	H	40
19	NH$_2$	H	H	5
20	CH$_2$COOH	H	H	0
21	NHSO$_2$CH$_3$	H	H	收缩
22	OCH$_2$COOH	H	H	4
23	OH	Cl	Cl	25
24	OH	Br	H	50
25	OH	Br	Br	60
26	OH	Br	I	100
27	OH	I	I	100

呋喃环的再优化

2 位烷基的变换

3-(3′, 5′-二碘代-4′-羟基)苯甲酰是优化的片段，加入碘原子后 2-乙基是否是最佳配置，需进一步探索，这是药物化学经常反复优化的操作，因为分子中的环境改变了，原来优化的结果未必仍然是优胜的。合成的化合物列于表 6.4。2 位变换为不同链长及其异构化基团，结果表明，化合物 28～37 舒张冠脉血管平滑肌的活性没有规律性变化，其中活性较高的是 2-正丁基（**31**）、2-新戊基（**35**）和 2-新己基（**36**）。2 位烷基端点分支（异烷基）活性强于同碳数的正烷基，与无碘化合物的活性变化相同。

表 6.4　2 位烷基再优化的化合物构效关系

化合物	R	相对活性
27	CH_2CH_3	100
28	CH_3	45
29	$CH_2CH_2CH_3$	70
30	$CH(CH_3)_2$	100
31	$CH_2CH_2CH_2CH_3$	300
32	$CH_2CH(CH_3)_2$	200
33	$CH_2CH_2CH_2CH_2CH_3$	60
34	$CH_2CH_2CH(CH_3)_2$	70
35	$CH_2C(CH_3)_3$	350
36	$CH_2CH_2C(CH_3)_3$	400
37	$CH_2CH_2CH_2CH_2CH_2CH_3$	250

其他变换

将化合物 **27** 的 *p*-羟苯甲酰基还原成 *p*-羟苯甲醇基（**38**），或将苯并呋喃环换成吲哚（**39**）或萘环（**40**）都使活性降低或因溶解度低无法测定活性。在 **27** 的并苯的环上各个位置进行取代，化合活性未见提高（结构与数据省略）。然而将 **27** 的酚羟基用二甲氨乙氧基（**41**）取代，仍然保持活性，从而进一步考察变换 4′ 位不同的碱基链对活性的影响。

38　　**39**　　**40**　　**41**

含有碱基化合物的优化

碱性侧链的优化

　　用不同的叔胺置换二甲氨基，合成的化合物列于表 6.5。结果表明二乙氨乙氧基（**42**）和 *N*-四氢吡咯乙氧基（**44**）的活性显著强于酚羟基化合物 **27**。相应于 **41~45**，不含 3′, 5′-二碘取代的化合物的相对活性只为 10~50（结构与数据省略），与酚羟基化合物 **27** 相近，提示 3′, 5′-二碘代对提高活性确实重要。

表 6.5　苯环的 4′-烷氨乙氧基化合物的构效关系

化合物	R	相对活性
41	CH_3	100
42	CH_2CH_3	250
43	$CH_2CH_2CH_3$	40
44	—$CH_2CH_2CH_2CH_2$—	200
45	—$CH_2CH_2CH_2CH_2CH_2$—	60

含有碱性侧链化合物的 2 位烷基再优化

　　表 6.5 所列的化合物都是 2-乙基取代物，在含有碱性侧链的新系列中，仍需探索 2 位的最佳取代基，为此，以 **42**（二乙氨基）为基准物，新一轮合成的 2-烷基化合物列于表 6.6。构效关系提示，C_1~C_4 烷基的活性都很强，正戊基（**50**）的活性减弱，而新戊基（**51**）和新己基（**52**）等末端支化的烷基化合物活性仍很强[3]。

表 6.6 固定碱性侧链变换 2 位烷基的构效关系

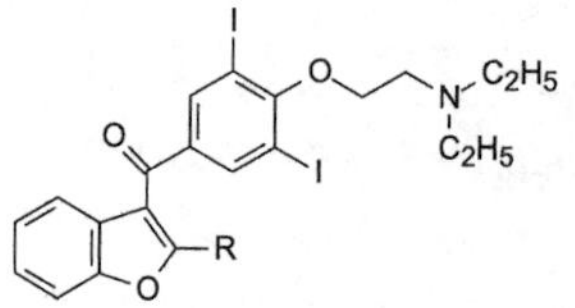

化合物	R	相对活性
42	CH$_2$CH$_3$	250
46	CH$_3$	400
47	CH$_2$CH$_2$CH$_3$	500
48	CH(CH$_3$)$_2$	800
49	CH$_2$CH$_2$CH$_2$CH$_3$	400
50	CH$_2$CH$_2$CH$_2$CH$_2$CH$_3$	30~40
51	CH$_2$C(CH$_3$)$_3$	800
52	CH$_2$CH$_2$C(CH$_3$)$_3$	500

候选物的确定和胺碘酮的上市

综合化合物的活性、安全性和物理化学性质（分子尺寸、溶解性和分配性等），选择化合物 **49** 为进一步研发的候选化合物，定名为胺碘酮（amiodarone）。胺碘酮含有两个碘原子，分子量 645.31，口服生物利用度 22%～50%，半衰期很长（58 天），代谢途径主要从胆汁排泄经粪便排出。经三期临床研究于 1962 年批准上市，当时的适应证是治疗因心脏病引起的胸痛。胺碘酮分子中含有碘元素，这在药物中是少见的（除甲状腺素及其类似物外），临床应用呈现较多的不良反应，例如引起肺纤维化和甲状腺的异常（胺碘酮与甲状腺素的分子结构有相似之处），因为药效/安全性造成的高风险，此药于 1967 年被停止使用。

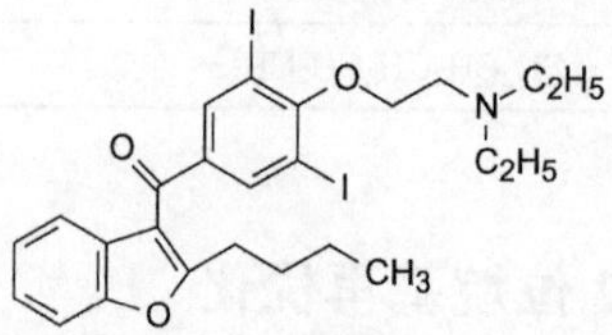

胺碘酮

临床发现治疗心律失常

胺碘酮的命运一波三折，事情并没有结束。牛津大学 Singh 在其博士论文研究中发现胺碘酮有抗心律失常的药理作用[4]，为临床应用提供了基础性依据。循此，阿根廷医生 Rosenbaum 率先用胺碘酮治疗室上性和心室心律失常，呈现显著疗效，从而欧洲普遍用于治疗心律失常，美国医生也于 20 世纪 70 年代末开始应用胺碘酮治疗心律失常，但 FDA 迟迟不予批准，是由于最初报道肺部有严重的不良反应，但迫于欧洲和患者的压力，FDA 于 1985 年批准胺碘酮在美国应用，治疗室性心动过速（VT）和心室纤颤（VF）以及各种心动过速、动脉纤颤、阵发性室上性心动过速等。

胺碘酮的作用机制

后续的研究表明，胺碘酮的药理作用及其机制是对多种心肌细胞的钾通道（Ikr, Iks, Ik1 等）有抑制作用，显著延长动作电位时程（APD）和时间相关电位（ERP）。此外，还抑制钠和钙通道，降低窦房结和浦氏纤维的传导性和自律性。并且还竞争性地阻断 α 和 β 受体，扩张冠状动脉，增加冠脉血流量和减少心肌的耗氧量等。

半个世纪前 Labaz 公司研发的胺碘酮是用豚鼠离体心脏评价化合物活性，临床实践却意外地呈现对心肌细胞离子通道有广泛的抑制作用，实为幸运的发明与发现，即使有明显的不良反应，胺碘酮至今仍是重要的心律失常治疗药，毁誉交加地持续了数十年。

由胺碘酮演化出的药物

Sanofi-Aventis 公司研制的抗心律失常药决奈达隆（**53**, dronedarone）于 2009 年上市，治疗心房扑动和心房纤颤等心脏病，调整心律到正常状态。决奈达隆的结构骨架和药效团分布与胺碘酮相同，但去除了碘原子，碱性侧链为二正丁胺丙氧基，弥补去碘后疏水性的损失，降低了不良反应。在苯并呋喃环的 5 位引入甲磺酰胺基，是为了提高分子的极性，降低药物向脂肪组织的分布，以降低神经毒的不良反应[5]。

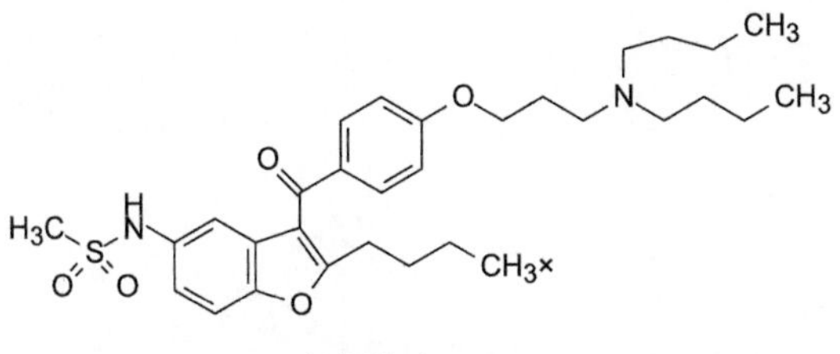

决奈达隆（**53**）

参 考 文 献

[1]   Schmutz J, Lauener H, Hirt R, et al. Chromon-Derivate: UV-Absorptionsspektren; coronardilatatorischebWirlung. Helv Chim Acta, 1951, 34: 767-779.

[2]   Deltour G, Binon F, Henaux F, et al. Resherches dans la série des benzofurannes I. Bezofurannes possédant une activité coronarodiatatrice. Aech Int Parmacodyn, 1961, 131: 84-106.

[3]   Deltour G, Binon F, Tondeur R, et al. Resherches dans la série des benzofurannes VI. Activité coronarodiatatrice de derives et aminoalcoxylés du benzoyl-3 benzofuranne. Aech Int Parmacodyn, 1962, 139: 247-254.

[4]   Singh B N, Vaughan W E M. The effect of amiodarone, a new anti-anginal drug, on cardiac muscle. British J Pharmacol, 1970, 39(4): 657-667.

[5]   Dale K M, White C M. Dronedarong: An amiodarone analog for the treatment of atrial fibrillation and atrial flutter. Ann Pharmacother, 2007, 41(4): 599-605.

07 阿米芹—凯林—色甘酸钠

引　言

　　抗哮喘药物色甘酸钠是历史较久远的抗过敏药物，1973 年在美国上市，迄今已经四十多年，仍在临床应用，而且它在抗过敏药物的历史发展中也有一定地位。色甘酸钠主要发明者是英国医生 Roger Altounyan，研发过程充满了曲折、偶然性和传奇色彩以及献身精神。然而他发明色甘酸钠的药物化学历程却没有详细的报道，1972 年发表的分子设计、化学合成、活性评价和构效分析等，是在已经确定了疗效并在英国上市后进行的证明式研究[1]。

　　Altounyan 当时在 Bengers 药厂参与研制抗哮喘药物，从事活性评价与药理学研究，本人也是哮喘病患者。他与药物化学家合作，以天然化合物凯林（2, khellin）为先导物合成并评价了色酮类化合物的活性，惯用的方法是组胺诱导豚鼠哮喘作为评价化合物活性，但他认为该模型是不可靠的，因为自己用抗组胺药物医治哮喘无效。为了评价化合物的活性，他冒险地直接服用合成的化合物，为了引起显著的哮喘症状，他用不同的过敏源（包括豚鼠毛的水悬浮液）喷入自己的气管中，服用化合物观察疗效，通过上千次的吸入实验，终于发现了色甘酸钠（1, disodium cromoglycate）[2]。

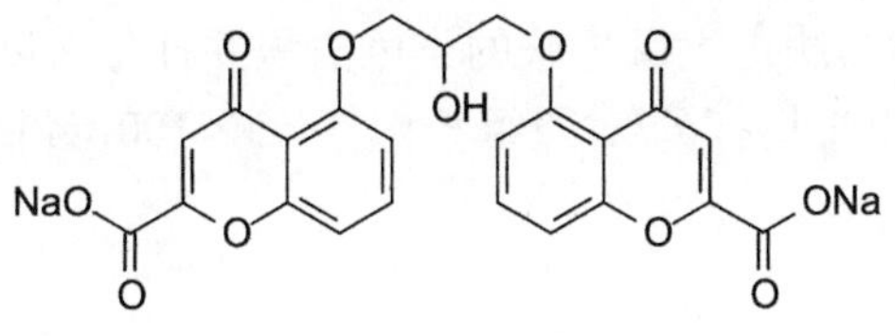

1

　　研发过程有一个重要的插曲，是经他服用并发现有效化合物后，扩大病例治疗时却效果不好，发现原来服用的色酮化合物纯度差，样品中混有副产物，即双色酮结构的色甘酸钠，而大样本实验用的纯品，没有双色酮的混杂而无效，从而发明了色甘酸钠。这是个塞翁失马式的成功故事。这位传奇医生最终因肺部感染于 1987 年逝世[3]。下面所述的内容是一度因挫折而停止的抗哮喘项目原研公司，在色甘酸钠已发现有效后而研究的。虽然没有反映出色甘酸钠实际的研发轨迹，却验证了色甘酸钠优胜于同类周边化合物的品质。

先导化合物及其优化

苗头化合物来自天然产物

Altounyan 根据埃及民间应用的北非伞形科植物阿米芹（*Ammi visnaga*）作为解除肌肉痉挛的草药，经分析发现活性成分是呋喃并萘醌化合物凯林（**2**, khellin），有一定解痉作用。然而动物实验没有显示解除支气管痉挛作用，进而去除苯醌片段，研究色酮类化合物。

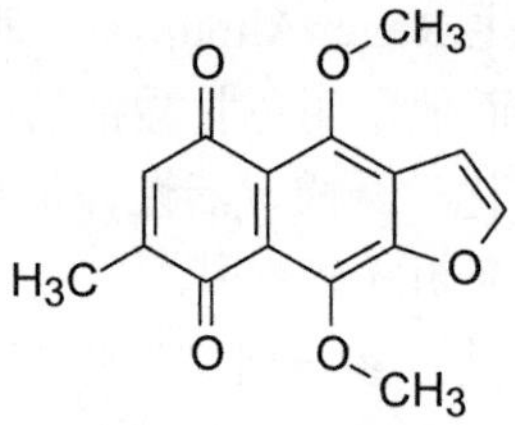

2

活性评价

用大鼠被动皮肤过敏反应（passive cutaneous anaphylaxis, PCA）评价化合物抑制 50%过敏反应的有效剂量（ID_{50}，mg/kg）。方法是大鼠皮下注射 0.1 mL 血清，一段时间后皮下注射不同剂量的受试物，静脉注射家兔卵清蛋白和伊文思蓝，一定时间后牺牲动物，测定大鼠皮肤的染色面积并打分（以直径表示）。按照抑制率（%）= 1–(给药组平均打分/对照组平均打分)×100，经回归分析求出 ID_{50}[4]。

结构优化

由于先导化合物未显示活性，用双色酮-2-羧酸作为基本骨架（通式 **3**），考察两个色酮环之间的距离、环的连接位点和连接基上的取代基等对活性的影响。

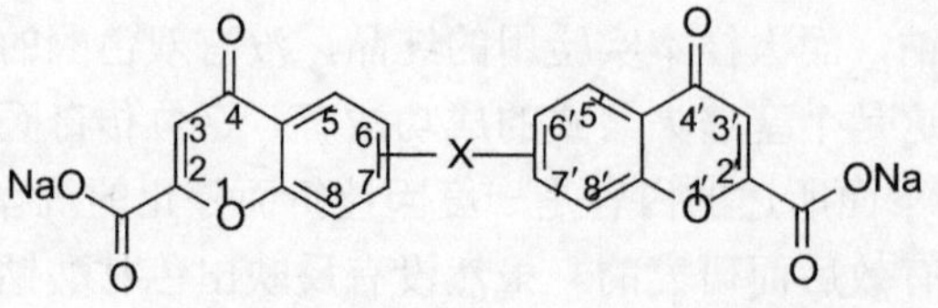

3

两个色酮环不同位置的单键相连

两个色酮的苯环在不同位置经单键直接连接，合成的代表性化合物及其活性见表 7.1。表 7.1 的构效关系表明，6, 6′-或 7, 7′-单键连接的化合物（**4, 5**）活性显著强于 5, 5′-和 8, 8′-键连的化合物（**6, 9**），**6** 和 **9** 骨架呈 180°连接，甲氧基的存在与否活性都很弱（**7** 和 **8**），说明两个色酮环呈一定角度的配置是必要的。可惜没有报道（或制备）6, 6′-或 7, 7′-邻位有甲氧基的化合物，所以未能考察色酮环的共面性对活性的影响。不过平面分子 7, 7′位用醚键环合的 6, 6′-化合物 **10**，活性确实较强。

表 7.1   两个色酮环单键相连的化合物及其活性

化合物	键连位置	R	PCA*/ID$_{50}$ (mg/kg)	化合物	键连位置	R	PCA*/ID$_{50}$ (mg/kg)
4	6, 6′	H	0.2	8	8, 8′	5, 5′, 7, 7′(OCH$_3$)$_4$	>10.0
5	7, 7′	H	0.3	9	5, 5′	7, 7′-(OCH$_3$)$_2$	>10.0
6	8, 8′	H	>10.0	10			0.5
7	8, 8′	7, 7′-(OCH$_3$)$_2$	10.0				

*大鼠被动皮肤过敏反应

6, 6′位不同长度的基团连接

在色酮环的 6, 6′位以不同原子、基团或片段相连接，合成的代表性化合物列于表 7.2。羧基或氧原子单原子相连的化合物 **11** 和 **12** 的活性弱于 6, 6′单键连接的化合物 **4**，这不能用失去共面性作解释，因为由—NH—连接的化合物 **13** 活性较强而亚甲基连接的 **14** 失去活性，或许是 NH 作为氢键给体增加了与靶标结合的因素。用饱和碳链作连接基，5 碳连接的活性强于 3 碳，显著强于 6 碳，或许连接基的长度遵循偶奇规则，当然若有 C$_2$ 和（或）C$_4$ 亚烷基的活性低于相邻奇数碳的活性数据，则可佐证。化合物 **18** 为 C$_5$ 链上含有羟基活性很高。

表 7.2　6, 6′位不同长度基团连接的化合物

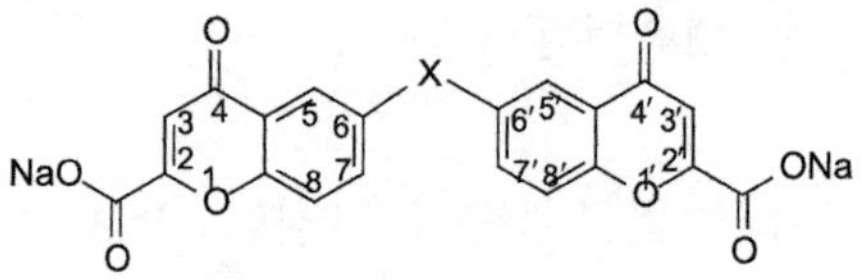

化合物	X	PCA/ID$_{50}$(mg/kg)	化合物	X	PCA/ID$_{50}$(mg/kg)
11	CO	3.0	**15**	(CH$_2$)$_3$	2.0
12	O	3.7	**16**	(CH$_2$)$_5$	0.7
13	NH	0.5	**17**	(CH$_2$)$_6$	7.0
14	CH$_2$	>10	**18**	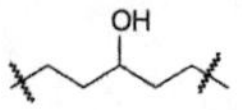 OH	0.3

含氧五原子的连接基

由于含有羟基的 5 个亚甲基连接的化合物 **18** 是高活性化合物，将两端的亚甲基换作氧原子，连接 5, 5′位的化合物 **1**（即色甘酸钠）活性略逊于 **18**，但仍显示高活性，**1** 的极性强于 **18**，物化性质占优，而且也易于化学合成。在 7, 7′位引入甲氧基（**19**）活性稍降，去除链上的羟基（**20, 21**）或移至 6, 6′位连接（**22, 23**）活性都低于 **1**（表 7.3）。

表 7.3　不同连接位置的含氧五原子连接基

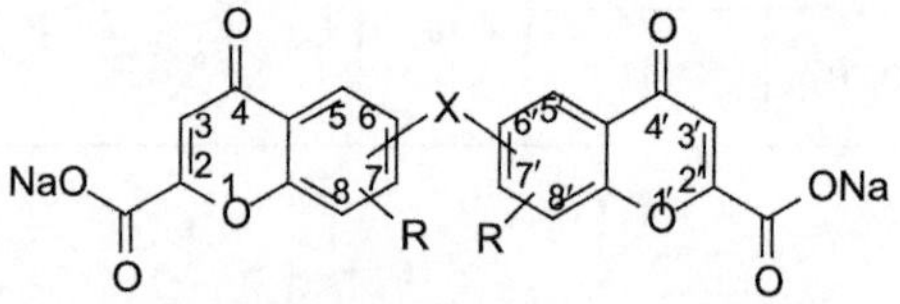

化合物	键连位置	X	R	PCA/ID$_{50}$(mg/kg)
1	5, 5′	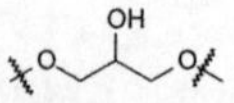 OH	H	0.7
19	5, 5′	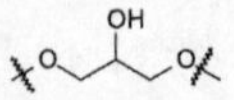 OH	7, 7′-(OCH$_3$)$_2$	1.0
20	5, 5′	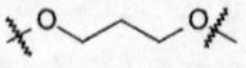	H	2.9
21	5, 5′	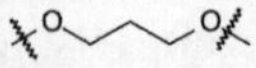	7, 7′-(OCH$_3$)$_2$	1.0
22	6, 6′	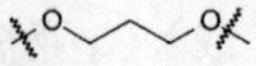	H	2.4
23	6, 6′	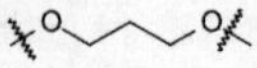	7, 7′-(OCH$_3$)$_2$	1.0

5, 5′含氧原子的不同碳链的连接基

合成了以 5, 5′-亚烷基二氧（—O(CH₂)ₙO—）连接的二色酮化合物，考察不同碳链长度对活性的影响，化合物列于表 7.4。构效关系表明三亚烷基二氧化合物（**20**）活性最强，超过六亚甲基的化合物失去活性。此外奇数碳的活性强于相邻的偶数碳化合物。

表 7.4　5, 5′—O(CH₂)ₙO—连接的色酮化合物

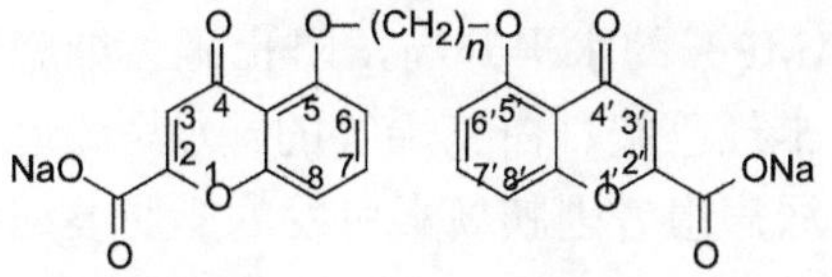

化合物	n	PCA/ID$_{50}$(mg/kg)	化合物	n	PCA/ID$_{50}$(mg/kg)
24	2	1.2	**27**	6	4.7
20	3	0.7	**28**	8	>10.0
25	4	6.4	**29**	9	>10.0
26	5	2.9	**30**	10	>5.0

三亚甲二氧基于不同位置连接的化合物

色甘酸钠（**1**）是三亚甲二氧基在 5, 5′位连接的高活性化合物，下一步是考察连接在不同的位置对活性的影响，合成的区域异构体列于表 7.5。表中数据表明，变换连接的位点仍然保持较高的活性。化合物 **33** 的活性强于色甘酸钠 3 倍。有趣的是 **33** 为非对称的连接（5, 7′），熔点低于其他对称结构的化合物，推测其物化性质应优于 **1**。**1** 已成功上市，商业上难以再深入研发。

表 7.5　三亚甲二氧基连接于不同位置的化合物

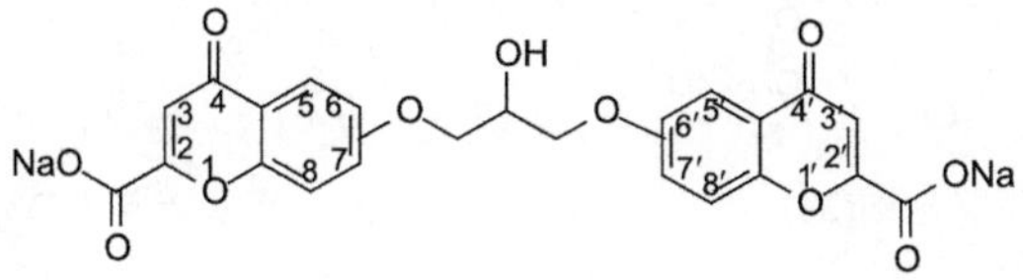

化合物	连接位置	mp(℃)*	PCA/ID$_{50}$（mg/kg）	化合物	连接位置	mp(℃)*	PCA/ID$_{50}$（mg/kg）
1	5, 5′	216	0.7	**32**	7, 7′	271	0.5
31	6, 6′	268	0.3	**33**	5, 7′	194	0.2

*游离酸

色甘酸钠及其作用机制

色甘酸钠分子量 512，易溶于水，因完全离解性难以过膜吸收，生物利用度只有 1%，消除半衰期 $t_{1/2}$ = 1.3 h。从药物化学视角分析，色甘酸钠有诸多不足之处，但在半个世纪之前，却是防治哮喘病的重大突破，如今仍在临床应用。《中国药典》（2015 年版）仍收载色甘酸钠及其滴眼剂。

色甘酸钠本身没有支气管扩张作用，也不能直接对抗组胺和白三烯等过敏介质。它的作用机制被认为是通过抑制肺组织的肥大细胞中环磷酸腺苷磷酸二酯酶，使胞内环磷酸腺苷（cAMP）的水平升高，阻止肥大细胞钙离子内流，从而防止各种过敏介质如组胺、5-羟色胺、白三烯等的释放[5]。近年来还发现色甘酸钠有新的作用，例如治疗糖尿病患者因胰岛素引发的脂肪萎缩症[6]。

跟随性药物奈多罗米钠和米诺罗米

色甘酸钠自 1969 年上市以后长时间为"唯一药物"，是因为后续的研发都没有成功。直到 1986 年奈多罗米钠（**34**, nedocromil sodium）上市才打破 17 年的孤药状态。该药物是吡啶并色酮二羧酸类结构，把色甘酸钠的双色酮酸变换成三环二羧酸。**34** 抑制抗原攻击的肥大细胞释放组胺（IC_{30} = 2.1 μmol/L），LTC4（IC_{30} = 2.3 μmol/L）和 PGD2（IC_{30} = 1.9 μmol/L）[7]。奈多罗米钠常用剂型有气雾剂和滴眼液。适用于各种呼吸道阻塞性族病，如哮喘性支气管等的预防性治疗。抗哮喘作用强于色甘酸钠[8]。滴眼液用于过敏性结膜炎。

米诺罗米（**35**, minocromol）是奈多罗米钠的衍生物，左侧的吡啶酮变换成甲氨基吡啶临床也用作抗哮喘药[9]。

奈多罗米钠(**34**) 米诺罗米(**35**)

参 考 文 献

[1] Cairns H, Fitzmaurice C, Hunter D, et al. Synthesis and structure-activity relations of disodium cromoglycate and some related compounds. J Med Chem, 1972, 15: 583-589.

[2] Howell J B L, Altounyan R E C. A double-blind trial of disodium cromoglycate in the treatment of allergic

bronchial asthma. Lancet, 1967, 2: 539-542.

[3] Edwards A M, Howell J B L. The chromones: History, chemistry and clinical development. A tribute to the work of Dr REC Altounyan. Clin Exp Allergy, 2000, 30: 756-774.

[4] Goose J, Blair A M J N. Passive cutaneous anaphylaxis in the rat, induced with two homologous reagin-like antibodies, and its specific inhibition with disodium cromoglycate. Immunology, 1969, 16: 749-776.

[5] Horan R F, Sheffer A L, Austen K F. Cromolyn sodium in the management of systemic mastocytosis. J Allergy Clin Immunol, 1990, 85: 852-855.

[6] Phua E J, Lopez X, Ramus J, et al. Cromolyn sodium for insulin-induced lipoatrophy: Old drug, new use. Diabetes Care, 2013, 36: e204-205.

[7] Wells E, Jackson C G, Harper S T, et al. Characterization of primate bronchoalveolar mast cells. II. Inhibition of histamine, LTC4, and PGD2 release from primate bronchoalveolar mast cells and a comparison with rat peritoneal mastcells. J Immunol, 1986, 137: 3941-3945.

[8] Cairns H, Cox D, Gould K J, et al. New antiallergic pyrano[3, 2-g]quinolone-2, 3-dicarboxylic acid with potential for the topicaj treatment asthma. J Med Chem, 1985, 28: 1832-1837.

[9] Svendsen U G, L Frølund, Madsen F, et al. Protective effect of a new anti-asthmatic agent (Minocromil) in bronchial allergen challengetests. Allergy, 1985, 40: 458-460.

08　金鸡纳—奎宁—合成的抗疟药

奎宁及其前药

奎宁的由来

　　奎宁（**1**, quinine）是从金鸡纳（*Cinchona officinalis*）树皮分离的一种喹啉类生物碱。*Cinchona officinalis* 和 quinine 的名称都隐含了发现者的名字。17 世纪西班牙 Chinchon 伯爵夫人在秘鲁期间感染了疾病，发高烧，用一种树皮治愈了。她带着树皮返回西班牙，并将金鸡纳引进欧洲，1742 年，植物学家林奈（Carl Linnaeus）称这种树为"金鸡纳"（Cinchona）以纪念她。1820 年，法国科学家 Pierre Pelletier 和 Joseph Caventou 首先从金鸡纳树皮中分离出奎宁，并随后命名了该物质，quina 是印加语树皮的意思，成为治疗疟疾的有效药物。

奎宁类天然化合物

　　在金鸡纳中还分离出奎宁的类似物，例如辛可宁（**2**, cinchonine）是 6 位去甲氧基奎宁，奎宁的差向异构体奎尼丁（**3**, quinidine）和奎尼丁的 6-去甲氧基物辛可尼丁（**4**, cichonidine）。天然产物 **2**～**4** 也有抗疟活性，只是不良反应强于奎宁，所以不用于治疗疟疾。奎尼丁是抗心律失常药物。

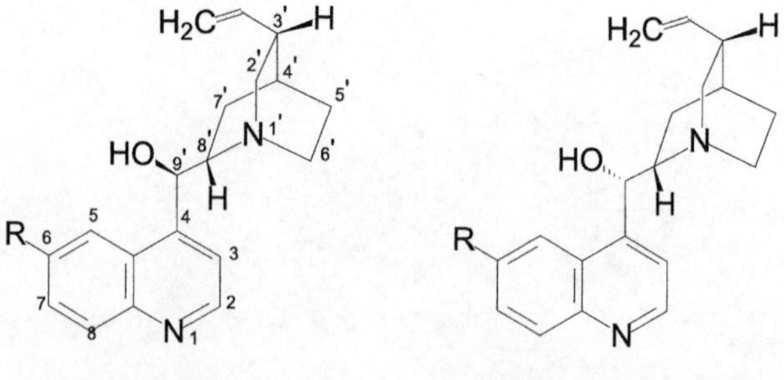

1: R = OCH₃; 2: R = H　　　　3: R = OCH₃; 4: R = H

奎宁的药物特征

　　奎宁是由喹啉环和喹核碱（quinucline）经羟甲基连接而成，构效关系研究表明，喹啉环是必要的药效基团，4位的羟甲基尤其必要，而喹核碱并非必要的结构。喹核碱的碱性较强，奎宁盐酸盐可溶解于水而注射用药。奎宁在体内迅速被细胞色素 P450 氧化代谢成 2-羟基奎宁，活性降低，经Ⅱ相代谢尿路排出，因而半衰期较短。这些结构和代谢特征为研制新的抗疟药提供了设计依据。

奎宁及其类似物的构效关系

经过广泛的设计合成和活性评价对奎宁的抗疟结构特征有较清晰的了解，概述如下：

（1）奎宁的四个手性中心是(3′R, 4′S, 8′S, 9′R)，另外三个天然产物的喹核碱也都是(3′R, 4′S)，区别在于奎尼丁的构型是(3′R, 4′S, 8′S, 9′S)，为奎宁的差向异构体。二者都有活性，但是合成的(3′R, 4′S, 8′R, 9′S)或(3′R, 4′S, 8′R, 9′R)则失去活性，所以(8′S)构型是必需的。

（2）4位的羟甲基是必要基团，还原成亚甲基，氧化成酮基或酯化都失去活性，优奎宁（**5**, euquinine）是奎宁的碳酸乙酯，奎宁的前药，本身没有活性，在体内水解产生奎宁可奏效。推测该位置提供氢键给体结合于靶标。

（3）分子中的喹核碱片段不是必需的药效团，但需要有碱性的叔氮原子连接在喹啉环的侧链上，不拘泥环状结构。

（4）奎宁在体内的代谢转化有两个位点：喹啉环的2位羟基化（N^1的邻位电荷密度高）和喹核碱的2′位的羟基化，代谢产物失去活性，并迅速排出体外。早期研究中认为喹啉环是重要的活性片段，为了避免2位氧化，往往引入拉电子基团，以降低环的电荷密度，提高代谢稳定性。图 8.1 是奎宁分子的重要结构特征示意图。

研究构效关系是以奎宁为先导物进行结构优化的过程。回顾过去，发明了许多合成的抗疟药。下面着重讨论一些里程碑式的药物。

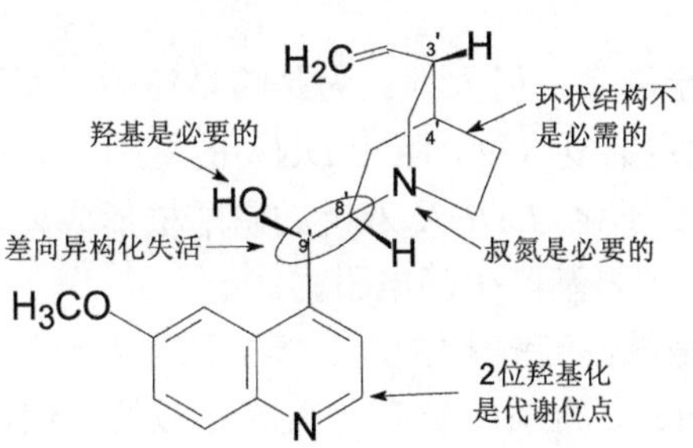

图 8.1　奎宁的构效关系示意图 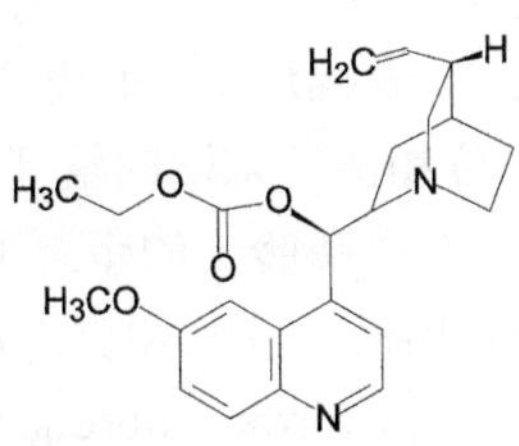　　　　**5**

从奎宁演化的重要药物

阿的平（atabrine, quinqcrine, mepacrine）

最早研制的合成抗疟药是拜耳药厂在 1931 年研制的阿的平（**6**, atabrine），是以吖啶为母核、9 位有氨基链的化合物。用三环吖啶作母核而不是喹啉环，记载了当年药物研制的思路。Perkin 反应的发明者 Perkin 试图由苯胺合成奎宁，得到了著名的苯胺紫（Perkin's mauve），引发了合成染料和工业有机化学的兴起，合成染料和色素对药物有重要影响（例如亚甲蓝、百浪多息等），拜耳的 Röhl 也因此研制出阿的平，是最早的合成抗疟药[1]。二战中阿的平广为使用，虽然有效但多有不良反应，例如口服用药全身皮肤黄染，且发生精神抑郁，现已不用。

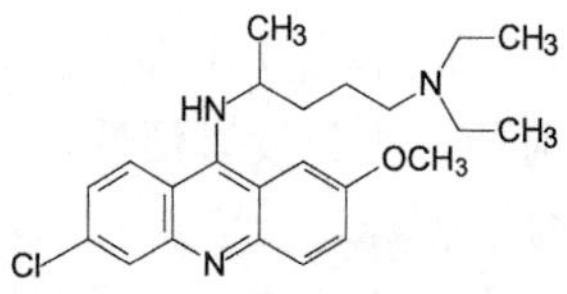

6 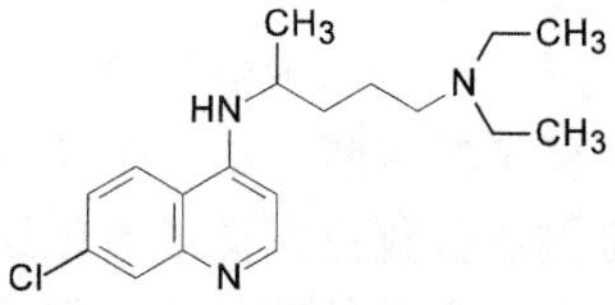　　　　　　　**7** 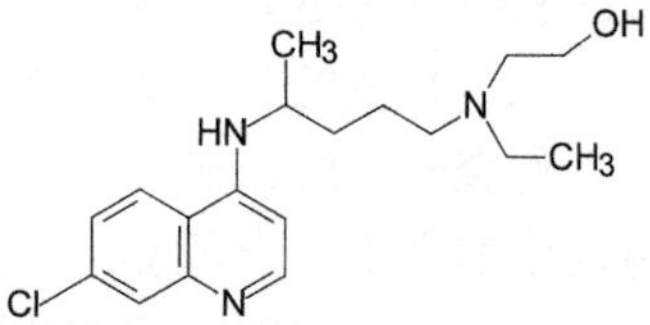　　　　　　　**8**

氯喹和羟氯喹

在奎宁抗疟药家族中，氯喹（**7**, chloroquine）是重要成员，是预防和治疗各种疟原虫感染的安全有效药物。二战期间（1943 年）美国军方合成了上千个奎宁的简化类似物，优化出氯喹，对恶性疟、间日疟和三日疟都有良好的疗效，至今仍在应用[2]。二战后发现氯喹早在 1934 年拜耳药厂 Hans Andersag 已合成出，定名为 resorchin，但临床试验却错误地认为有毒性而搁置放弃。氯喹的广泛应用，会产生耐受氯喹的疟原虫。

氯喹的作用机制虽然还不完全清楚，但大都认为是喹啉环的平面结构可插入疟原虫 DNA 的双螺旋中，形成稳定的复合物，阻止 DNA 的复制与 RNA 的转录。喹啉母核 4 位和侧链末端的氨基质子化与 DNA 双链的磷酸根形成离子键结合，7 位的氯原子与鸟嘌呤上的带正电的氨基产生静电引力。

氯喹在体内的主要代谢位点是碱性侧链末端的一个 N-乙基末端氧化成羟基，称作羟氯喹（**8**, hydroxychloroquine），羟氯喹仍有与氯喹相似的活性，作用机理相同，也批准为抗疟药。

氯喹和羟氯喹还具有免疫抑制作用，用来治疗风湿病和红斑狼疮。在 2019 年与阿奇霉素使用治疗新冠（Covid-19）感染，显示一定效果，但须进一步确证[3]。

甲氟喹（**9**, metfloquine）是 1963 年美国陆军 Walter Reed 研究所研制的抗疟药，20 世纪 80 年代开始应用，是预防和治疗各种疟原虫感染的药物。甲氟喹对氯喹耐药的疟原虫具有敏感性和治疗作用。其化学结构是含有 4-羟亚甲基，而不是 4-氨基引出的侧链。甲氟喹可视作奎宁的简化物，是将喹核碱简化为哌啶环。在喹啉环上有 2,8-二三氟甲基基团，降低了环上电荷密度，避免奎宁发生 2 位羟基化代谢作用，也维持了亲水性的性质。甲氟喹含有两个手性碳，四个异构体活性相近，因而临床用的是混旋体[4]。

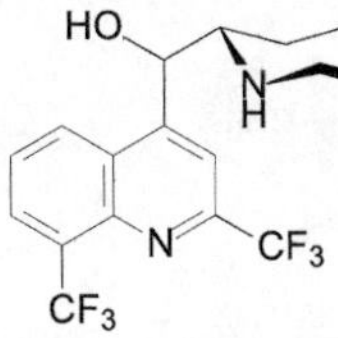

9

氯喹的类似物

二战中研制抗疟药的另一系列是 8-氨基喹啉为骨架的化合物。最早研制的药物喷他喹（**10**, pentaquine）是将氨基侧链连接在喹啉环的 8 位，其抗疟特征是可以对红细胞外的裂殖体有强效杀灭作用。缩短侧链的亚烷基链，得到的伯氨喹（**11**, primaquine）提高了安全有效性[5]。值得一提的是，侧链的两个氨基距离是 4 或 6 个碳原子，而相隔奇数碳低效，这是药物化学同系律（homology）不多见的实例。从微观结合推测是偶数碳的距离有利于同磷酸根发生离子键结合。帕马喹（**12**, pamaquine）是比较老的药物，德国在 20 世纪 20 年代就已经合成，氨基侧链与氯喹完全相同，但连接位点由 4 位移至 8 位。

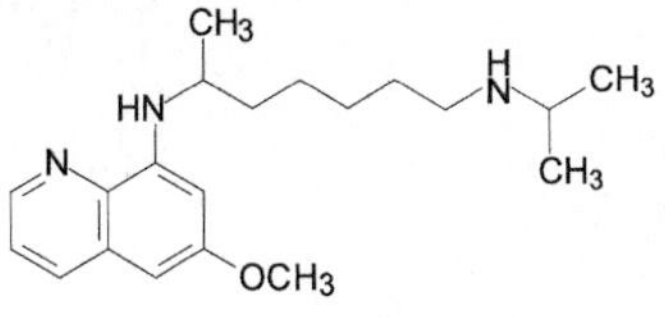

10 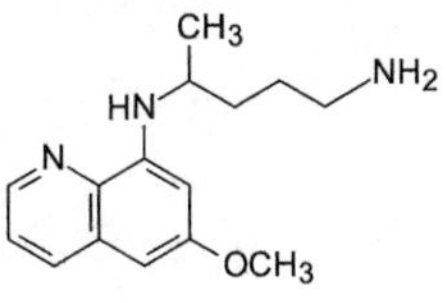　　　　　　　**11** 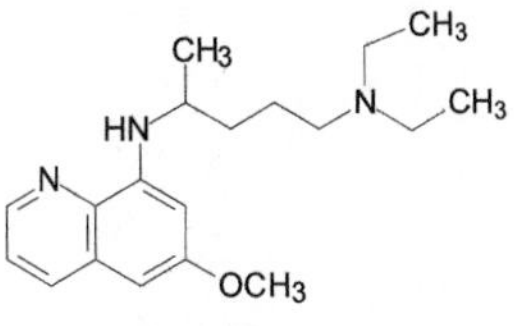　　　　　　　**12**

其他稠合环为母核的抗疟药

以奎宁为先导物合成的抗疟药物大多数是喹啉作母核，但也有用其他稠环代替喹啉环的抗疟药，可视作骨架迁越（scaffold hopping）的成功之举。例如我国邓蓉仙等研制的本芴醇（**13**, benflumetol）是以芴环为母体，连接羟烷氨基侧链，对耐受氯喹的疟原虫有强效的杀灭作用[6]。苯芴醇与蒿甲醚合用是治疗恶性疟的特效药。卤泛群（**14**, halofantrine）是以菲环为母体接枝氨基醇侧链，也用于预防和治疗对氯喹呈耐药的疟原虫感染[7]。

13   **14**

参 考 文 献

[1]   Gilman H, Spatz S M. Some quinilines patterned as "open models" of atebrine. J Am Chem Soc, 1944, 66(4): 621-625.

[2]   Plantone D, Koudriavtseva T. Current and future use of chloroquine and hydroxychloroquine in infectious, immune, neoplastic, and neurological diseases: A Mini-Review. Clin Drug Investig, 2018, 38: 653-671.

[3]   Colson P, Rolain J M, Raoult D. Chloroquine for the 2019 novel coronavirus SARS-CoV-2. Int J Antimicrob Agents. 2020 Feb 15: 105923. doi: 10.1016/j.ijantimicag.2020.105923.

[4]   Schmidt L H, Crosby R, Rasco J, et al. Antimalarial activities of various quinolinemethanols with special attention to WR-142490 (metfloquine). Antimicrob Agents Chemother, 1978, 13: 1011-1030.

[5]   Tarlov A R, Brewer G J, Carson P E, et al. Primaquine sensitivity. Arch Internat Med, 1962, 109: 209-234.

[6]   邓蓉仙, 余礼碧, 张洪北, 等. 抗疟药的研究——α-烷氨基甲基卤代-4-芴甲醇类化合物的合成. 药学学报, 1981, 16: 920-924.

[7]   Blauer G. Interaction of ferriprotoporphyrin IX with the antimalarials amodiaquine and halofantrine. Biochem Int, 1988. 17: 729-734.

09　五味子—五味子丙素—联苯双酯—双环醇

研究背景

五味子及其临床应用

五味子是常用中药，本草列为上品，载有益气养五脏壮筋骨等功效，中医用作滋补强壮和收敛，入药历史久远。20世纪50年代我国和苏联研究五味子制剂，发现能兴奋中枢神经系统，增强心血管系统张力和体力活动等功效。70年代，我国临床发现五味子蜜丸和粉剂可降低病毒性肝炎患者的血清谷丙转氨酶（SGPT）以及改善患者的症状。从而医科院药物所研究北五味子（*Schisandra chinensis*），从果仁的乙醇萃取物中分离出7种单体，都是木质素类化合物。

这些天然产物是含有联苯结构的木质素，它们是去氧五味子素（**1**）、五味子素（**2**）、五味子乙素（**3**）、五味子丙素（**4**）、五味子醇乙（**5**）、五味子酯甲（**6**）和五味子酯乙（**7**）[1, 2]。

1: $R_1 = R_2 = R_3 = R_4 = R_5 = R_6 = CH_3$　$R_7 = H$

2: $R_1 = R_2 = R_3 = R_4 = R_5 = R_6 = CH_3$　$R_7 = OH$

3: $R_1 = R_2 = R_3 = R_4 = CH_3$　$R_5R_6 = CH_2$　$R_7 = H$

4: $R_1R_2 = R_5R_6 = CH_2$　$R_3 = R_4 = CH_3$　$R_7 = H$

5: $R_1R_2 = CH_2$　$R_3 = R_4 = R_5 = R_6 = CH_3$　$R_7 = OH$

6: $R_1R_2 = CH_2$　$R_3 = R_4 = R_5 = R_6 = R_9 = CH_3$　$R_{10} = OH$　$R_7 = OBz$　$R_8 = R_{11} = H$

7: $R_1R_2 = CH_2$　$R_3 = R_4 = R_5 = R_6 = R_9 = CH_3$　$R_{10} = OH$　$R_7 = OAgn$　$R_8 = R_{11} = H$

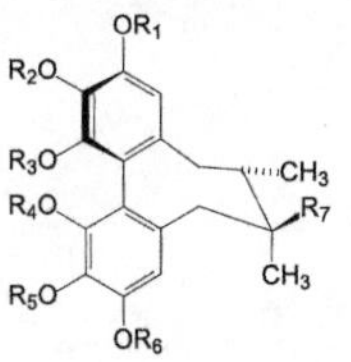

五味子木质素的保肝和抗氧化作用

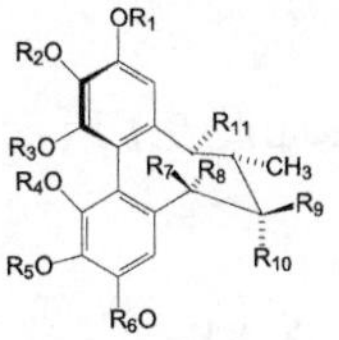

研究上述7种木质素的药理作用，用四氯化碳花生油溶液造成小鼠肝损伤病理模型，各单体分别以100 mg/kg剂量灌胃小鼠，24小时后测定血液中SGPT的含量，与空白对照组比较，发现有程度不同的降低SGPT作用，肝组织的病理检查也显示有保护作用。其中五味子丙素（**4**）、乙素（**3**）、醇乙（**5**）和酯乙（**7**）活性较高。

进而用Fe^{2+}加半胱氨酸、抗坏血酸加NADPH等自由基生成系统与肝微粒体温孵，测定木质素对自由基诱导脂质过氧化的保护作用，发现对小鼠灌胃50%乙醇引起肝脏脂质过氧化的模型有保护作用，还对H_2O_2溶液引起大鼠红细胞膜的过氧化有保护作用，其中化合物**3**和**4**的活性较强[3, 4]。

五味子化合物的合成

五味子丙素的结构确定插曲

五味子丙素（4, schizandrin C）呈现多种较强的活性，但由于在果仁中含量很低，着手研究其全合成方法。然而，起初确定的丙素结构误认为式 **8**，即亚甲二氧基与甲氧基位置被错定，当时的依据是，丙素 NMR 氢谱的甲氧基化学位移处于低场，若定成式 **4**，则因邻位有屏蔽效应较强的苯环，甲氧基应向高场移动，化学位移小于 $\delta 3.6$ ppm（实测值为 3.88 ppm）。然而当时未曾考虑到有背障基团的存在而误定为式 **8**。其实 **4** 的甲氧基没有背障基团，其信号出现在 $\delta 3.88$ ppm 是合理的。这样合成得到的化合物 **8** 与天然产物 **4** 的谱学性质和活性都不同。

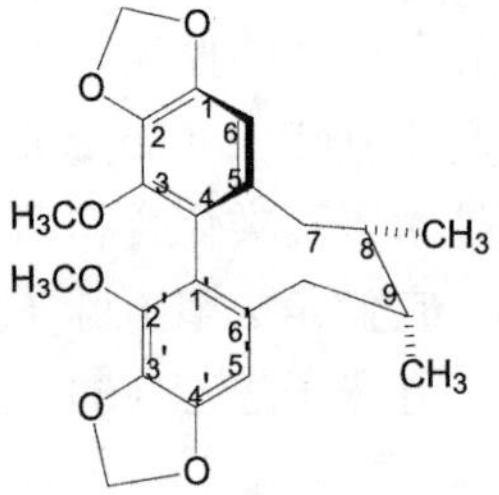

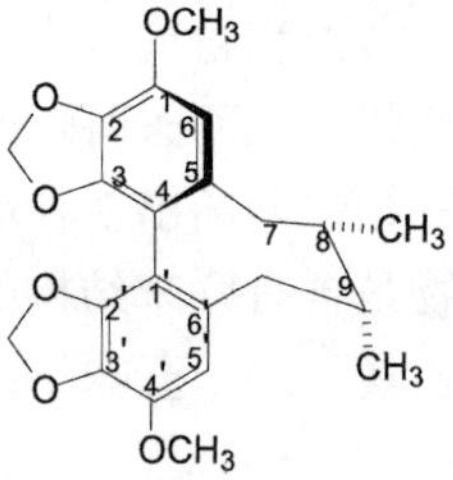

化合物 **8** 的合成路线如图 9.1 所示。

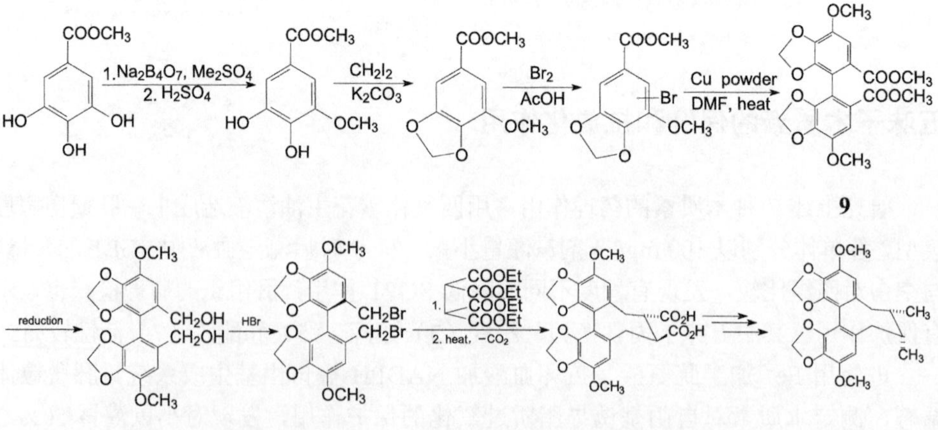

图 9.1 化合物 **8** 的合成路线

合成的中间体活性更强

后来纠正了五味子丙素的结构，依照相同的合成方法，制备了天然产物 **4** 和环辛二烯 8，9 位甲基的差向异构体，连同合成的中间体 **9**，**10**，以及类似物 **11** 和 **12** 进行活性评价，发现中间体 **9** 的活性很高，甚至强于五味子丙素 **4**，这是相当意外的。后再纠正了误定的结构，以类似的方法合成了天然存在的化合物 **4**。然而测定相应的二酯中间体 **10** 的活性，竟然活性很低，还制备了化合物 **11** 和全甲氧基化合物 **12**，活性都不如化合物 **9**。

评价以上化合物的活性是对小鼠体内的保肝模型（CCl_4）和体外抑制自由基生成作用的实验，结果表明化合物 **9** 的活性强于包括天然产物化合物 **4** 在内的所有化合物活性（数据省略）[3]。

化合物 **9**、**10** 和 **11** 结构之间是区域异构体，亚甲二氧基和甲氧基在联苯环上所处的位置不同。三者的活性强度是 **9**>**11**>**10**。表 9.1 列出了化合物 **9**~**11** 的紫外最大吸收峰的波长（λ，nm）和消光系数（ξ）以及核磁共振氢谱的化学位移值（δ，ppm）。**9** 的 λ 值高于 **11** 和 **10**，消光系数最大，提示 **9** 的联苯环的共轭性（共面性）强于 **11** 和 **10**；甲基和芳环的氢谱也呈规律性变化，而这种共面性的变化与活性变化具有正相关性。从结构特征分析，亚甲二氧基处于 2，3 位和 2'，3'位，避免了 2，2'-连接的甲氧基之间的位阻效应，因而增高了苯环的共面性趋势，由此可推论化合物与靶标的结合需要有较好的平面结构。

分子力学模拟表明 **9** 的联苯两面角小于 **11** 和 **10**，与紫外吸收的变化规律一致。

表 9.1　化合物 9、10 和 11 的紫外和核磁共振特征

化合物	UV（乙醇溶液）		¹H NMR（TMS，δ，ppm）			
	λ(nm)	ξ	—COOCH₃	—OCH₃	—OCH₂O—	Ar—H
9	276	20 000	3.61	3.95	5.99	7.32
10	269	17 000	3.56	3.73	6.13	7.15
11	273	14 300	3.57, 3.59	3.76, 3.96	5.97, 6.14	7.16, 7.31

候选物联苯双酯的批准

化合物 **9** 的体内外活性强于五味子丙素和其类似物，进而研究药代动力学性质，表明 **9** 的口服生物利用度 $F=30\%$，在体内肝脏的首过效应是甲氧基被氧化去甲基成酚性化合物而失活，后者从粪便排出。系统的药效学和安全性实验表明 **9** 对多种动物体内肝脏有保护作用，定名为联苯双酯（bifendate）。系统的临床前和临床研究表明联苯双酯可有效地降低血清转氨酶水平，对肝脏有一定的保护作用，于 1983 年以滴丸的剂型批准上市。

联苯双酯分子中存在 2, 6, 2′, 6′-取代基，造成联苯间的转动障碍，形成阻转异构体（含有不对称轴），所以是对映体的混旋物，经拆分得到一对对映异构体，药效学评价表明右旋(+)-联苯双酯的活性是混旋物(±)的 2 倍，(−)-异构体没有活性。然而异构体之间的旋转转化的能垒不高，长时间放置或加热可使光活体消旋化，临床应用的联苯双酯滴丸是未经拆分的混旋物。

第二代降低转氨酶药物双环醇

联苯双酯是对称性分子，结晶排列整齐，晶格能高（熔点 180～183℃），经变换结构，将其中一个羧基甲酯还原成羟甲基，成为非对称化合物 **13**，熔点 136～140℃，表明降低了晶格能。不过由于分子中缺乏助溶性基团，仍然微溶于水。化合物 **13** 定名为双环醇（bicyclol），经临床前和临床研究证明药效和药代学性质不仅优于联苯双酯，而且还降低乙型肝炎患者血清病毒滴度乃至转阴效果，于 2002 年经我国药监部门品准上市，临床用于降低慢性肝炎引起的转氨酶的升高。双环醇也具有手性轴，经拆分(−)-光活体为优映体，(+)-光活体无活性，也由于低能垒的变旋作用临床也是用消旋物[5]。

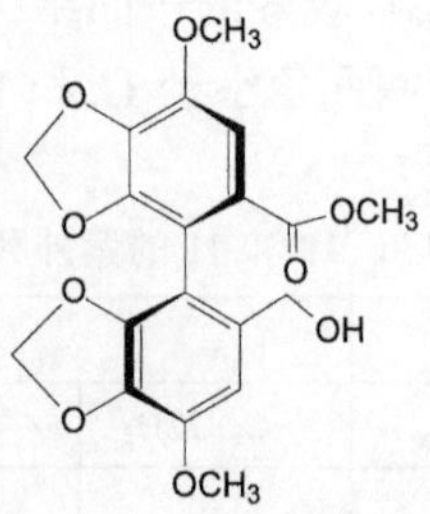

双环醇（**13**）

双环醇的作用特征

　　双环醇具有显著保肝作用和一定的抗肝炎病毒活性，对四氯化碳、D-氨基葡萄糖和乙酰氨基酚引起的肝损伤以及卡介苗+脂多糖诱导小鼠免疫性肝炎都有明显的降低谷丙和天冬氨酸转氨酶作用，减轻肝脏损伤。作用机制研究表明双环醇不是转氨酶抑制剂，而是清除自由基、保护肝细胞膜和细胞核免受损伤[6]。

参 考 文 献

[1] 陈延镛, 舒增宝, 黎莲娘. 五味子的研究: 北五味子降谷丙转氨酶有效成分的分离和鉴定. 中国科学, 1976, 1: 98-110.

[2] 黎莲娘. 五味子的化学//中国医学科学院药物研究所. 中草药现代研究. 第 1 卷. 北京: 北京医科大学中国协和医科大学联合出版社, 1995.

[3] 刘耕陶, 王桂芬, 魏怀玲, 等. 联苯双酯、二苯乙烯、五仁醇及灵芝对小鼠实验性肝损伤保护作用的比较. 药学学报, 1979, 14: 598-604.

[4] 刘耕陶, 纽心懿, 崔燕岩. 五味子成分的药理作用//中国医学科学院药物研究所. 中草药现代研究. 第 1 卷. 北京: 北京医科大学中国协和医科大学联合出版社, 1995.

[5] 胡伟, 张纯贞, 李燕. 抗肝炎药(±)双环醇的拆分. 药学学报, 2006, 41: 221-224.

[6] 刘耕陶. 双环醇的抗病毒与肝细胞保护作用及其作用机制. 中国新药杂志, 2001, 10: 325-327.

10 当归芦荟丸—青黛—靛玉红—甲异靛

当归芦荟丸为中药古方，是由大黄、黄柏、黄芩、黄连、栀子、龙胆草、芦荟、青黛、当归和木香等 10 味中药炼制而成，具有清肝火、除烦热的功效，主治肝经实火，头晕目眩。近代临床发现当归芦荟丸具有消炎杀菌和抗肿瘤的功效。中国医学科学院血液学研究所用当归芦荟丸治疗慢性粒细胞白血病显示一定疗效，遂进行了深入研究。

拆解药方精简组成的实验研究

研究者为了简化组方和找出有效部位或成分，考虑到方剂中的芦荟和青黛有抗菌消炎的功效，设计实验分组如下：十味全方、芦荟加青黛二味药、单味药芦荟和青黛等四组，经灌胃小鼠白血病 L7212 模型，每日一剂，连续 10 日，评价对小鼠肿瘤生长的影响。结果表明，芦荟加青黛对白血病有一定疗效，生存时间延长 17%，单用青黛的生存时间延长 16.3%，而单用芦荟组无效。说明芦荟加青黛组的效果来自青黛。全方组未能呈现效果，可能是其中青黛分量较少，剂量不足的缘故。

青黛的抗肿瘤作用

对瘤株的抑制作用

为了探索对青黛敏感的瘤株，选用了小鼠肉瘤 180、艾氏腹水癌、Walker256 癌肉瘤、小鼠白血 615 和小鼠白血病 7212 等移植性肿瘤模型，每日灌胃 1 次，剂量均为 5 g/kg，结果表明，青黛只对白血病 L-7212 有抑制作用，对其他瘤株生长无影响。

青黛的有效活性部位

青黛是由大青叶（*Folium isatidis*, FI）和板蓝根（*Radix isatidis*, RI）与石灰混合发酵而制得，为了确定有效成分，研究了其原料大青叶、板蓝根以及青黛的不同萃取方法对活性的影响。萃取方法有沸水萃取、常温水萃取、乙醇或酸性热水萃取物灌胃 L-7212 小鼠，观测体重变化和存活的延长时间。结果表明，只有酸性热水萃取物冷后析出的深色固体呈现活性，而大青叶、板蓝根或青黛的水或醇萃取物都没有活性。提示活性成分应是难溶于水和醇的有机物，可溶于酸性溶液中。深色固体物质提示化学结构应有共轭系统和生色团，后经结构分析证明是靛玉红（**1**, indirubin）[1]。

有效成分靛玉红

中药青黛可由不同科属的大青叶和板蓝根与石灰炮制加工而得，陈棣华等从蓼科植物蓼蓝（*Polygonum tinctorium*）炮制加工的青黛分离得到靛玉红、靛蓝（**2**, indigotin）、*N*-苯基-2-萘胺、β-谷甾醇（β-sitesterol）和虫漆蜡醇（laccerol）等多种单体天然化合物[2]，但未见有异靛蓝（**3**, isoindigotin）的报道。

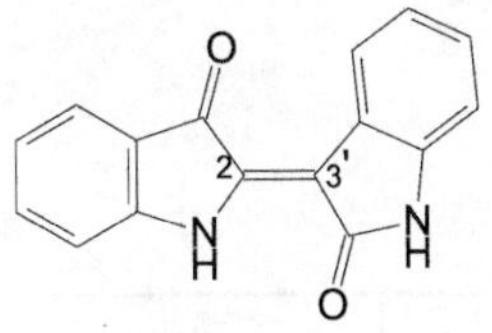

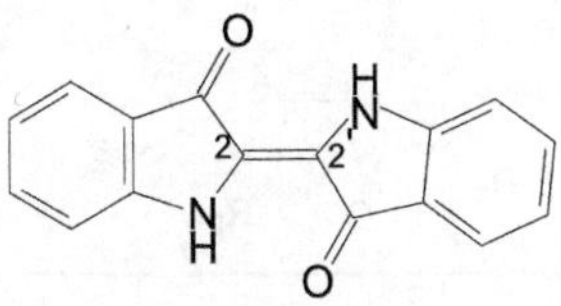

靛玉红是由两个吲哚啉酮经 2,3′-双键偶联形成的二聚物，分子呈平面的共轭系统，为暗红色针状结晶。经药理实验研究，表明对多种移植性动物肿瘤有抑制作用，破坏白血病细胞。深入研究作用靶标为 DNA 聚合酶，抑制 DNA 的聚合，而对蛋白质的合成没有直接影响，此外，靛玉红还可增强动物单核巨噬细胞的吞噬能力。靛玉红可口服吸收，生物利用度 $F = 46\%$。后经临床研究，表明靛玉红可治疗慢性粒细胞白血病，有效率为 87%。主要不良反应是胃肠道的刺激与不适，对骨髓有轻度影响[3]。

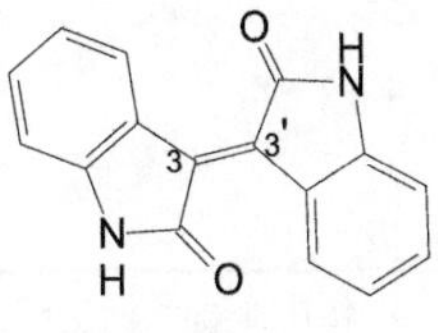

靛玉红的结构修饰

N1′ 的取代

靛玉红分子量 262.26，但几乎不溶于水，微溶于热甲醇，因而限制了口服吸收。水溶性低的原因是在共轭平面结构的分子间形成氢键，导致晶格能高，这可由靛玉红的熔点高达 365℃ 得到佐证。靛玉红的 N1 上氢原子可与 C2′ 的羰基氧形成分子内氢键，N1 不是高晶格能的起因，而是 N1′的氢原子与另一靛玉红形成分子间氢键。因而在 N1′上作不同烷基取代，可阻止分子间缔合。

　　为此合成了 N1′一系列烷基取代物。活性评价是用移植 Walker 癌肉瘤大鼠模型以同等摩尔体重灌胃给药（0.38 mmol/kg bw），连续 9 天，测定化合物对肿瘤生长的抑制率（TWI）。表 10.1 列出了靛玉红衍生物的结构和数据[4, 5]。

　　表 10.1 的构效关系提示如下：①N1′-低烷基单取代化合物活性强于靛玉红，例如甲基取代物（**4**, mp. 296℃）和 N1′-乙基（**5**, mp. 196℃）活性增强，推测是提高了分子溶解性，**4** 和 **5** 熔点显著低于靛玉红，提示降低了晶格能，溶解性提高。②当 N1′-取代基大于正丙基（**7～11**）时，活性降低。③N1′-酰化合物（**13, 16, 17**）具有一定活性，而极性基团取代（**12, 14**）不能提高活性。④N1 被甲基或乙基取代（**18** 和 **19**）使活性减弱。

表 10.1　靛玉红及其衍生物对移植 Walker 癌肉瘤大鼠的抑制活性

化合物	R_1	R_2	TWI(%)	P 值
1	H	H	27.5	<0.02
4	CH_3	H	41.5	<0.05
5	C_2H_5	H	59.0	<0.01
6	$n\text{-}C_3H_7$	H	53.9	<0.02
7	$n\text{-}C_4H_9$	H	41.1	<0.01
8	$n\text{-}C_5H_{11}$	H	15.7	—
9	$n\text{-}C_{10}H_{21}$	H	19.8	—
10	$n\text{-}C_{14}H_{29}$	H	25.2	>0.05
11	$n\text{-}C_{18}H_{27}$	H	12.7	—
12		H	−6.0	
13	—$COOC_2H_5$	H	48.7	<0.05
14	—CH_2COOH	H	38.7	<0.01
15	CH_2Ph	H	34.2	<0.05
16	$C(O)CH_3$	H	35.1	0.05
17	CHO	H	47.7	<0.01
18	H	CH_3	15.0	—
19	H	C_2H_5	16.3	—

靛蓝和异靛蓝的结构修饰

青黛中含有靛玉红和靛蓝，推测是大青叶中的化学物质在碱性环境中发生化学变化和缩合而产生的。靛玉红是两个吲哚啉酮经 2, 3'-偶联的二聚体，靛蓝是 2, 2'-偶联的对称性分子，溶解性更低，可能是活性低下的原因。基于靛玉红引入低碳烷基可提高抗肿瘤活性的事实，下一步设计合成了靛蓝和 3, 3'-偶联的异靛蓝（**3**, isoindigotin）为骨架的 *N*-取代的改构物。合成的化合物分别列于表 10.2 和表 10.3。

表 10.2　靛蓝衍生物的结构与活性

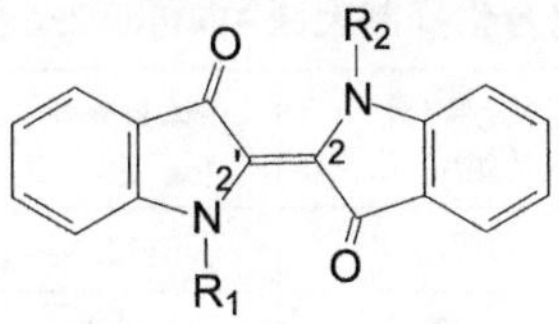

化合物	R_1	R_2	TWI(%)	P 值
20	H	H	51.5	<0.01
21	CH_3	H	54.6	<0.01
22	C_2H_5	H	15.0	—

表 10.3　异靛蓝衍生物的结构与活性

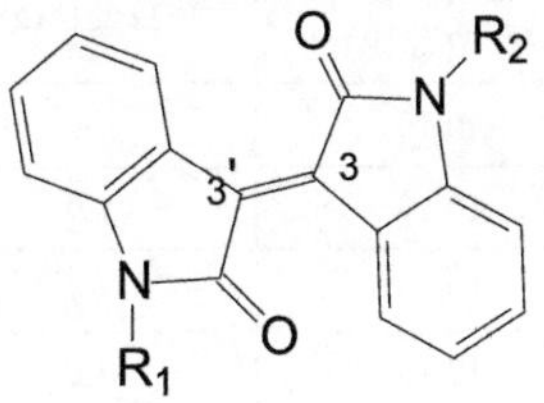

化合物	R_1	R_2	TWI(%)	P 值
23	H	H	−39.4	—
24	CH_3	H	67.0	<0.01
25	C_2H_5	H	48.5	<0.01
26	C_3H_7	H	12.5	—
27	CH_3	CH_3	4.3	—

基于靛玉红的小烷基作单取代有利于活性，靛蓝和异靛蓝的结构修饰也以

$C_1 \sim C_3$ 烷基取代，结果呈现类似于靛玉红的活性趋势，其中 N-甲基异靛蓝（**24**）活性显著强于其他化合物，进而将三种母核的高活性化合物再作活性比较。

高活性化合物的比较

大鼠模型灌胃同等摩尔剂量（0.38 mmol/kg）的 N1′-乙基靛玉红（**5**）、N1′-乙酰靛玉红（**16**）和 N-甲基异靛蓝（**24**），连续给药 12 天，评价对大鼠 Walker 256 癌肉瘤的抑制活性，列于表 10.4 中。同样等摩尔剂量（0.38 mmol/kg）化合灌胃小鼠，连续 9 天，评价对 Lewis 肺癌的活性列于表 10.5 中。

表 10.4　代表性化合物抑制大鼠 Walker 256 癌肉瘤的活性比较

化合物	剂量(mg/kg)/ (mmol/kg)	活动物数 (开始/结束)	体重变化 (g)	平均瘤重 (g)	抑制率* (%)
对照	—	10/10	+22.7	7.4	—
5	110/0.38	10/8	+7.0	1.9	74.3
16	116/0.38	10/10	+19.1	2.6	64.8
24	106/0.38	10/9	+7.6	2.1	71.6
1	100/0.38	10/10	+24.0	3.6	59.4

*$P < 0.01$

表 10.5　代表性化合物抑制小鼠 Lewis 肺癌的活性比较

化合物	剂量(mg/kg)/ (mmol/kg)	活动物数 (开始/结束)	体重变化(g)	平均瘤重(g)	抑制率(%)
对照	—	10/10	−4.9	3.8	—
5	110/0.38	10/10	−1.9	2.5	34.2*
16	116/0.38	10/10	−3.7	2.8	25.3*
24	106/0.38	10/10	−3.6	2.0	47.1*
1	100/0.38	10/8	−3.8	2.8	26.3**

*$P < 0.01$，**$P < 0.1$

综合表 10.4 和 10.5 的化合物对两种动物模型的活性/毒性数据，显示 **24** 的安全有效性是优胜化合物。

甲异靛的批准上市和作用机制

化合物 **24** 被确定为候选物，定名甲异靛（meisoindigo），经系统的临床前研究和三期临床试验，表明甲异靛是口服治疗慢性粒细胞白血病的有效药物，于1992 年经我国药监部门批准上市。

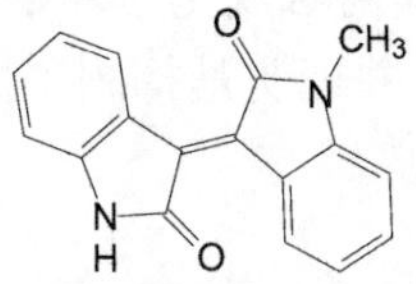

甲异靛（**24**）

作用靶标和结合方式

异靛甲的水溶性较小，难以与靶标形成复合物单晶。Hoessel 等制备了靛玉红-5'-磺酸（**28**，连接磺酸基是为了增加溶解性）与 CDK 复合物单晶衍射分析提示，分子定位于 CDK2 激酶的 ATP 结合位点，主要是通过范德华作用力和三个氢键结合，后者包括 N1'H 与 Glu81 的 C=O、C2'=O 与 Phe82 骨架的 NH，N1H 与 Leu83 的 C=O 形成氢键，如图 10.1 所示[6]。

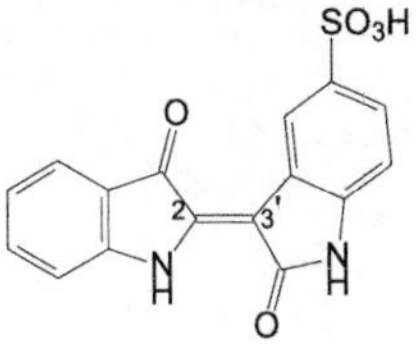

28 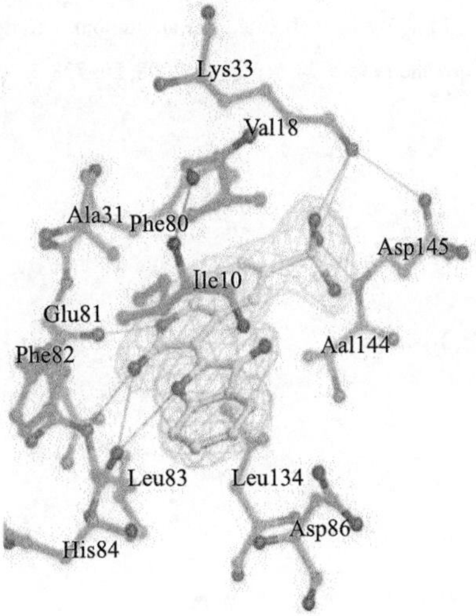　　图 10.1　化合物 **28** 与 CDK2 的结合模式

后　记

甲异靛研制于 20 世纪 80 年代，当时肿瘤细胞/分子生物学尚处开始阶段。21 世纪以来的研究表明，甲异靛可诱导急性髓性白血病（AML）的髓细胞分化和

凋亡，使细胞增殖停止在 G0/G1 期。可下调抗凋亡的 Bcl-2 蛋白表达，而上调前凋亡蛋白 Bak 和 Bax，以及和细胞周期相关的蛋白 p21 和 p27。甲异靛还下调端粒酶逆转录酶的表达，因而可提高常规化疗药物的细胞毒作用[7]。此外还发现甲异靛可抑制人结直肠癌细胞-29，并证明是抑制了糖原合成酶激酶(GSK)-3β 磷酸化的环节[8]。

参 考 文 献

[1]   中国医学科学院分院六室. 当归芦荟丸抗白血病实验研究的初步报告. 中草药, 1984, 15: 534-536.

[2]   陈棣华, 谢晶曦. 中药青黛的化学成分. 中草药, 1984, 15: 6-8.

[3]   中国医学科学院血液学研究所, 分院附属医院, 基础医学研究所. 靛玉红治疗慢性粒细胞白血病的临床与实验研究. 中华内科杂志, 1979, 18: 83-87.

[4]   籍秀娟, 张福荣. 靛玉红类化合物的抗肿瘤作用和构效关系的研究. 药学学报, 1985, 20: 137-139.

[5]   吴克美, 张曼云, 方政, 等. 抗白血病药物靛玉红乙基靛蓝和异靛蓝衍生物的合成. 药学学报, 1985, 20(11): 821-8826.

[6]   Hoessel R, Leclerc S, Eedicott J A, et al. Indirubin, the active constituent of a Chinese antileukaemia medicine, inhibits cyclin-dependant kinases. Nature Cell Biology, 1999, 1: 60-67.

[7]   Lee C C, Lin C P, Lee Y L, et al. meisoindigo is a promising agent with *in vitro* and *in vivo* activity againt human acute myeloid leukemia. Leuk Lymphoma, 2010, 51: 897-905.

[8]   Zou M X, Li Y, Wang H B, et al. The antitumour activity of meisoindigo against human colorectal cancer HT-29 cells *in vitro* and *in vivo*. J Chemother, 2008, 20: 728-733.

11 黄花蒿—青蒿素—蒿甲醚和青蒿琥酯

青蒿素的研究背景

举国体制研究抗疟药物

20 世纪 60 年代美国发动越南战争，当地疟疾肆虐，疟原虫对已有药物产生耐药，使战斗人员锐减。应越南要求，中国提供有效抗疟药物，我国政府决定在全国范围研究新型抗疟药，遂于 1967 年 5 月 23 日成立了研究协作组，简称"523任务"，涵盖 60 个研究单位，500 多位研究人员。由启动研究到临床实验和应用的整个研发过程，统一由"523 任务"调度，并非固定在一个研究单位中[1]。

从中药和民间药寻找药物或先导物

在"523 任务"的诸多研究项目中，有一个课题是"民间防治疟疾有效药物的疗法的重点调查研究"，这个研究小组获得了许多苗头，例如从黄花蒿分离的青蒿素，从陵水暗罗中分离出暗罗素的金属化合物，对常山乙碱的结构改造，以及从番荔枝科植物鹰爪（*Artabotrys uncinatus* L.）分离出有效抗疟单体鹰爪甲素（**1**）[2]，**1** 为含有环状过氧键的倍半萜，为油状液体，未能研发成新药，却为确定青蒿素的结构确提供了重要的结构信息。

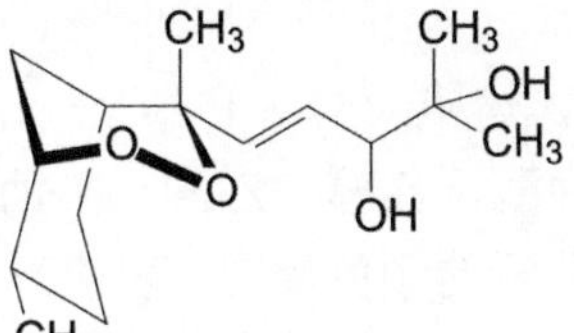

1

青蒿和青蒿素的发现

1969 年中国中医研究院中药研究所加入"中医中药专业组"。组长屠呦呦和组员余亚纲等从中医药古籍中搜集并筛选中草药单方和复方一百多种，余亚纲和顾国明发现青蒿呈现高频率活性（唐宋元明的医籍、本草和民间都曾提及有治疟作用）。通过广泛实验筛选，聚焦到青蒿的乙醇提取物，对疟原虫抑制率达到 60%～80%，虽然活性重复性差，但为后来研究提供了有价值的参考[3]。

屠呦呦从东晋葛洪《肘后备急方》阐述青蒿的用法得到了启发，"青蒿一握，以水二升渍，绞取汁，尽服之"，冷榨服用"绞汁"，悟出可能不宜高温加热的道理，并考虑到有效成分可能在亲脂部分，遂改用乙醚提取，于 1971 年 10 月在去除了酸性成分的中性提取物中，分离得到白色固体，对鼠疟原虫的抑制率达 100%。由绞汁联想到低温提取，但由水浸的冷榨液（通常含有水溶性成分）怎样推论是脂溶性成分，文献中无从考证。不过选择乙醚为萃取剂，无疑是发现青蒿素、开辟青蒿素类药物治疗的关键一步。

用乙醚从黄花蒿分离出的倍半萜化合物除青蒿素（**2**, artemisinin）外，还鉴定了其他成分，有青蒿酸（**3**, arteannuic acid）、青蒿甲素（**4**, arteannuin A）、青蒿乙素（**5**, arteannuin B）、青蒿丙素（**6**, arteannuin C）和紫穗槐烯（**7**, amorphane）等。这些倍半萜除 **3** 是酸性化合物外，都是中性成分，色谱柱分离单体后确证了结构，但没有或只有很弱的抗疟活性[4]。

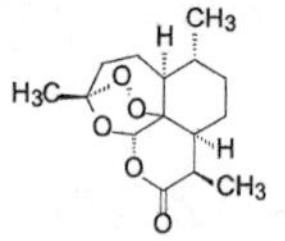

| 2 | 3 | 4 | 5 | 6 | 7 |

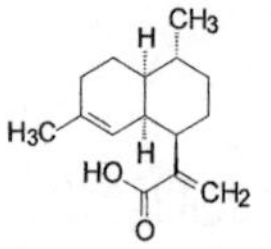

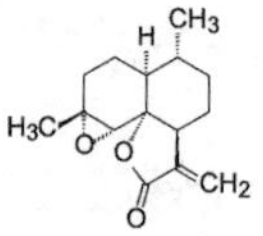

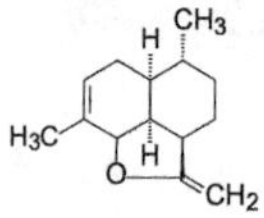

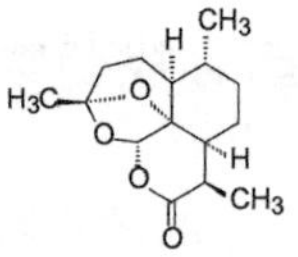

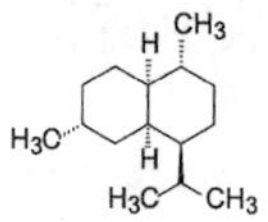

确定青蒿素的化学结构

青蒿素的一般性质

青蒿素为白色针状结晶，熔点 151～153℃，元素分析和质谱表明分子式为 $C_{15}H_{22}O_5$，不溶于水，溶于丙酮、乙醇、乙醚、石油醚和碱性水溶液，NaOH 滴定可消耗 1 摩尔当量。定性分析的颜色反应，表明可氧化 $FeCl_2$ 或 NaI，与三苯膦反应，定量生成等摩尔量的氧化产物，提示青蒿素含有氧化性功能基。

谱学性质

紫外光谱未显示有芳环的共轭体系，红外光谱显示有 δ-内酯型的羰基峰，[13]C 核磁共振谱表明有 15 个 C 原子信号，伯仲叔季碳分别为 3、4、5 和 3 个。其中有一个以羰基存在；另两个季碳峰在低场 79.5 ppm 和 105 ppm，提示氧原子连于其上。在高场处的 5 个叔碳为二重峰。^{1}H 核磁谱在 5.68 ppm 处有单峰，表明具有—O—CH—O—片段。从倍半萜的生源推测含有共用四个氧原子的缩酮、缩醛和内酯结构，但难以归属第五个氧原子。

彼时（1975 年）医科院药物所的 523 组于德泉在会议上报告了抗疟活性成分鹰爪甲素的结构，是含有过氧键的化学成分，这给确定青蒿素结构以巨大启示，结合定性分析的氧化性，联想青蒿素结构中也含有一个过氧键。推测有以下 3 个可能（**2, 8, 9**）。

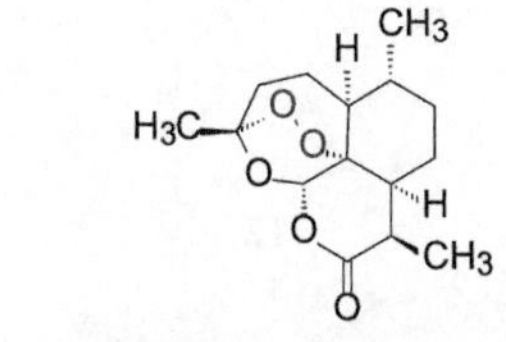

2 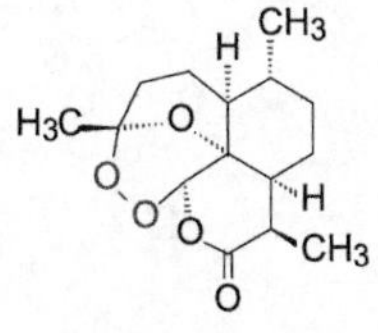 **8** 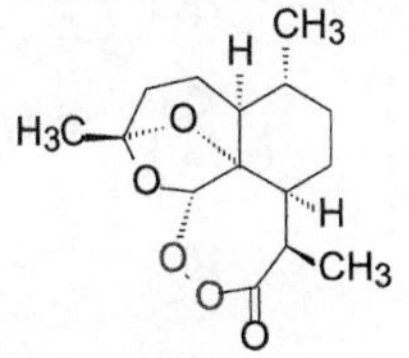 **9**

确定该过氧键所处的位置，是中国科学院生物物理研究所的 523 组经 X 射线晶体衍射分析，进而经旋光色散（ORD）分析，最终确定了青蒿素的化学结构和绝对构型[5-7]。

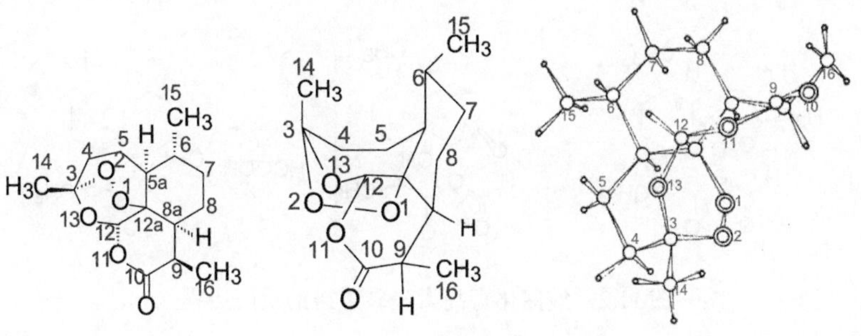

化学反应对青蒿素结构的佐证

青蒿素在 Pd/CaCO$_3$ 催化下氢化，过氧键被还原成醚键，生成的产物称作还原青蒿素，推测反应机理如图 11.1，还原青蒿素的结构与天然存在的青蒿丙素（**6**）结构相同。

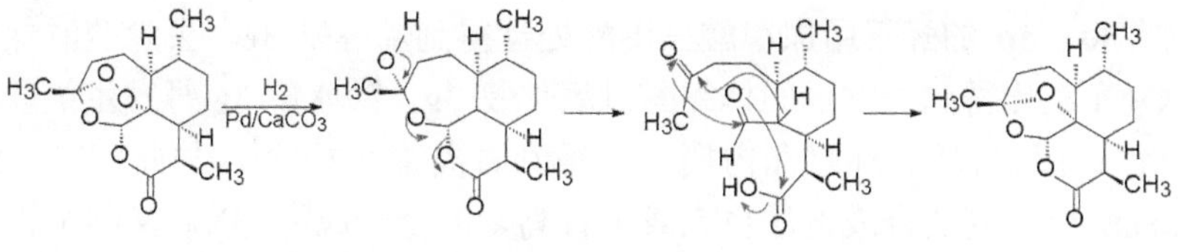

6

图 11.1 还原青蒿素的生成机理

低温下青蒿素与 NaBH₄ 反应，将 C10 的羰基还原成以半缩醛形式存在的羟基化合物（**10**），称作二氢青蒿素。但在 Lewis 酸存在下用 NaBH₄ 处理，C10 羰基彻底还原成亚甲基化合物（**11**）；在乙酸-硫酸作用下，发生失碳和重排，生成化合物 **12**。生成 **12** 的反应历程如图 11.2 所示。

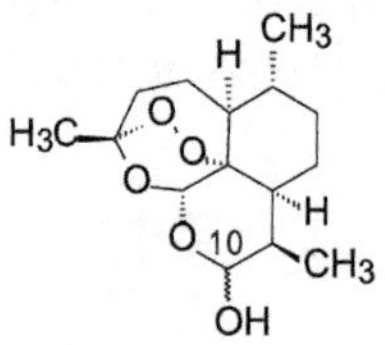

10 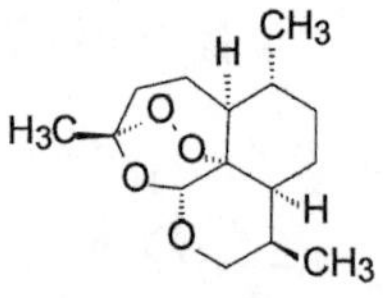   **11** 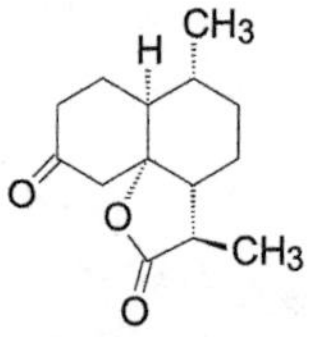   **12**

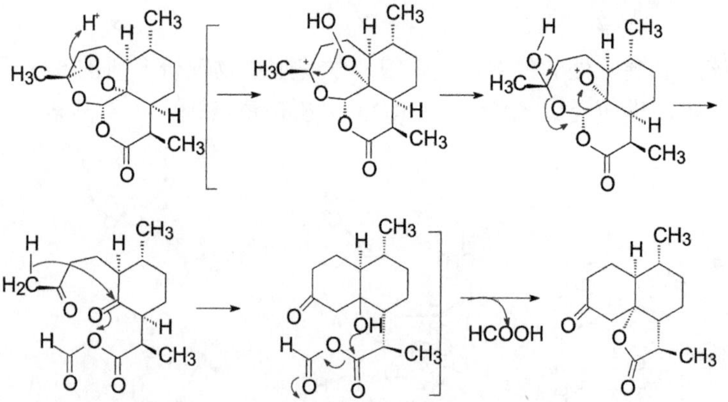

图 11.2   酸催化青蒿素失碳重排的反应历程

青蒿素的全合成：结构的终极确证

我国首先实现青蒿素的全合成是上海有机所许杏祥等由青蒿酸（**2**）为起始物完成的。基于生源原理，**3** 应是青蒿素的生物合成前体，黄花蒿中 **3** 的含量较高也是佐证。图 11.3 是合成路线的简要过程。青蒿酸 **3** 经酯化得 **3a**，硼氢化钠将环外双键还原成 **3b**，臭氧氧化开环，得到单环的醛酮物 **3c**，酮基选择性用丙二硫醇保护，得 **3d**，**3d** 的醛基用原甲酸三甲酯处理得烯醇醚 **3e**，去除硫醚保护基得 **3f**，经 O₂ 光氧化得到关键中间体缩醛过氧化物 **3g**，酸水解 **3g** 时发生级联的关环反应，形成过氧桥环、环醚和内酯环，得到青蒿素（**2**）[8]。与此同时，Schmid 和 Hofheinz 以不同的合成方法也完成了青蒿素的全合成[9]。以后又陆续报道了不同的合成路线和改进方法。青蒿素全合成的成功，是对化学结构的最终确证，也为实现工业化生产开辟了道路。

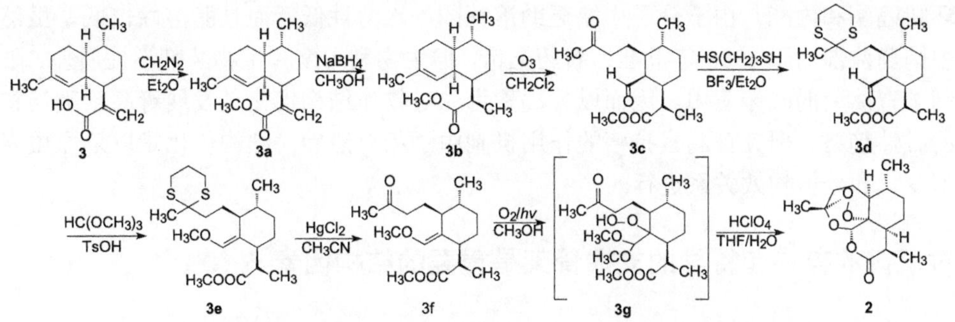

图 11.3 以青蒿酸（**3**）为原料合成青蒿素（**2**）的路线

青蒿素的临床研究：疗效的确定

最初的临床试验

屠呦呦研究组用乙醚提取的中性成分进行了动物安全性实验和健康志愿者试服后，在海南和北京进行了 29 例患者的治疗，虽然治愈率不高，但证实有明确的抗疟作用。中性成分中含有屠呦呦研究组后来提纯的青蒿素（当时称作青蒿素Ⅱ）。这意味着从物质基础到临床作用开创了青蒿素治疗疟疾的道路。

青蒿素的规模制备和临床疗效的确证

在醚提取物和初步疗效的启示下，云南药物研究所罗泽渊等和山东中医药研究所魏振兴等分别用汽油或乙醚提取当地的黄花蒿，得到了高纯度和高收率的青蒿素，因而显著提高了抗疟效价和研究规模。特别是罗泽渊等发明的"溶剂汽油法"，为青蒿素的临床研究提供了物质保障，也为大规模生产奠定了基础。

广州中医学院"523 组"李国桥等在云南开展脑型疟防治研究，并与提供临床用药的罗泽渊合作，进行了青蒿素的抗疟临床研究。他们给患者口服青蒿素（原称黄蒿素），发现恶性疟原虫纤细环状体停止发育并迅速减少的现象，认定青蒿素对恶性疟原虫的速杀作用远超过奎宁和氯喹的疗效。收治的 18 例患者，其中有 1 例脑型恶性疟、2 例黄疸型恶性疟和 11 例非重症恶性疟，4 例间日疟，全部迅速临床治愈，标志着首先临床证实青蒿素治疗恶性疟的疗效及其速效、低毒的特点，这是对青蒿素临床应用价值的重要发现[10]。

以青蒿素为先导物的结构优化

青蒿素为倍半萜，结构中 5 个氧原子交织形成环醚、过氧环醚、环状缩醛、环状缩酮和内酯。由于分子中缺乏助溶基团，水溶性低，而且脂溶性也低。虽然中国药监部门于 1985 年批准为新药上市，但生物利用度和生物药剂学性质差，限制了青蒿素的临床应用。因而以青蒿素为先导物作结构优化是发展青蒿素类药物的必然趋势。研究青蒿素抗疟的作用机制由于相对滞后，结构优化是以疟原虫表型变化和分析构效关系进行的。

过氧键的存在和特异的支撑骨架是重要的结构因素

用化学方法确定青蒿素结构，将过氧键转变成醚键，生成的还原青蒿素 **6**，经活性评价，完全失去了抗疟作用，参考有抗疟活性的鹰爪甲素也含有过氧键，推论过氧键应是必需的药效团；进而筛选了更多的过氧化合物，表明并非含过氧结构的分子都有活性，提示支撑过氧结构的分子骨架是抗疟活性的重要保障。因而青蒿素的优化以保存过氧键和分子骨架为前提，设计合成衍生物。

我国研制的青蒿素类药物：蒿甲醚

在证明结构的化学反应中，用 $NaBH_4$ 还原青蒿素的酯羰基，得到半缩酮化合物二氢青蒿素（**10**），抗疟活性强于青蒿素 1 倍，提示变换内酯基团仍可保持并提高活性。为了进一步提高化合物的抗疟活性和稳定性，李英等从化合物 **10** 出发合成二氢青蒿素的 3 类衍生物：

C10 醚类化合物

二氢青蒿素在 BF_3-乙醚催化下与醇反应生成缩醛醚（**13**），产物为一对差向异构体（$α, β$-异构体），是稳定的化合物，主产物为 $β$ 构型。醚化合物分离成 $α$ 和 $β$ 单体对鼠疟（*Plasmodium. berghei*）抗氯喹原虫株作活性评价，以青蒿素为阳性对照，测定抑制 90%原虫的所需剂量（SD_{90}）。表 11.1 列出了代表性的 C10 含醚基（亦即环缩酮）的化合物活性。

表 11.1 的数据提示，二氢青蒿素（**10**）的活性大约强于青蒿素 1 倍，甲醚化合物（**14**）的活性又强于二氢青蒿素 2 倍。醚基的 R 烷基增大，活性降低；羟乙基醚化合物 **22** 没有活性。$β$ 差向体的活性一般略高于相应的 $α$ 差向体。R 为 CH_3 的化合物 **14** 活性高于其他烷基取代，**13** 称作蒿甲醚。

C10 酯类化合物

二氢青蒿素在吡啶介质中与酸酐、酰氯或氯代甲酸酯反应得到 C10 酯类化合物，生成的羧酸酯多为单一的 α 差向体。与氯代甲酸酯反应得到 C10 碳酸酯也以 α 差向体为主，温度稍高，产生少量 β 体。

表 11.1　C10 醚类化合物的结构及其活性

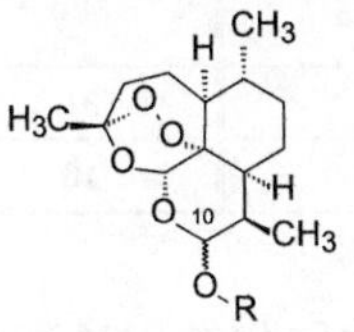

13

化合物	R (C10 构型)	SD$_{90}$(mg/kg)	化合物	R (C10 构型)	SD$_{90}$(mg/kg)
10	H	3.65	**18b**	╱╲OCH$_3$ (β)	4.10
14a	CH$_3$(α)	1.16	**19**	╱Ph (β)	3.42
14b	CH$_3$(β)	1.16	**20a**	◇ (α)	6.40
15	Et(β)	1.95	**20b**	◇ (β)	4.70
16	n-Pr(β)	1.70	**21**	i-Pen(β)	5.60
17	i-Pr(β)	2.24	**22**	╱╲OH (β)	>44
18a	╱╲OCH$_3$ (α)	2.28	**2**	青蒿素	6.20

　　表 11.2 列出了通式 **22** 二氢青蒿素的单酯和碳酸酯化合物及其活性。这些酯类活性一般都较高，并得到如下的活性次序：碳酸酯＞羧酸酯＞醚＞二氢青蒿素＞青蒿素[11, 12]。

表 11.2　二氢青蒿素的单酯和碳酸酯化合物的活性

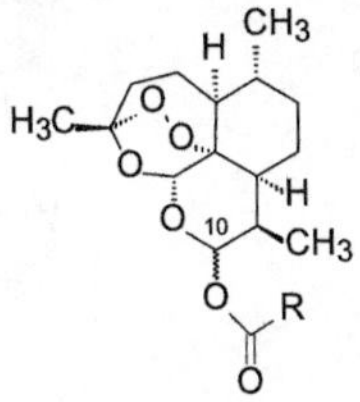

22

化合物	R (C10 构型)	SD$_{90}$(mg/kg)	化合物	R (C10 构型)	SD$_{90}$(mg/kg)
23	CH$_3$(α)	1.20	**25**	n-Pr(α)	0.65
24	Et(α)	0.66	**26**	╱Ph (α)	0.95

续表

化合物	R (C10 构型)	SD_{90}(mg/kg)	化合物	R (C10 构型)	SD_{90}(mg/kg)
27	Ph-CH3(p) (α)	1.73	**30a**	OPr(α)	0.50
28	Ph (α)	0.74	**30b**	OPr(β)	1.32
29a	OEt(α)	0.63	**31**	OPh(α+β)	0.63
29b	OEt(α+β)	0.57	**10**	H	3.65

此外虞佩林等还合成了 **10** 的取代苯甲酸酯化物，除化合物 **32** 的活性强于青蒿素 10 倍外，其余含硝基或卤素的衍生物活性一般[13, 14]。

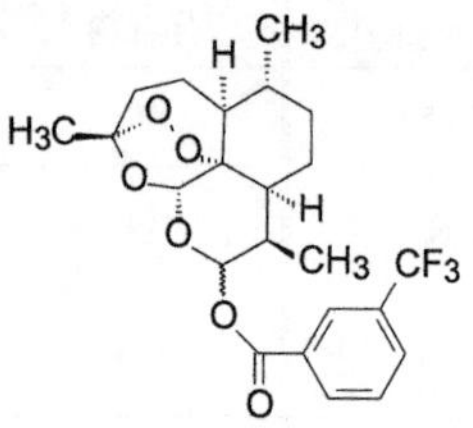

32

双醚类化合物

陈一心等用二元醇连接二氢青蒿素，设计合成了双醚（**33**），目标物的 C10 构型为 α, β-或 β, β-连接。活性评价表明都弱于单甲醚（即蒿甲醚 **14**）[15]。

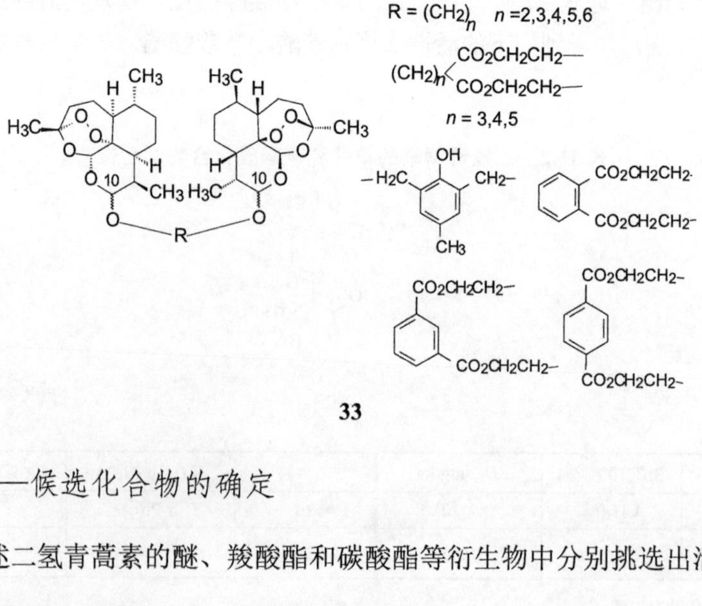

33

蒿甲醚——候选化合物的确定

在上述二氢青蒿素的醚、羧酸酯和碳酸酯等衍生物中分别挑选出活性较高的

14（β 差向体）、**25**（α 差向体）和 **29**（α 差向体）等三个化合物对伯氏疟原虫感染小鼠的治疗实验作进一步评价，表 11.3 列出了它们与青蒿素和二氢青蒿素的活性数据。

表 11.3 优选的化合物抗疟作用的比较

化合物	$SD_{50}{}^a$(mg/kg)	$SD_{90}{}^b$(mg/kg)	$CD_{50}{}^c$(mg/kg)	$CD_{100}{}^d$(mg/kg)
14（蒿甲醚）	0.60	1.00	1.22	1.80
25（丙酸酯）	—	0.50	0.47	0.82
29（碳酸乙酯）	0.32	0.66	0.76	0.91
2（青蒿素）	—	6.2		25
10（二氢青蒿素）	—	3.7	—	—

a 抑制 50% 疟原虫所需的剂量；
b 抑制 90% 疟原虫所需的剂量；
c 小鼠每日给药，5 天后 50% 疟原虫转阴的最低剂量；
d 小鼠每日给药，5 天后全部疟原虫转阴的最低剂量

表 11.3 提示这三种化合物对感染小鼠都有良好的治疗作用。进而评价对疟原虫感染食蟹猴的疗效，以及对小鼠、大鼠、家兔、犬和猴的安全性试验，结合化合物的物化性质，确定蒿甲醚（artemether）为候选化合物，进入系统的临床前研究[16]。1978 年开始临床研究，并于 1987 年蒿甲醚以油针剂在我国批准为新药上市。

青蒿琥酯

为了提高青蒿素的水溶性，便于注射用药，桂林制药厂刘旭以二氢青蒿素为原料合成了二羧酸单酯、磺酸酯和醚类衍生物，其中琥珀酸单酯（代号 804）抗疟作用显著，经红外、核磁、质谱和 X 射线单晶衍射确定了结构，其钠盐可溶于水，适于注射给药[17, 18]。

临床前研究表明，青蒿琥酯（**34**, artesunate）有强效抗疟作用，对于抗氯喹的鼠疟原虫有杀灭作用，青蒿琥酯钠对小鼠的 LD_{50} 为 1003 mg/kg，家兔和犬静脉注射的亚急性毒性试验，对体重、食欲、血象、肝肾功能和心脑电图未显示明显影响。其钠盐（静脉滴注前用碳酸氢钠溶液溶解）进入血循环后立即转化为二氢青蒿素。大鼠体内的血中半衰期为 15.6 min。犬的血浆半衰期 10～45 min。人体口服与静注青蒿琥酯后，消除半衰期分别为 41 min 与 34 min。绝对生物利用度为 40%。经临床研究，证明对间日疟、恶性疟、脑型疟构都有治疗效果。于 1987 年获得国家批准为新药上市[19]。

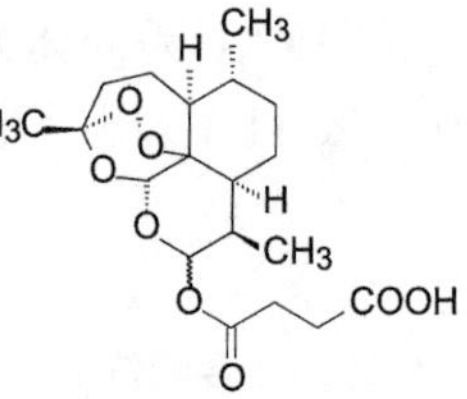

34

发挥速效强效弥补短效的药物组合——复方制剂

蒿甲醚和青蒿琥酯虽然高效和快速抑制多种疟原虫感染，但在血浆中被迅速清除，半衰期很短，以致患者体内的疟原虫不能完全清除而复燃。为解决短效之虞，蒿甲醚或青蒿琥酯常其他长效的抗疟药合用，即所谓的基于青蒿素固定剂量的组合疗法（ACT）。代表性的固定配伍制剂有：

（1）复方蒿甲醚片，是蒿甲醚（**14**）与本芴醇（**35,** lumefatrine）的固定制剂。本芴醇是我国学者邓蓉仙等发明的抗疟药，有长效的特点[20]。1984 年由邓蓉仙、宁殿玺等研制组建的复方蒿甲醚片每片含蒿甲醚 20 mg，本芴醇 120 mg[21]。经临床研究于 1992 年批准生产，英文商品名 Coartem，每日服用 1 次，2002 年 WHO 将 Coartem 列入第 12 版"基本药品目录"。2009 年 FDA 批准在美国上市。

（2）青蒿琥酯（**34**）与阿莫地喹（**36,** amodiaquine）的固定制剂，称作青蒿琥酯阿莫地喹片，每片含青蒿琥酯 100 mg，阿莫地喹 270 mg，商品名 Coarsucum，每日两次，于 2007 年上市。

（3）二氢青蒿素（**10**）与哌喹（**37,** piperaquine）的固定制剂，含二氢青蒿素和哌喹分别为 20 mg 和 160 mg，或 40 mg 和 320 mg 两种规格，商品名 Eurartesim。

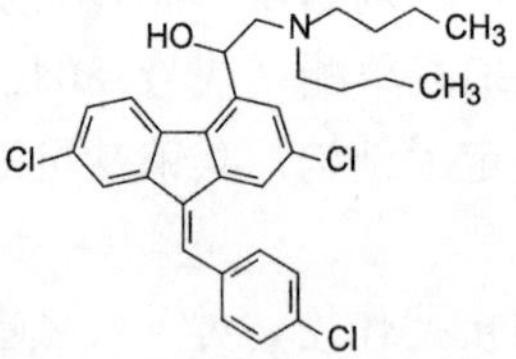

35 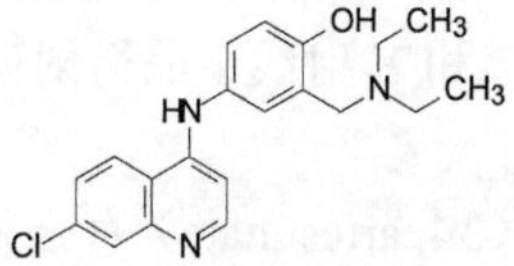　　　　　　　**36** 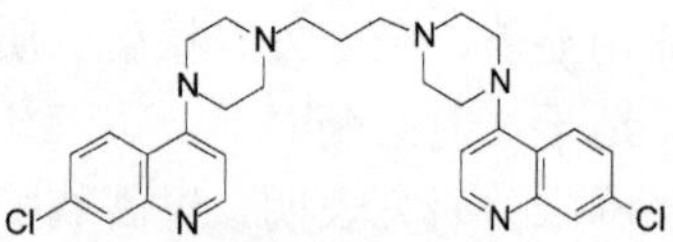　　　　　　　**37**

青蒿素类药物的作用机制

青蒿素类药物的抗疟作用，在细胞水平上是通过影响疟原虫的膜结构和线粒体、核膜和内质网等，导致细胞器肿胀和排列紊乱，阻断疟原虫摄取营养而造成氨基酸饥饿，同时迅速形成自噬泡并不断排出体外，导致疟原虫损失胞浆而死亡。

从化学和生化机制分析，是通过血红蛋白的 Fe^{2+} 介导，发生过氧键的裂解，产生自由基而起作用。原虫裂殖子进入红细胞后，小滋养体的血红蛋白酶催化血红蛋白释放出血红素和 Fe^{2+}，青蒿素在 Fe^{2+} 催化下过氧键裂解，生成氧和碳自由基，这些活性中间体抑制了消化液泡的生物膜和半胱氨酸蛋白酶。图 11.4 是青蒿素（及其相关药物）在铁离子催化下经自由基两种途径的反应历程，生成方框标示的产物[21]。

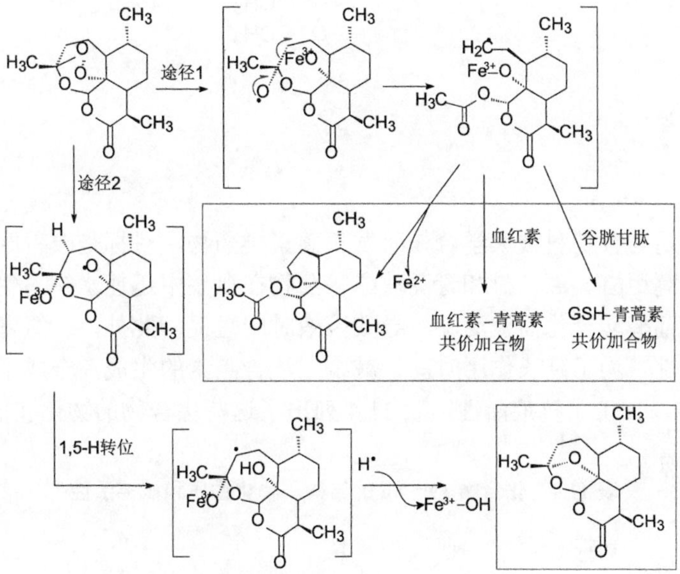

图 11.4 青蒿素（类药物）作用的生化机理

另有报道青蒿素的作用靶标是抑制疟原虫钙 ATP 蛋白 6（PfATP6），PfATP6 是肌浆网钙泵（SERCA）类型的酶蛋白，它通过消耗 ATP 来调节疟原虫胞浆内钙离子浓度，保持钙水平的稳态。青蒿素类药物抑制 PfATP6，从而引发疟原虫胞浆内钙离子浓度上升，起到杀灭疟原虫作用。研究表明疟原虫通过 PfATP6 基因突变而出现青蒿素耐药现象提供了机制的佐证[22]。

其他青蒿素类抗疟药物的研究

蒿乙醚

蒿乙醚（**38**, artemotil, 又称 arteether），是二氢青蒿素 C10-β-乙醚，由荷兰 Brocacef 公司研发，于 2000 年上市[23]。蒿乙醚以麻油制剂用于肌肉注射，治疗恶性疟原虫感染。给药后 3～12 小时达到血浆峰浓度，血浆半衰期为 1～2 天，在肝脏经 CYP3A4 氧化脱乙基成二氢青蒿素。二氢青蒿素经葡醛酸苷化，经胆汁排出。蒿乙醚作为跟进性药物，其疗效不劣于蒿甲醚。

38

青蒿酮

拜耳公司与香港科技大学合作研发青蒿素类药物，目标是改善既有药物的药代动力学。蒿甲醚、蒿乙醚和青蒿琥酯等药物在血浆中迅速水解，生成二氢青蒿素，后者经葡醛酸苷化而被清除，导致药效时间短促。此外，二氢青蒿素还有一定的神经毒性。为了延长作用时间，减少二氢青蒿素的生成，合成了代表性的化合物 **39～46**，评价了抗疟活性，表 11.4 列出了这些化合物的物化和抗疟活性[24]。

表 11.4 化合物 39～46 的结构、物化性质和抗疟活性 [a]

39　**40**　**41**　**42**　**43**　**44**　**45**　**46**

化合物	溶解度 (mg/L)	log P 正辛醇/缓冲液 pH 7.4	_P. berghei_ ED_{90} (mg/kg)		_P. berghei_ 青蒿琥酯指数 [b]		_P. yoelii_ ED_{90} (mg/kg)		_P. yoelii_ 青蒿琥酯指数
			皮下	经口	皮下	经口	皮下	经口	皮下
青蒿琥酯	565	2.77	7.2	7.1	1.0	1.0	22.0	—	1.0
39	8	5.62	0.8	3.5	9.0	2.0	0.85	3.0	25.9
40	< 2	4.78	0.6	2.8	12	2.5	0.52	2.0	42.3
41	89	2.49	1.5	3.1	4.8	2.3	3.9	5.0	5.6
42	< 1	5.59	1.16	5.0	6.2	1.4	1.08	—	20.4
43	< 1	6.15	3.8	4.6	1.9	1.7	3.0	—	7.3

续表

化合物	溶解度 (mg/L)	log P 正辛醇/缓冲液 pH 7.4	P. berghei ED$_{90}$ (mg/kg)		P. berghei 青蒿琥酯指数[b]		P. yoelii ED$_{90}$ (mg/kg)		P. yoelii 青蒿琥酯指数
			皮下	经口	皮下	经口	皮下	经口	皮下
青蒿琥酯[c]	同前	同前	4.6	9.3	1.0	1.0	42.0	—	1.0
44	28.4	3.05	0.18	1.3	25.6	7.15	1.25	1.84	33.6
45	< 2	4.97	0.51	1.9	9.0	4.9	0.61	2.0	81.0
青蒿琥酯[c]	同前	同前	12.0		1.0		50.0		1.0
46	1251	2.63	9.0		1.3		10.0		5.0
青蒿素	63	2.94	—	—	—	—	—	—	—
蒿甲醚	117	3.98	—	—	—	—	—	—	—

a P. berghei 和 P. yoelii 感染小鼠后当天皮下注射或灌胃给药，第 4 天测定外周血中的原虫计数，计算 ED$_{90}$；

b ED$_{90}$(青蒿琥酯)/ED$_{90}$(受试化合物)，数值越高表示活性越强；

c 对照药青蒿琥酯的活性在不同的实验中有变异

41

表 11.4 数据提示化合物 **39, 40, 42, 44** 和 **45** 的活性很强，但体外培养显示有神经毒性，而且溶解性较差，**42** 和 **43** 还引起小鼠不协调步态（神经毒性）。而 **41** 有良好的物化和药理性质，进而大动物实验证实其安全和有效，命名为青蒿酮（artemisone）进入临床研究，但未见进展的报道。

结　　语

青蒿素的发现和相关药物的发明，开创了治疗疟疾的崭新领域，我国科学家发明的青蒿素类的单药和复方制剂，成为国际上治疗恶性疟的标准药物，已拯救了数以百万计患者的生命。青蒿素的发现者屠呦呦因此获得了 2015 年诺贝尔医学或生理学奖。

青蒿素类药物的世界性认可和巨大成功，是当年全国"523 项目"组织了近千名化学、生药学、药物化学、药理学、毒理学、药剂学、临床医学、工艺研究和工业部门等科学技术人员的劳动成果，也与负责 523 任务的组织和行政管理的辛勤工作分不开的。研发过程是在"文革"的特定环境、物力和技术装备极其匮乏的条件下完成，则更显得不易。这种特殊的组织和实施模式在当今未必有示范和再现性，而且在知识产权的保护和市场销售的份额上也留下了诸多遗憾，但无论如何这个对人类有重大贡献的研发历程，应当有个客观的科学评述。限于公开的原始资料不足，本文只是从药物化学的视角简要地叙述了青蒿素类药物的发现发明过程。所幸当年的主要贡献者分别撰写的著作，再现了当时的全息过程与场景，读者可以深入研究。重要的专著有：

（1）屠呦呦编著. 青蒿和青蒿素类药物. 化学工业出版社，2006 年，北京；

（2）张剑方著. 迟到的报告——五二三项目与青蒿素研发纪实.羊城晚报出版社，2006 年，广州；

（3）刘旭主编. 青蒿琥酯的研究与开发. 漓江出版社，2010 年，桂林；

（4）李国桥，李英，李泽琳，曾美怡等编著. 青蒿素类抗疟药. 科学出版社，2015 年，北京。

具有特定结构骨架的青蒿素类药物，尚有巨大的研究空间：其作用靶标和抗疟机制有待深入揭示；改善药代和寻找针对耐受青蒿素原虫的新一代药物尚须继续努力。此外青蒿素的杂泛性作用也为研制其他治疗领域的药物提供了线索[25-27]。

参 考 文 献

[1] 张文虎. 创新中的社会关系: 围绕青蒿素的几个争论. 自然辩证法通讯. 2009, 31(6): 32-39.

[2] 梁晓天, 于德泉, 吴伟良, 等. 鹰爪甲素的化学结构. 化学学报, 1979, 37: 215-230.

[3] 李国桥, 等. 青蒿素类抗疟药. 北京: 科学出版社, 2015.

[4] 屠呦呦, 倪慕云, 钟裕容, 等. 中药青蒿化学成分的研究. 药学学报, 1981, 16: 366-370.

[5] 中科院生物物理所抗疟药青蒿素协作组. 青蒿素晶体结构及其绝对构型, 中国科学, 1979(11): 1114-1128.

[6] 刘静明, 倪慕云, 樊菊芬, 等. 青蒿素(Arteannuin)的结构和反应. 化学学报, 1979, 37: 129-142.

[7] 青蒿素结构研究协作组. 一种新型的倍半萜内酯——青蒿素. 科学通报, 1977, 22: 142.

[8] Xu X X, Zhu J, Huang D Z, et al. Studies on structure and syntheses of artennuin and related compound. 10. The stereocotrolled synthesis of artennuin and deoxy artennuin from arteneuic acid. Acta Chim Sinica, 1983, 41: 574-576.

[9] Schmid G, Holheinz W. Total synthesis of Quinghaosu. J Am Chem Soc, 1983, 105: 624-625.

[10] 张剑方. 迟到的报告——五二三项目与青蒿素研发纪实. 广州: 羊城晚报出版社, 2006.

[11] 李英, 虞佩林, 陈一心, 等. 青蒿素类似物的研究.I. 还原青蒿素醚类、羧酸酯类和碳酸酯类衍生物的合成, 药学学报, 1981, 16(6): 429-439.

[12] 顾浩明, 吕宝芬, 瞿志祥. 青蒿素衍生物对伯氏疟原虫抗氯喹株的抗疟活性. 中国药理学报, 1980, 1(1): 48-50.

[13] 虞佩林, 陈一心, 李英, 等. 青蒿素类似物的研究. IV. 含卤素、氮、硫等杂原子的青蒿素衍生物的合成. 药学学报, 1985, 20: 357-365.

[14] China Cooperative Research Group on Qinghaosu And Its Derivatives as Antimalarials. The chemistry and synthesis of Qinghaosu derivatives. J Traditional Chinese Medicine (Eng edition), 1982, 2: 9-16.

[15] 陈一心, 虞佩林, 李英, 等. 青蒿素类似物浓度研究. VII. 双(二氢青蒿素)醚和双(二氢脱氧青蒿素)醚类化合物的合成. 药学学报, 1985, 20: 270-273.

[16] 顾浩明, 刘明章, 吕宝芬, 等. 蒿甲醚在动物的抗疟作用和毒性. 中国药理学报, 1981, 2(2): 138-144.

[17] 刘旭. 青蒿素衍生物的研究. 药学通报, 1980, 15: 39.

[18] 濮金龙, 陈荣光, 蔡金玲. 青蒿素衍生物的结构测定. 广西药学会第二届年会学术讨论资料, P82, 1979 年 10 月, 转引自"青蒿琥酯的研究与开发. 刘旭主编" 51-53 页, 漓江出版社, 2010 年, 桂林.

[19] 杨启超, 甘俊, 李培青, 等. 青蒿素衍生物——青蒿酯的抗疟活性与毒性. 广西药学院学报, 1981(4): 1-6, 转引自"青蒿琥酯的研究与开发. 刘旭主编" 56-63 页, 漓江出版社, 2010 年, 桂林.

[20] 邓蓉仙, 余礼碧, 张洪北, 等. 抗疟药的研究 α-(烷氨基甲基)-卤代-4-芴甲醇类化合物的合成. 药学学报, 1981, 16(12): 920-924.

[21] Robert A, Dechy-Cabaret O, Cazelles J, et al. From mechanistic studies on artemisinin derivatives to new modular antimalarial drugs. Acc Chem Res, 2002, 35: 167-174.

[22] Dondorp A M, Yeung S, White L, et al. Artemisinin resistance: Current ststus and scenarios for containment. Nat Rev Microbiol, 2010, 8: 272-280.

[23] Brossi A, Venugopalan B, Dominguez Gerpe L, et al. Arteether a new anti-malarial drug. synthesis and anti-malarial properties. J Med Chem, 1988; 31: 645-650.

[24] Haynes R K, Fugmann B, Stetter J, et al. Artemisone—A high active antimalarial drug of the artemisinin class. Angew Chem Int Ed, 2006, 45: 2082-2088.

[25] Crespo-Ortiz M P, Wei M Q. Antitumor activity of artemisinin and its derivatives: From a well-known antimalarial agent to a potential anticancer drug. J Biomed and Biotech, 2012: Article ID 247597.

[26] Wang J X, Tang W, Zuo J P. The anti-inflammatory and imunosuppressive activity of artemisinin derivatives. International J of Pharmaceutical Research, 2007, 4: 336-340.

[27] Li H J, Wang W, Liang Y S. Advances in research of dihydroartemisinin against parasitic diseases. Chin J Schisto Control, 2011, 23; 460-464.

12 短叶红豆杉—紫杉醇—多西他赛—卡巴他赛

概　　述

美国国立癌症研究所（NCI）癌症治疗部（DCT）自 1975 年起采用一种新的预见性筛选程序, 在用表型评价植物提取物活性的大型项目中, 成功地发现了紫杉醇。紫杉醇是从红豆杉属（*Taxus*）植物中分离出的一种结构复杂的天然产物, 也是最早以促进微管蛋白聚合和稳定已聚合微管的抗肿瘤药物。同位素示踪表明, 紫杉醇促进微管蛋白聚合且与微管结合使其稳定化, 导致细胞内微管的聚集, 因此干扰细胞的各种功能, 尤其使细胞分裂停止在有丝分裂期, 阻断细胞的正常分裂, 这是紫杉醇抗癌活性之所在。

发现历史

1963 年美国化学家瓦尼（M. Wani）和沃尔（M. Wall）首次从美国西部森林中称作短叶红豆杉（*Taxus brevifolia*）树皮和木质部中得到了紫杉醇粗提物。在筛选实验中发现该粗提物对离体培养的鼠肿瘤细胞有很高抑制活性, 从而着手分离单体活性成分, 由于活性成分在植物中含量很低, 直到 1971 年, 他们同杜克大学的化学教授 McPhail 合作, 通过 X 射线分析确定了活性最强成分紫杉醇（**1**, paclitaxel）的化学结构, 是一种含氮的四环二萜化合物[1]。与此同时, 还鉴定了其他四环二萜化合物, 多是相同结构骨架而在不同位置有取代基的化合物, 例如 C_{13} 去酰化物巴卡亭Ⅲ（**2**, baccatin Ⅲ）和 10-去乙酰基巴卡亭Ⅲ（**3**, 10-deacetylbaccatin Ⅲ）, 它们是紫杉醇生物合成的前体, 也可能是萃取过程中的水

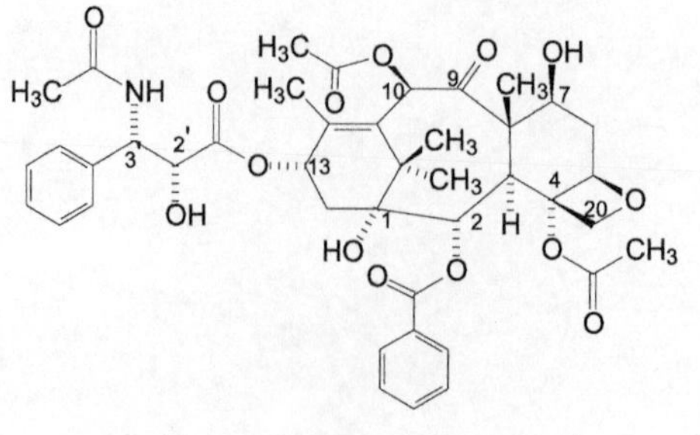

1 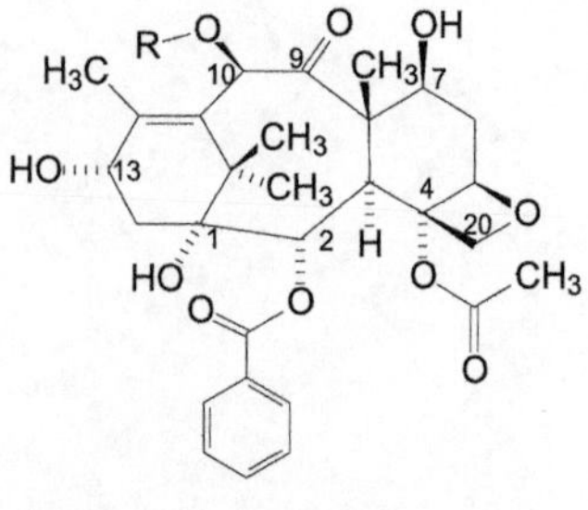　　　　　　　　　　**2**：R = CH₃CO； **3**：R = H

解产物，或二者皆有。紫杉醇含量极低，**2** 和 **3** 的含量较高，后者成为半合成的主要原料。**2** 和 **3** 也是研究紫杉醇类的化学和结构改造的重要化合物。

紫杉醇的化学

紫杉烷是四环二萜为骨架的天然活性产物，稠合为 6/8/6/4 元环（自左到右 A/B/C/D）。骨架上含有四个酯基。在温和碱性条件下 C_{13} 的酯链水解掉成 **2**，或同时水解 C_{10} 的乙酰基成 **3**，提示 C_{13} 和 C_{10} 的酯键容易水解[2]。

化合物 **3** 的 7-*O*-三乙硅醚化合物（**4**）作碱性水解，相继发生 4-去乙酰基和 2-去苯甲酰基化合物，进而生成 2,4-二醇（**5**），在此条件下 **5** 发生重排反应，生成含有四氢呋喃片段的化合物 **6**。分子模拟显示，C_2 的羟基距离环氧丙烷的亚甲基很近，C_2 的羟基作分子内亲核进攻重排成 **6**。

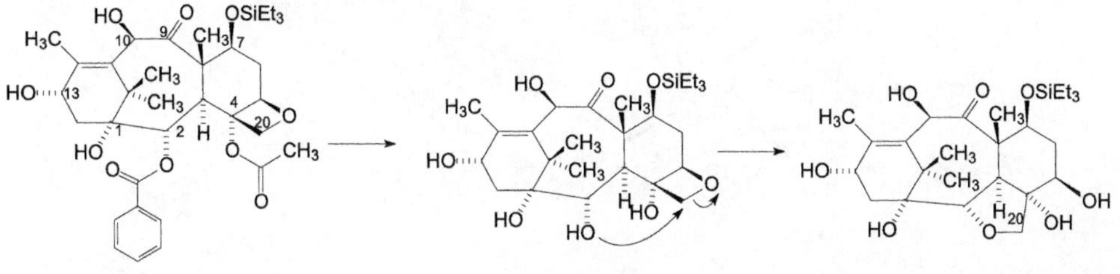

7 位的 *β*-羟基在 9 位羰基的互动下，容易通过发生逆羟醛缩合，异构化为 *α*-羟基。7 位异构化的紫杉醇活性略有降低。

C_{13} 的羟基难以发生酰化反应，分子模拟和 NMR 表明，C_4 的乙酰氧基对 C_{13} 羟基构成空间位阻，导致难以发生亲核进攻。

紫杉醇的作用机制

人体的细胞中存在多聚微管，构成细胞的骨架结构。微管是由 α 微管蛋白和 β 微管蛋白形成的异二聚体。经自组装成多聚微管。微管和二聚微管蛋白体之间存在动态平衡，正常状态下的这种互动调节细胞多种功能，其中包括细胞的增殖和凋亡。紫杉醇诱导微管蛋白聚合，促进微管的装配和稳定化，从而破坏了上述的动态平衡。微管与紫杉醇结合后，形态发生改变，所形成微管束不与染色体连接，导致细胞不能形成纺锤体和纺锤丝，阻止染色体向细胞两极移动，使细胞的有丝分裂停滞在 G2 期，从而抑制细胞分裂和增殖，这与秋水仙碱和长春碱药物的作用机制正好相反。

构 效 关 系

骨架的必要性

　　紫杉烷的结构骨架从左到右稠合的 A/B/C/D 环是抗癌活性所必需的结构，该骨架支撑的侧链和基团在空间的取向和展示，是呈现活性所必需，稠合环打开任何一个环节都会降低或失去活性。

　　将 A 环缩小为五元环（**7**），虽然保持与微管的结合能力，与紫杉醇相当，但细胞毒性显著减弱[3, 4]。将 A 环剖裂为通式 **8** 的化合物，抗癌活性取决于原 13 位侧链的性质，用酯基相连的仍有一定的活性，而用酰胺连接则失去活性[5, 6]。

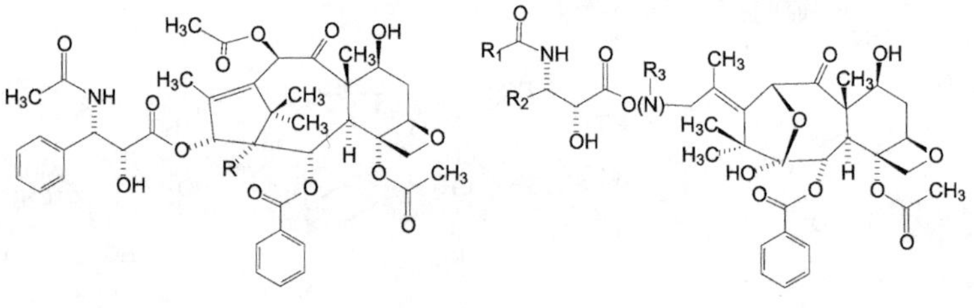

7　　　　　　　　　　**8**

　　B 环是紫杉醇骨架的主要支撑片段，环上连接有多个取代基，因而未见有缩/扩/裂 B 环的报道。

　　C 环缩小为五元环例如式 **9** 的化合物活性显著下降，推测是原来 7 位的羟基改变了空间位置，降低了与微管结合的能力[7]。剖裂 C 环成化合物 **10**，活性减弱，此时在原 13 位的侧链作不同的修饰有可能提高活性[8]。

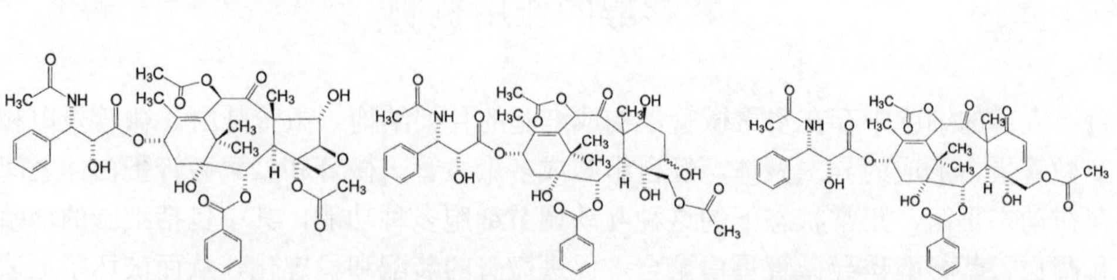

9　　　　　　　　**10**　　　　　　　　**11**

　　D 环为氧杂环丁烷，是呈现活性的必需药效团，紫杉醇经 Lewis 酸处理重排成 **10** 或氧化重排为 **11** 都失去活性，所以 D 环不可缺少[9, 10]。

环上各位置的变化

C1 上的羟基还原成 H，活性显著下降，提示该处的羟基不能变动[11]。

C2 连接的苯甲酰氧基是必需片段，水解出羟基或异构化为表-苯甲酰氧基或迁移到 C1 位都失去活性[12]。苯环上引入取代基对活性的影响与所处位置有关，间位取代基有利于促微管聚合和提高细胞毒活性，而对位取代降低活性，提示苯环对位所据的空间狭小，不容有基团存在[13]。将苯环换成环己基也使活性降低，提示苯甲酰氧基的芳香平面性和疏水性的空间取向对活性有重要影响[14]。

C4 位的乙酰氧基也是非常重要的药效片段，用氢原子、乙酰基或苯甲酰基置换，降低或失去活性[15]。

C7 位羟基的修饰或有无对活性的影响不大，例如羟基差向异构化、烷基化、酰化或还原成氢仍能保留与紫杉醇相似的细胞毒性。所以，为了提高水溶性，可在 C7 的羟基上引入助溶性基团。

C10 的乙酰氧基并非必要的药效团，去乙酰基或去乙酰氧基，仍然保持活性[16]。

C13 连接的侧链上功能基很多，包括两个疏水性苯基，氢键给体和接受体，两个手性中心，是呈现活性的重要组成部分。幸而 C13 的侧链是酯基相连，合成比较容易，有利于考察构效关系。构效关系概括如下：

（1）将 C13 相连的氧原子换成氮，即以酰胺连接的侧链，活性基本消失[17]，因而旨在用酰胺替换酯键以提高化合物的稳定性的目标难以实现。

（2）为了简化侧链的结构，合成的乙酸、3-苯丙酸、巴豆酸、乳酸、苯基乳酸、N-苯甲酰-异丝氨酸等作为侧链的类似物，结果表明与微管的结合和细胞毒活性都显著减弱。

（3）苯基丙酸为侧链的化合物促微管聚合的活性（ID_{50}）低于紫杉醇 16 倍，苯基乳酸低 3.5 倍，提示 2'-羟基的存在是非常必要的。紫杉醇的 2'-羟基酰化物使结合微管作用降低，但体内细胞毒和抗癌活性变化不大，是因为体内的酯酶催化水解生成紫杉醇的缘故。这为制备紫杉醇可溶性前药提供了修饰位点[18]。

（4）3'-苯基也是必要的药效片段，苯基被氢或甲基置换，活性显著降低[19]。3'-氨基的酰基也是必要的，但可以修饰变换，苯环可以用烷基替代，以 3～6 个碳原子为宜[20, 21]。

（5）C2'-R 和 C3'-S 的构型对于同微观蛋白结合和细胞毒活性是重要的，改变构型使活性减弱[22]。图 12.1 简要总结了上述的构效关系。

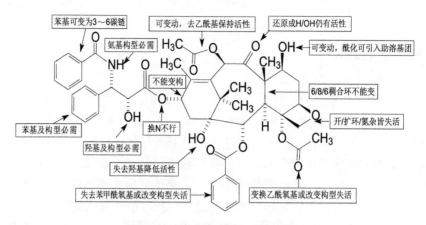

图 12.1 紫杉醇构效关系示意图

紫杉醇的结合模式

紫杉醇 C13 侧链的构象

最早测定紫杉醇与 α, β-微管蛋白的晶体结构是用 Zn^{2+} 诱导的复合物用电子晶体学（EC, 3.7 Å）方法完成的，虽然显示了紫杉醇在蛋白中的定位与取向，但未能提示清晰的微观结合特征[23]。后来用多西他赛（紫杉醇的类似物）与微管蛋白的复合物结构经电子晶体学测定，揭示了结合特征[24]，由于多西他赛与紫杉醇的结构相似，故以此作为模板，将紫杉醇分子对接到微管蛋白的结合部位，研究紫杉醇的结合构象和模式。

这里须对紫杉醇单体的三维结构加以讨论。紫杉醇分子是由多种低能量构象群组成，究竟是以怎样的构象与微管蛋白结合，人们曾做过多方面的探讨。最早提出的优势构象是所谓的疏水折拢式（hydrophobic collapse）构象，即 C2 的苯甲酰氧基与 C13 链上的苯甲酰氨基发生 π-π 疏水折拢作用。两个苯环中心距离为4.7 Å [图 12.2（a）][25]。后来有人基于固态下紫杉醇结构提出了 C2 的苯甲酰氧基与 C3′的苯甲酰胺基呈并列，以所谓"极性构象"而存在 [图 12.2（b）]，苯环间距离为 11.6 Å，各自独立存在[26]。疏水折拢和极性构象是两个完全不同的极端。另一种结合构象是 C2 的苯甲酰氧基与 C3′连接的两个苯基处于相同的距离，分别为 9.4 Å 和 10.0 Å [图 12.2（c）]，后来表明，这种低能构象接近于紫杉醇与微管蛋白结合的构象。

分子对接提示，微管蛋白的 His-229 处于 C2-苯甲酰氧基与 C3′-苯基之间，避免了苯环之间的疏水折拢，苯环各自独立地参与同蛋白的疏水片段结合。

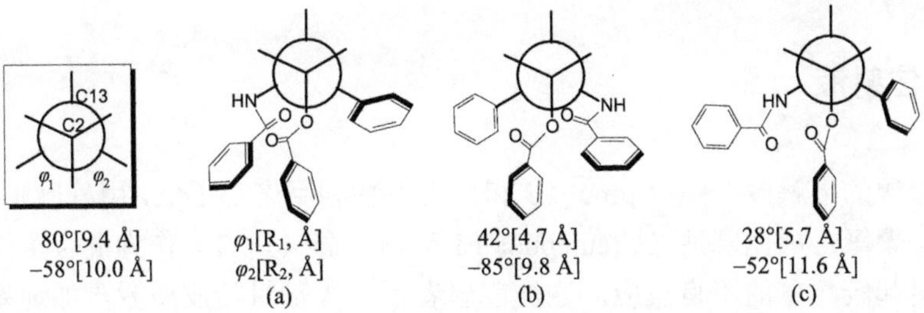

80°[9.4 Å]
−58°[10.0 Å]

$\varphi_1[R_1, Å]$
$\varphi_2[R_2, Å]$
(a)

42°[4.7 Å]
−85°[9.8 Å]
(b)

28°[5.7 Å]
−52°[11.6 Å]
(c)

图 12.2 C13 侧链上 O—C2—C3′-N(Bz)和 O—C2—C3′—C(Ph)的扭角(φ_1, φ_2)

以 Newman 投影表示 C13 链的构象配置。图中前面的碳原子为 C2，后面的圆圈是没有直接相连的 C3′。R_1 和 R_2 是构成夹角的苯环质心之间的距离

(a)紫杉醇在氯仿溶液中 NMR 测定的构象；(b)固态紫杉醇的构象；(c)紫杉醇与 β 微管蛋白复合物的构象

紫杉醇与微管蛋白的结合特征

紫杉醇结合在 β 微管蛋白的深部疏水裂隙，后者由多个二级结构单元构成：其中螺旋 H1、H6 和 H7 以及连接 H6 与 H7 间的环套与 C13 侧链的 2′-苯甲酰氧基、3′-苯基和 3′-苯甲酰氨基发生疏水性结合，3′-苯基还同 B8 与 B10 的折叠链作疏水结合。2′-OH 与连接 B9-B10 的环套上 NH 发生氢键结合。C4 的乙酰氧基处于由 10 个氨基酸残基构成的疏水槽中；C8 的甲基与 C 端的 M-环套上的 Thr276 和 Gln281 残基发生范德华力结合，Thr276 还与 O21 有静电相互作用；C12 甲基与 Leu371 相结合。所以由疏水性的稠合环所支撑的基团或片段具有相当高的位置和立体专属性与微管蛋白结合（图 12.3）[27]。

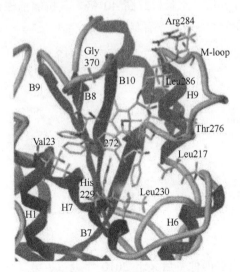

图 12.3 紫杉醇与 β 微管蛋白结合的重要特征

紫杉醇注射液

紫杉醇的溶解度（<0.4 μmol/L）和口服生物利用度都很低，用静脉输注给药，助溶剂是聚氧乙烯蓖麻油（Cremephor EL）与乙醇（1∶1）作为混合溶剂。由于助溶剂引起较严重的不良反应，输注前患者须用大剂量糖皮质激素如地塞美松、苯海拉明和 H2 受体阻断剂如西米替丁，即使依此三联预处理，仍然有患者发生严重不良反应。

紫杉醇是由施贵宝公司研发，于 1992 年上市，临床治疗多种恶性肿瘤，包括卵巢癌、乳腺癌、肺癌和头颈部肿瘤等。

紫杉醇类似物

多西他赛

前述的构效关系提示，7 位羟基、10 位乙酰氧基和 3′位与氨基相连的酰基可以变换修饰，对靶标结合作用和细胞毒活性影响可以有向好的趋势。赛诺菲公司设计的 10 位去乙酰基和 3′位用叔丁氧碳基代替苯甲酰基，得到化合物 **12**，抗肿瘤谱和活性略优于紫杉醇，溶解性显著提高，遂进一步研制成为第一个紫杉醇的半合成类似物，于 1996 年批准上市，定名为多西他赛（**12**, docetaxel），多西他赛的水溶性是 0.0127 mg/mL，比紫杉醇高 40 倍，其抗癌活性也强于紫杉醇，尤其对治疗转移性去势抵抗性前列腺癌有显著作用。

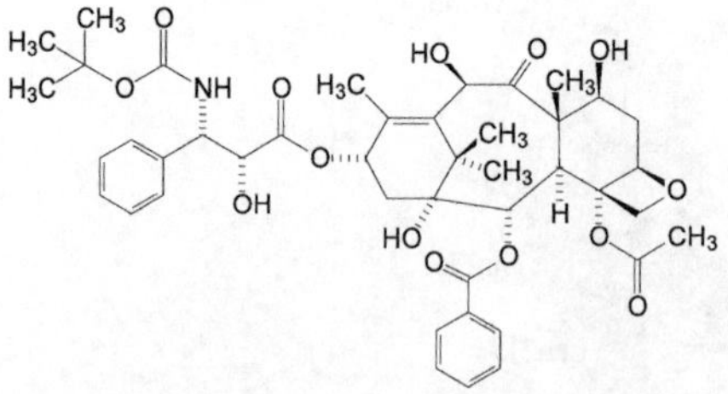

12 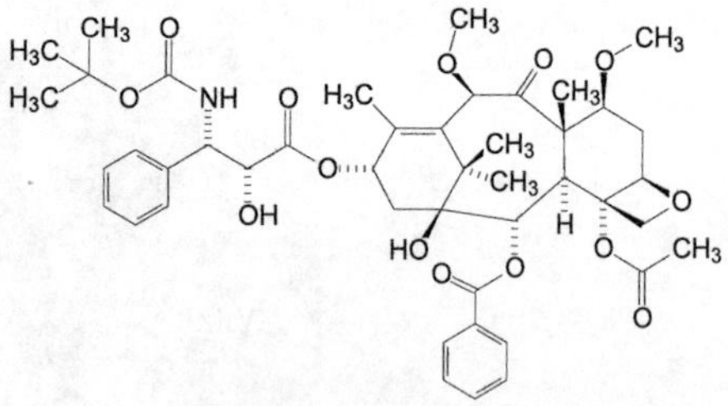   **13**

卡巴他赛

赛诺菲公司研制出多西他赛后又于 2010 年上市了第二个半合成药物卡巴他赛（**13**, cabazitaxel），卡巴他赛与多西他赛的结构区别是 7 位和 10 位都是甲氧基，从而不仅提高了化学稳定性，更重要的是卡巴他赛对外排泵 P-gp 糖蛋白的结合力（底物性质）弱于紫杉醇和多西他赛，因而它的生物利用度和作用持续时间优于紫杉醇和多西他赛[28]。卡巴他赛治疗转移性去势抵抗性前列腺癌优胜于多西他赛。

紫杉醇类药物的制剂

口服紫杉醇

为了避免注射紫杉醇因助溶剂而引起的不良反应，Athenex 公司研制了紫杉醇的口服制剂，避免了使用聚氧乙烯蓖麻油，该制剂称作 oraxol，于 2020 年 FDA 批准上市。Oraxol 是由紫杉醇与 P 糖蛋白抑制剂 encequidar（**14**）组成复方制剂。Encequidar 是韩美医药研发的称作 Orascovery 平台技术的一个药物，该技术是专门研制对药物发生外排或阻止吸收的 P 糖蛋白抑制剂[29]，encequidar 对外排紫杉醇的糖蛋白有特异性抑制活性，对其他转运蛋白没有抑制，而且也不抑制细胞色素 P450 活性。口服 Oraxol 可达到剂量为 80 mg/m^2 静脉注射紫杉醇的体内暴露量，患者的应答率和耐受性都优于传统的紫杉醇注射液，这其中也由于不使用激素保护了患者的免疫系统。

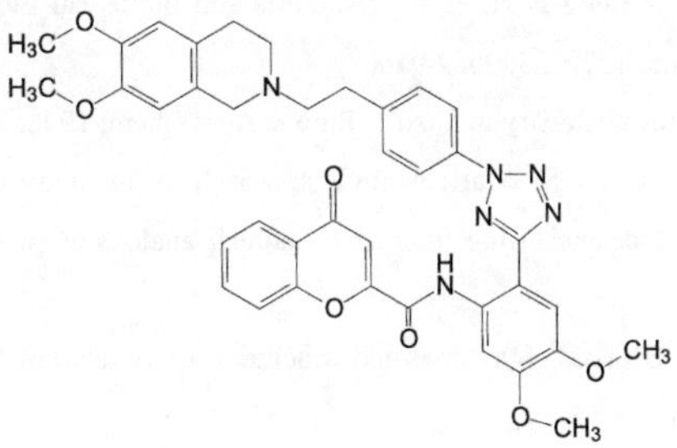

14

白蛋白紫杉醇

另一个上市的紫杉醇制剂称作白蛋白紫杉醇（Abraxane），是利用白蛋白作为紫杉醇的载体，形成紫杉醇-白蛋白复合纳米粒。细胞上存在白蛋白转运体（例如 SPARC 和 gp60），负责运输白蛋白，在许多肿瘤中高表达，为快速生长的癌细胞转运白蛋白提供所需的氨基酸和能量。所以白蛋白的结合蛋白可介导白蛋白紫杉醇靶向输送到肿瘤组织中。由于避免使用助溶剂，用药前不需要预防过敏反应的预处理治疗，能够安全地提高紫杉醇的剂量，缩短滴注时间[30]。Abraxane 于 2005 年批准治疗乳腺癌。2012 年，它被批准用于不能进行化疗的转移性非小细胞肺癌的一线治疗。2013 年批准 Abraxane 联合吉西他滨用于转移性胰腺癌的一线治疗。

后　记

紫杉醇以天然结构作为抗实体瘤药物，历时已近 30 年，迄今仍是一些肿瘤的一线用药，这是因为独特的作用机制，较少与其他药物发生交叉耐受。然而紫杉醇的结构复杂，与靶标多位点的结合，导致难以作结构大改，这已从报道的许多构效关系得到证实。多西他赛和卡巴他赛的结构与紫杉醇结构大同小异，说明了构效关系的严格与狭窄，也因此难以厘清"多卡二赛"结构优化的脉络。此外紫杉醇类药物的物理化学性质也是不利的成药性，因而在制剂学和复方的研究也成为活跃领域。紫杉烷类药物的研究仍在路上。

参 考 文 献

[1] Wani M C, Taylor H l, Wall M E, et al. Plant antitumor agents. VI. The isolation and structure of taxol, a novel antileukemic and antitumor agent from *Taxus brevifolia*. J Am Chem Soc, 1971, 93: 2325-2327.

[2] Magri N F, Kingston D G I, Jitrangsri C, et al. A highly efficient, practical approach to natural taxol. J Org Chem, 1986, 51: 3239-3242.

[3] Yuan H Q, Kingston D G I, Long B H, et al. Synthesis and biological evaluation of C-1 and ring modified A-norpaclitaxels. Tetrahedron, 1999, 55: 9089-9100.

[4] Kingston D G. Studies on the chemistry of Taxol. Pure & Appl Chem, 1998, 70: 331-334.

[5] Ojima I, Kuduk S D, Chakravarty S, et al. A novel approach to the study of solution structures and dynamic behavior of paclitaxel and docetaxel using fluorine-containing analogs as probes. J Am Chem Sac, 1997, 119: 5519-552.

[6] Ojima I, Lin S, Chakarvarty S, et al. Syntheses and structure activity relationship of novel nor-seco toxoids. J Org Chem, 1998, 63: 1637-1645.

[7] Liang X, Kingston D G I, Long B H, et al. Paelitaxel analogs modified in ring C: Synthesis and biological evaluation. Tetrahedmn.1997, 53: 3441-3456.

[8] Givanni A, Bruno D, Jasmin J, et al. Synthesis and evaluation of C-seco paelitaxel analogues. Tetrahedron Lett, 1997, 38: 4273-4276.

[9] Samaranayake G, Magri N F, Jitrangsri C, et al. Modified taxol. 5. Reaction of taxol with electrophilic reagents and preparation of a rearranged taxol derivative with tubulin assembly activity. J Org Chem, 1991, 56: 5114.

[10] Magri N F, Kingston D G. Modified taxols. 2.Oxidation products of taxol. J Org Chem, 1986, 51: 797-802.

[11] Kingston D G I, Chordia M D, Jagtap P G. Synthesis and biological evaluation of l-deoxypaclitaxel analogues. J Org Chem, 1999, 64: 1814-1822.

[12] Chaudhary A G, Chordia M D, Kingston D G. A novel benzoyl group migration: Synthesis and biological evaluation of I-benzoyl-2-des(benzoyloxy)paclitaxel. J Org Chem. 1995, 60: 3260-3262.

[13] Kingston D G, Chaudahry A G, Chordia M D, et al. Synthesis and biological evaluation of 2-acyl analogues of

paclitaxel (taxol). J Med Chem, 1998, 41: 3715-3726.

[14]　Boge T C, Himes R H, Vandervelde D G, et al. The effect of the aromatic rings of taxol on biological activity and solution conformation: Synthesis and evaluation of saturated taxol and taxotere analogues. J Med Chem, 1994, 37: 3337-3343.

[15]　Chen S H, Huang S, Kant J, et al. Synthesis of 7-deoxy- and 7, 10-dideoxytaxol *via* radical intermediates. J Org Chem, 1993, 58: 5028-5031.

[16]　Chen SH, Huang S, Kant J, et al. Synthesis of 7-deoxy and 7, 10-dideoxytaxol. J Org Chem, 1993: 5028-5029.

[17]　Chen S H, Farina V, Vayas D M, et al. Synthesis and biological evaluation of C-13 amide-linked pachtaxel(taxol) analogs. J Org Chem, 1996, 61: 2065-2070.

[18]　Mellado W, Magri N F, Kingston D G I, et al. Preparation and biological activity of taxol acetates. Biochem Biophys Res Commun, 1984, 124: 329-336.

[19]　Gueritte-Voegelein F, Guenard D, Lavele F, et al. Relationships between the structure of tax0_1 analogues and their antimitotic activity. J Med Chem, 1991, 34: 992-998.

[20]　Gueritte-Voegelein F, Senilh V, David B, et al. Chemical studies of 10-deacetyl baecatin III. hemisynthesis of taxol derivatives. Tetrahedron. 1986, 42: 4451-4460.

[21]　Oh W K, Schurko B. Docetaxel chemotherapy remains the standard of care in castration-resistant prostate cancer. Nature Clin Pract Oncol, 2008, 5: 506-507.

[22]　Nicoiaou K C, Dal W M, Guy R K. Chemistry and biology of taxol. Angew Chem Int Ed Engl, 1994, 83: 15-44.

[23]　Nogales E, Wolf S G, Downing K H. Structure of the $\alpha\beta$ tubulin dimer by electron crystallography. Nature (London), 1998, 391: 199-202.

[24]　Nogales E, Whittaker M, Milligan R A, et al. High-resolution model of the microtubule. Cell, 1999, 96: 79-88.

[25]　Dubois J, Guénard D, Guéritte-Voegelein F, et al. Conformation of Taxotere® and analogues determined by NMR spectroscopy and molecular modeling studies. Tetrahedron, 1993, 49: 6533-6544.

[26]　Mastropaolo D, Camerman A, Luo Y, et al. Crystal and molecular structure of paclitaxel (taxol). Proc Natl Acad Sci USA, 1955, 92: 6920-6924.

[27]　Snyder J P, Nettles J H, Cornett B, et al. The binding conformation of Taxol inβ-tubulin: A model based on electron crystallographic density. Proc Nat Aca Sci USA, 2001, 98: 5312-5316.

[28]　Galsky M D, Dritselis A, Kirkpatrick P, et al. Cabazitaxel. Nat Rev Drug Discov, 2010, 9: 277-278.

[29]　Kohler SC, Wiese M. HM30181 derivatives as novel potent and selective inhibitors of the breast cancer resistance protein (BCRP/ABCG2). J Med Chem. 2015, 58: 3910-3921.

[30]　Green M R, Manikhas G M, Orlov S, et al. Abraxane, a novel cremophor-free, albumin-bound particle form of paclitaxel for the treatment of advanced non-small-cell lung cancer. Ann Oncol, 2006, 17: 1263-1268.

13　苹果皮—根皮苷—卡格列净—列净类降糖药

卡格列净（canagliflozin）是以 2 型钠葡萄糖共转运蛋白（SGLT2）为靶标的第一个口服降血糖药，通过可逆地选择性抑制肾小管对血糖的重吸收，促进血糖从尿液中排泄，降低体内血糖水平，因而作用机制有别于已有降血糖药物。卡格列净也是以天然活性产物为先导物研制成功的范例。

天然产物根皮苷

在许多食用果实中含有以二氢查耳酮为苷元的葡萄糖苷，即根皮苷（1, phlorizin），该化合物已知有 150 年历史[1]。早在 1835 年法国化学家 Petersen 从苹果皮中分离出根皮苷，发现具有利尿、促进葡萄糖排出和减轻体重作用，从而长期以来用作药理学的工具药。这个重要的天然先导物被长时间搁置，直到 20 世纪 80 年代受到重视，是因为发现了体内的钠葡萄糖共转运蛋白。研究揭示，根皮苷的作用机理是抑制 1 型和 2 型钠葡萄糖共转运蛋白（SGLT1 和 SGLT2）的双重活性[2]，由于选择性不高和在肠道迅速水解成苷元根皮素（phloretin）和葡萄糖而失效。

靶标是钠葡萄糖共转运蛋白

生理学研究表明，循环血中的葡萄糖在肾小球中滤过，然后在肾脏近曲小管处重吸收，人体对葡萄糖重吸收是由两个蛋白介导：1 型和 2 型钠葡萄糖共转运蛋白（SGLT1 和 SGLT2）。SGLT1 是高选择性低容量的转运蛋白，主要在小肠上表达；SGLT2 是低选择性高容量的转运蛋白，主要表达于肾近曲小管的 S1 和 S2 区段上。SGLT2 基因突变可导致持续的肾性糖尿。选择性地抑制 SGLT2 而不抑制 SGLT1，可成为不影响胃肠道吸收葡萄糖、不干预胰岛素系统而降低血糖，因而 SGLT2 抑制剂就是将血糖经肾脏从尿排出，是治疗 2 型糖尿病的潜在靶标。

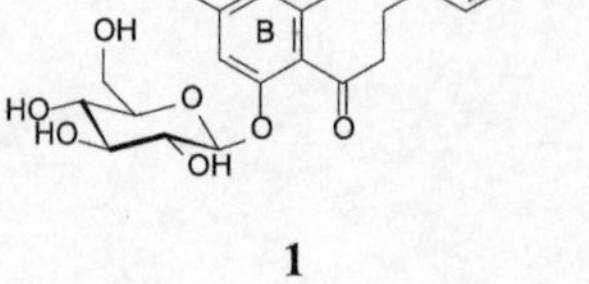

1

先导物根皮苷的结构改造

根皮苷结构改造的目标是：①对 SGLT2 有高选择性抑制作用；②口服有效；③去除糖苷容易水解失活的代谢不稳定性；④化学结构具有新颖性。

初步的结构变换揭示出如下的构效关系：糖基和两个苯环之间的连接基是必需的；A 环的酚羟基可烷基化（如甲氧基，化合物 **2**）仍保持活性。A 环换成苯并呋喃环，B 环引入甲基得到的化合物 **3**（T-1095）提高了选择性作用，同等剂量下灌胃小鼠，尿中葡萄糖排泄量最大[3-5]。T-1095 是个前药（碳酸酯），未能克服 *O*-糖苷的代谢不稳定性。

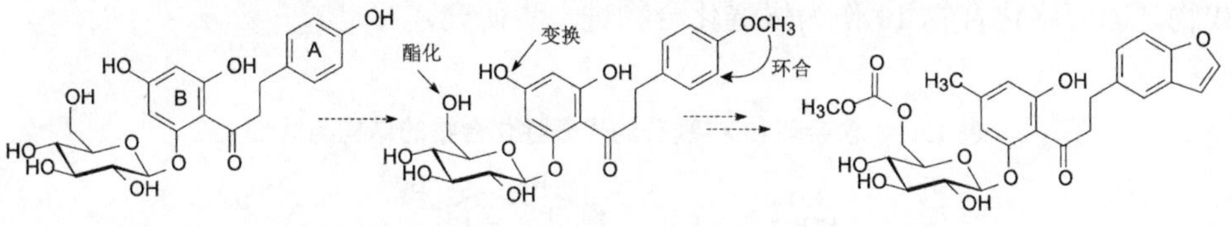

1   **2**   **3**

与此同时，BMS 公司也在以根皮苷为先导物研制 SGLT2 抑制剂，将两个苯环间 3 个原子的连接基减少为 1 个，成为化合物 **4**，**4** 仍保持对 SGLT2 的选择性作用[6]，提示对先导物根皮苷的骨架可以作较大的变换。

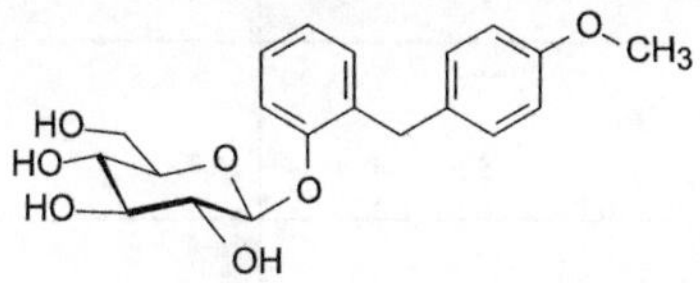

4

C-糖苷提高稳定性

将化合物 **3** 和 **4** 的 *O*-苷换为 *C*-苷，使糖基经 C—C 键与苷元连接，化合物 **5**[7]和通式 **6**[8]仍保持活性和选择性，其代谢和化学稳定性显著强于相应的 *O*-苷化合物 **3** 和 **4**。

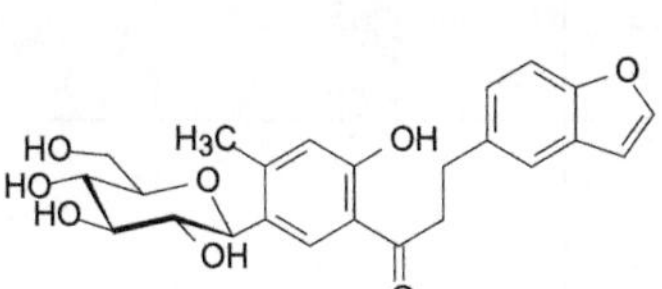

5 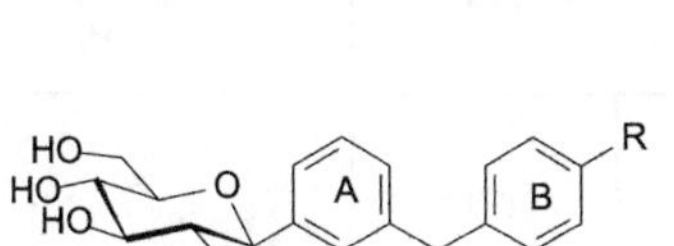   **6**

芳环的变换——杂环的引入和候选物的确定

　　日本三菱-田边制药为了优化活性和选择性以及实现结构的新颖性，对 **6** 的 A 和 B 环分别用杂环做电子等排置换，例如 A 环用噻吩、吡咯、吡啶、吡嗪等杂环，B 环用吡啶、吡嗪、吲哚、苯并呋喃、苯并噻吩、苯并噻唑、苯并噁唑、苯并咪唑等。表 13.1 列出了代表性化合物结构与数据。构效关系提示，乙基噻吩（**8**）抑制 SGLT2 的活性强于相应的呋喃（**7**）和吡啶化合物 **12**，苯基噻吩 **10** 的抑制 hSGLT2 和排糖作用强于苯基吡唑（**11**）和苯基噻唑（**13**）。由此得出噻吩环是个优选的结构片段，4-氟苯基取代的化合物（**10**）活性强于乙基（**8**）和氯（**9**）取代物，因而将化合物 **10** 作为候选化合物进一步研究。

表 13.1　含杂环和 C-糖苷的代表性化合物的结构与活性

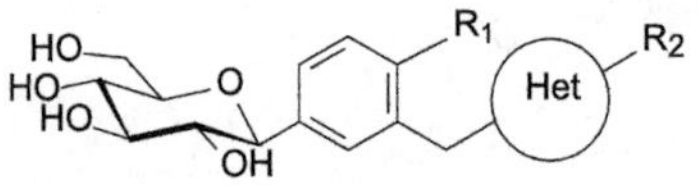

化合物	R1	Het-R2	hSGLT2 IC$_{50}$(nmol/L)	UGE* (mg/d)
7	H	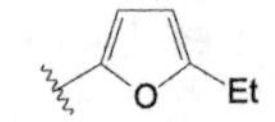 （呋喃-Et）	920	未测
8	H	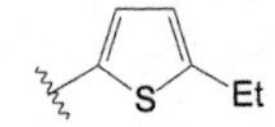 （噻吩-Et）	17	373
9	Cl	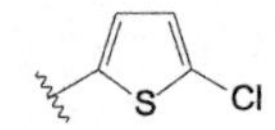 （噻吩-Cl）	2.4	2496
10	CH$_3$	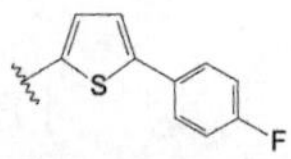 （噻吩-苯基-F）	2.2	3696
11	Cl	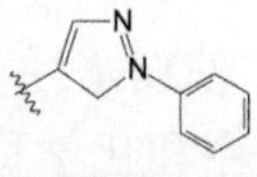 （吡唑-苯基）	32	未测
12	Cl	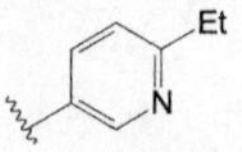 （吡啶-Et）	28	未测
13	CH$_3$	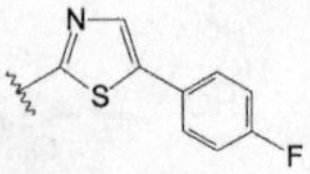 （噻唑-苯基-F）	8.1	1227

* 每个受试物灌胃大鼠 30 mg/kg，收集 24 小时排出的葡萄糖量，并以 200 g 体重计算

卡格列净的上市

体外还评价化合物 **10** 的选择性作用，表明对 hSGLT1 的 IC$_{50}$ 高达 910 nmol/L，与 hSGLT2 的 IC$_{50}$ = 2.2 nmol/L 相差 414 倍，预示在治疗剂量下对小肠吸收葡萄糖的影响很小，因而该不良反应较低。**10** 对大鼠的口服生物利用 F = 85%，半衰期 $t_{1/2}$ = 5 h。遂确定为候选化合物，命名为卡格列净（canagliflozin）进入临床前和临床研究[9]。经III期临床研究表明，卡格列净不仅显著降低 2 型糖尿病患者的血糖水平，而且极少引起低血糖事件。此外其减肥效果也十分明显。卡格列净于 2013 年经美国 FDA 批准上市。

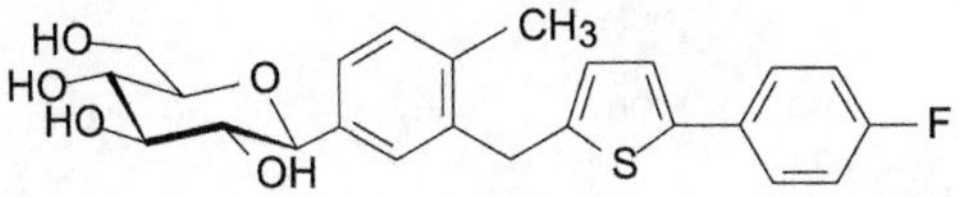

卡格列净

其他批准上市的 SGLT2 抑制剂

达格列净

达格列净（**14**, dapagliflozin）是 BMS 与 AstraZeneca 联合研制的第二个 SGLT2 抑制剂，于 2014 年经 FDA 批准上市[10]。作为 C-糖苷可视作卡格列净的噻吩环被苯环替换的类似物，其选择性作用更强，对 hSGLT2 和 hSGLT1 的 IC$_{50}$ 分别为 1.1 nmol/L 和 1390 nmol/L。研制达格列净的药物化学重要节点化合物结构和活性如图 13.1。

恩格列净

由 Boehlinger Ingrehaim 与 Eli Lilly 联合研制的恩格列净（**15**, empagliflozin）是第三个列净药物，于 2014 年上市。作为 SGLT2 选择性抑制剂，也是 C-葡萄糖苷，恩格列净与达格列净骨架结构相同，只是将外侧苯环的乙基改为四氢呋喃片段，对 hSGLT2 的 IC$_{50}$3.1 nmol/L，比作用于 hSGLT-1 的选择性高 300 倍以上[11]。

伊格列净

伊格列净（**16**, ipragliflozin）是由 Astellas 和 Merck 联合研制的另一个 SGLT2

抑制剂，也是 C-葡萄糖苷，结构中含有苯并噻吩环，相当于卡格列净的噻吩与苯的并合。对 SGLT2 的抑制活性 $IC_{50} = 7.4 \, nmol/L$，强于 SGLT1 大约 254 倍。大鼠灌胃的生物利用度 $F = 71.7\%$，血浆半衰期 $t_{1/2} = 3.6 \, h$。于 2014 年批准上市[12]。

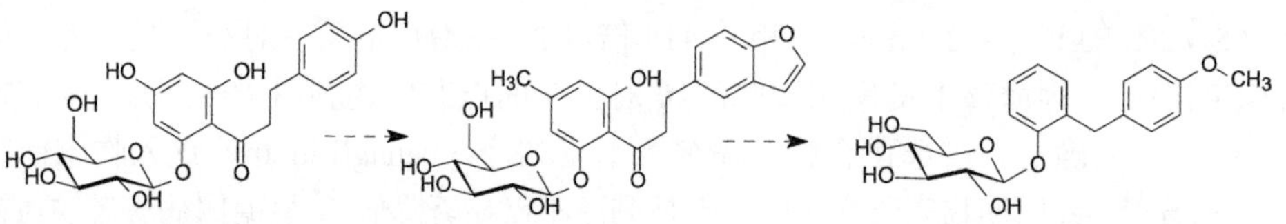

hSGLT2, IC_{50}(nmol/L)	35.6	6.6	9.2
hSGLT1, IC_{50}(nmol/L)	330	211	>8000

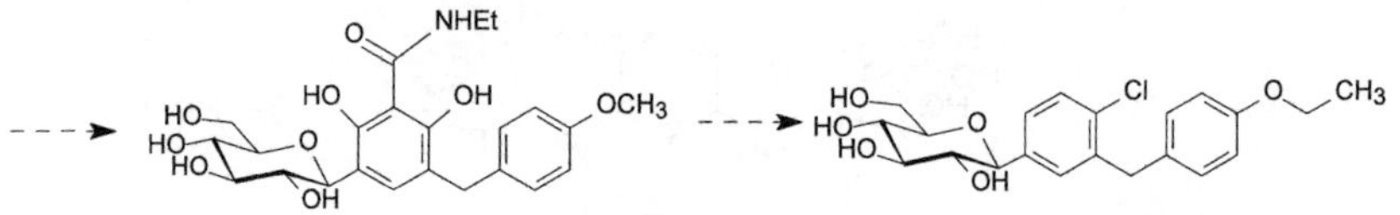

达格列净（14）

hSGLT2, IC_{50}(nmol/L)	1300	1.1
hSGLT1, IC_{50}(nmol/L)	>8000	1390

图 13.1　达格列净及优化的重要节点化合物的结构、活性与选择性

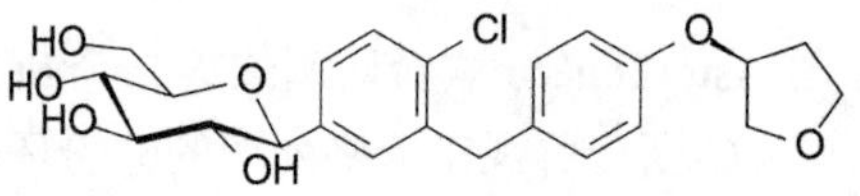

恩格列净(15) 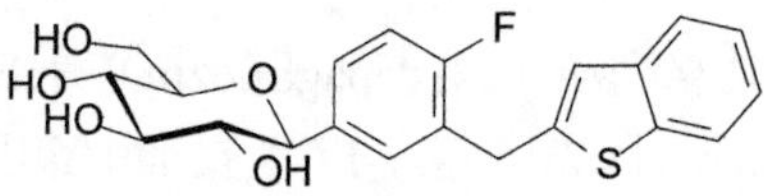　　　　　伊格列净(16)

托格列净

　　日本中外制药与韩国研发的托格列净（**20**, tofogliflozin），是将葡萄糖环与苯并二氢呋喃形成缩酮螺环结构的化合物。该药物的研制轨迹是首先将不同骨架、具有对 hSGLT2 有强效活性的分子（包括卡格列净和达格列净）经构象优化得到的三维结构进行分子叠合 [图 13.2（a）]，基于叠合图演化出 hSGLT2 抑制剂的药效团特征，包括两个芳环和一个糖片段及其在空间的距离 [图 13.2（b）]，为了锁定糖与连接的芳环之间的构象，设计的化合物基本骨架是将五元环和芳基糖苷形成含有缩酮的螺环结构 [图 13.2（c）]，将设计的化合物的构象优化与原 6 个类似物进行分子叠合，在空间的分子取向和定位与原 6 个化合有较好的叠合 [图 13.2（d）]。

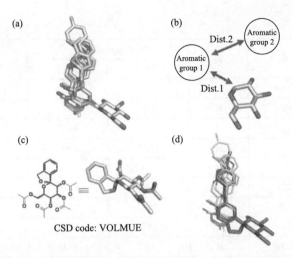

图 13.2 有活性化合物分子叠合，生成药效团，新骨架的构象和与已知药物的分子叠合

合成的代表性化合物列于表 13.2。分析构效关系提示，甲氧基（**17**）和乙氧基（**18**）对 *h*SGLT2 的活性相近，而对 *h*SGLT1 的差异较大，乙氧基的选择性更强。甲基（**19**）、乙基（**20**）和正丙基（**21**）的活性和选择性最好的是 **20**。环丙基（**23**）和甲硫基（**30**）的活性与乙基相近，选择性较高。极性的羟基（**24**）和拉电子基团（**25～29**）的活性都较弱。遂将 **20** 和 **23** 用大鼠和猴比较药代动力学性质，二者清除率和半衰期相似，但口服生物利用度 **20** 显著强于 **23**。

表 13.2　化合物对 *h*SGLT2 和 *h*SGLT1 的抑制活性和选择性

化合物	R$_1$	R$_2$	IC$_{50}$(nmol/L)		选择性 *h*SGLT1/*h*SGLT2
			*h*SGLT2	*h*SGLT1	
1	根皮苷		16.4	185	11
14	达格列净		1.3	800	615
17	OCH$_3$	H	9.1	8483	932
18	OC$_2$H$_5$	H	9.6	18745	1953
19	CH$_3$	H	4.8	3086	643
20	C$_2$H$_5$	H	2.9	8444	2912
21	Pr-*n*	H	7.5	13137	1752

续表

化合物	R_1	R_2	IC$_{50}$(nmol/L)		选择性 hSGLT1/hSGLT2
			hSGLT2	hSGLT1	
22	Pr-i	H	3.2	12335	3855
23	Pr-c	H	1.6	5314	3321
24	OH	H	29.9	4987	167
25	F	H	122.7	18697	152
26	Cl	H	16.8	6281	374
27	CN	H	117.9	81487	691
28	OCF$_3$	H	14.2	24146	1700
29	CF$_3$	H	14.5	28918	1994
30	SCH$_3$	H	3.6	5902	1639
31	C$_2$H$_5$	Cl	1.3	158	122
32	C$_2$H$_5$	CH$_3$	1.4	126	90
33	C$_2$H$_5$	C≡C	1.4	388	277
34	C$_2$H$_5$	Ph	240.8	5132	21

确定 **20** 为候选化合物经三期临床研究，表明降低 2 型糖尿病患者血糖效果显著，定名为托格列净，于 2014 年在日本上市[13]。

20, 托格列净

参 考 文 献

[1] Rossetti L, Smith D, Shulman G, et al. Correction of hyperglycemia with phlorizin normalizes tissue sensitivity to insulin in diabetic rats. J Clin Invest, 1987, 79: 1510-1515.

[2] Toggenburger G, Kessler M, Semenza G, et al. Phlorizin as a probe of the small-intestinal Na$^+$, D-glucose cotransporter. A model. Biochim Biophys Acta, 1982, 688: 557-571.

[3] Tsujihara K, Hongu M, Saito K, et al. Na$^+$-glucose cotransporter inhibitors as antidiabetics: I. Synthesis and pharmacological properties of 4′-dehydroxyphlorizin derivatives based on a new concept. et al. Chem Pharm Bull, 1996, 44: 1174-1180.

[4] Tsujihara K, Hongu M, Saito K, et al. Na$^+$-glucose cotransporter (SGLT) inhibitors antidiabetic agents. 4. Synthesis and pharmacological properties of 4′-dihydroxyphlorizin derivative substituted on the B ring. J Med Chem. 1999, 42: 5311-5324.

[5] Oku A, Ueta K, Arakawa K, et al. T-1095, an inhibitor renal Na$^+$-glucose cotransporters, may provide novel approach treating diabetes[J]. Diabetes, 1999, 48: 1794-1800.

[6] Washburn W N, Sher P M, Wu G. Preparation of *O*-aryl glycosides as antidiabetic agents and SGLT2 inhibiters. US Patent 6683056 2004.

[7] Tomiyama H, Yoshinori K, Atsushi N, et al. *C*-Glycosides and preparation thereof as antidiabetic agents, US Patent 20010041674 A1.

[8] Ellsworth B, Washburn W, Sher P, et al. *C*-Aryl glycoside SGLT2 inhibitors and method. WO 01/27128 A1.

[9] Nomura S, Sakamaki S, Hongu M, et al. Discovery of canagliflozin, a novel *C*-glucoside with thiophene ring, as sSodium-dependent glucose cotransporter 2 inhibitor for the treatment of type 2 diabetes mellitus. J Med Chem, 2010, 53: 6355-6360.

[10] Meng W, Ellsworth B A, Nirsch A A, et al. Discovery of dapagliflozin: A potent, selective renal sodium-dependent glucose cotransporter 2 (SGLT2) inhibitor for the treatment of type 2 diabete. J Med Chem, 2008, 51: 1145-1149.

[11] Grempler R, Thomas L, Eckhardt M, et al. Empagliflozin, a novel selective sodium glucose cotransporter-2 (SGLT-2) inhibitor: characterisation and comparison with other SGLT-2 inhibitors. Diabetes Obes Metab, 2012, 14: 83-90.

[12] Imamura M, Nakanishi K, Suzuki T, et al. Discovery of Ipragliflozin (ASP1941): A novel *C*-glucoside with benzothiophene structure as a potent and selective sodium glucose co-transporter 2 (SGLT2) inhibitor for the treatment of type 2 diabetes mellitus. Bioorg Med Chem, 2012, 20: 3263-3279.

[13] Ohtake Y, Sato T, Kobayashi T, et al. Discovery of tofogliflozin, a novel C-arylglucoside with an O-spiroketal ring system, as a highly selective sodium glucose cotransporter 2 (SGLT2) inhibitor for the treatment of type 2 diabetes. J Med Chem. 2012, 55: 7828-7840.

14 澳洲 *Galbulimima baccata*—喜巴辛—沃拉帕沙

引 言

沃拉帕沙是以天然活性产物喜巴辛（**1**, himbacine）为先导物研发的抗血栓药物。喜巴辛是木兰科植物 *Galbulimima baccata* 中含有哌啶的三环生物碱，早在20 世纪 60 年代就已发现[1]，但直到 2014 年由它创制的沃拉帕沙才上市，跨时半个世纪。先灵葆雅（后并入默沙东）成功研制沃拉帕沙，依赖于全合成的实施，使设计的化合物得以合成实现，即使改换作用靶标和研发目标转向，也由于"化学驱动"而得心应手。本文简要地回顾由喜巴辛到沃拉帕沙的研制历程，显示出天然产物的合成化学与药物化学的相互交织。

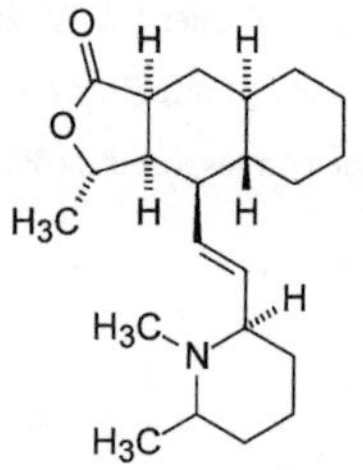

1

初始的研究目标——毒蕈碱 M2 受体拮抗剂

最初的全合成

最初发现喜巴辛的生物活性是对毒蕈碱 M2 受体的强拮抗作用，$K_i = 4.5$ nmol/L，比 M1 受体的活性强 20 倍，这样高的选择性预示有药用价值。先灵葆雅公司以喜巴辛为先导物研究抗阿尔茨海默病。为了对其结构作广泛的变换和研究构效关系，例如骨架构型的变化、碱基的更换、基团或侧链的引入等对活性的影响，需要对包括喜巴辛在内的改构物实现全合成。

最早的合成工作是从简单的 2-甲基哌啶开始，用 L-酒石酸拆分成(*S*)-光活体(**2**)，经 Boc 保护得到 **3**，**3** 在丁基锂作用下与 DMF 反应生成反式取代的醛（**4**），后者与氯化铬/碘仿反应，生成碘乙烯化产物 **5**，在钯催化下 **5** 的碘乙烯基与(*S*)-3-丁炔-2-

醇偶联生成烯炔化合物（**6**），**6** 经选择性氢化（喹啉存在下用 Lindlar 催化剂）还原生成二烯醇化合物 **7**，用环己烯丙烯酸对 **7** 进行酯化，生成酯 **8**，经高温加热发生热环合反应，生成内加成产物 **9**，再相继用 DBU 和(Boc)$_2$O 处理，部分异构化成顺式内酯，再经 Raney 镍催化发生区域选择性双键还原，将位阻较小的 α 面上双键饱和，得到化合物 **10**，最后去 Boc 保护剂，*N*-甲基化得到喜巴辛（**1**）。经 11 步线型接力反应完成的全合成，以起始物 **2** 计算总收率为 9.7%。该合成路线的关键步骤是立体选择性地发生分子内 Diels-Alder 反应，形成的三环骨架与天然的构型相同。图 14.1 是最早报道的喜巴辛全合成的路线，箭头下的百分数字是该步反应的收率[2]。

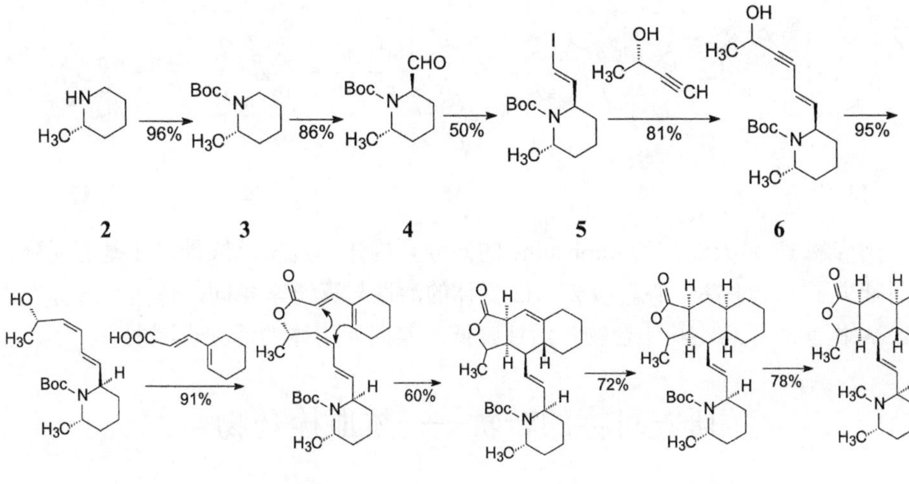

图 14.1　全合成喜巴辛流程图

以抗阿尔茨海默病为目标的抑制 M2 受体——合成策略的变换

为提高对 M2 受体的抑制强度和选择性，起初对三环结构进行了简化变换，例如用全合成方法制备了只保留内酯单环的化合物（**11**），结果表明 **11** 的活性显著减弱[3]；后用平面结构的二氢蒽替换脂三环的全合成化合物（**12**），活性也减弱，提示喜巴辛的三环结构对活性的必要性[4]。

从而保持三环结构不变，设计了变换哌啶环的改构物。然而按照上述接续式的线状合成显然难以实现对含氮杂环的变换。为此，合成的策略改换为三环片段与含氮杂环连接，关键是构建有反应活性的三环中间体，在三环的节点处预留出有反应活性的基团，以便用会聚的合成方式，同各种含氮杂环缩合成不同的目标物。化合物 **13** 是合成的关键中间体，例如为合成四氢吡咯的化合物，**13** 的环外双键与硝酮化合物（nitrone）发生 1, 3-偶极环加成反应，生成异噁唑啉化合物 **14**，后者经 *N*-甲基化、氢化、脱氢，得到喜巴辛的类似物 **17**。

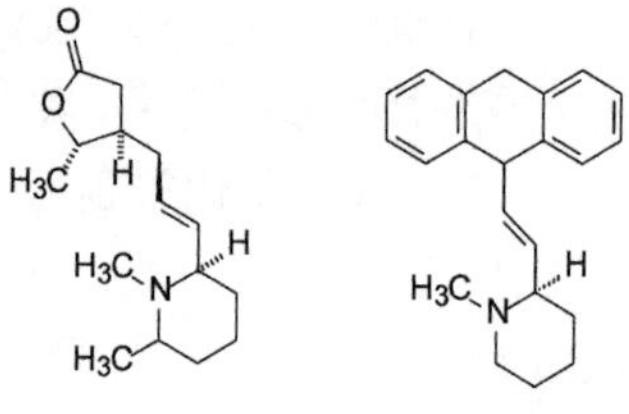

11　　　　　　　**12**

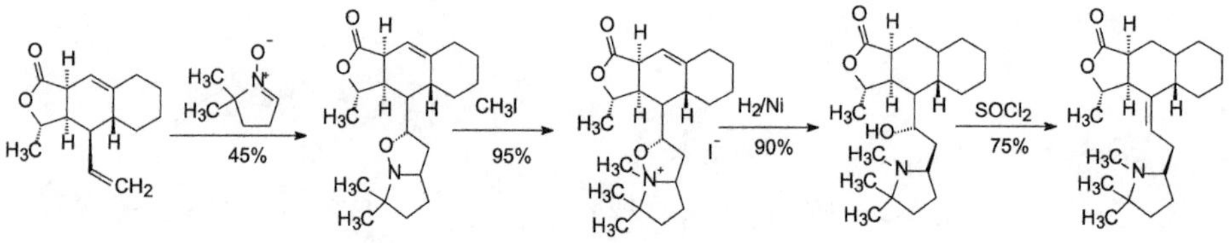

13　　　　**14**　　　　**15**　　　　**16**　　　　**17**

化合物 **17** 是天然产物 himbacine 的同分异构体，是减缩成偕二甲基五元环，从而减少了一个手性中心。**17** 对 M2 受体的活性与喜巴辛相同，也具有选择性作用。*N*-甲基变成 *N*-乙基化合物，活性降低，差向异构体的活性也减弱[5]。

研发目标的转轨——抗血栓药物

喜巴辛的抗血小板聚集作用

喜巴辛除了具有阻断毒蕈碱 M2 受体的活性外，在此之前还发现有抑制血小板聚集作用，作用环节是阻断凝血酶受体（PAR-1）。血凝和血栓的形成，需要血小板活化。在生理上激活血小板可有多种因素，其中之一是凝血酶。凝血酶是发生血凝级联反应的效应器，属于蛋白酶家族，其功能是水解血小板表面的蛋白受体——蛋白酶活化受体（PAR-1），通过裂解该膜蛋白的胞外环套（loop），启动胞内的信号传导，促进血小板聚集。喜巴辛对 PAR-1 具有拮抗作用，阻止凝血酶对 PAR-1 的激活，因而阻断血栓的形成。

喜巴辛类似物的研究

先灵葆雅在研发 M2 受体拮抗剂同时，也对合成的喜巴辛类似物评价了对 PAR-1 的拮抗作用。体外评价化合物活性的方法是用纯化的人血小板膜作为 PAR-1 来源，

用 ^3H 标记的高亲和作用的凝血酶受体激活肽（$^3HhaTERAP, K_d = 15$ nmol/L）作为配体，测定化合物的竞争性结合作用 IC_{50}。发现化合物 **18** 有较高的活性（$IC_{50} = 300$ nmol/L）。

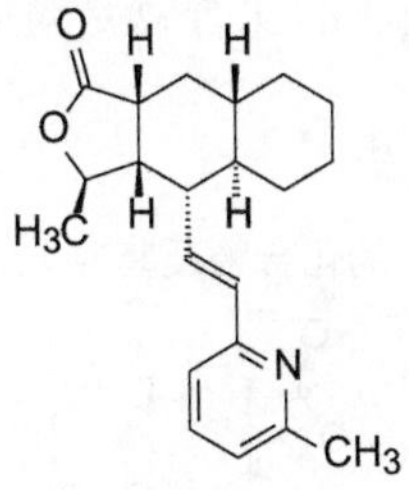

18

新的合成路线

为了系统地考察吡啶环上取代基变化对活性的影响，研究了新的全合成路线。合成的策略要求在三环与吡啶乙烯的连接点有适宜的反应基，以实现会聚式的合成。新的合成路线简述如下：用 THP 保护羟基的 3-丁炔-2-醇（**19**）在丁基锂作用下与氯代甲酸苄酯反应，得到羟基戊炔酸苄酯（**20**），后者经环己烯丙烯酸酯化生成 **21**，选择性还原 **21** 的炔基成烯基（Lindlar 还原）得到 **22**，**22** 经加热环合生成三环羧酸苄酯 **23**，然后用 DBU 处理 **23**，发生差向异构化（**24**），氢化还原 **24** 的环内双键成三环羧酸 **25**（同时氢解掉苄基），**25** 转变为酰氯，用三丁基锡氢/三苯膦钯还原得到关键中间体醛化合物 **26**。**26** 在丁基锂作用下与取代的吡啶甲基膦酸酯缩合，生成在吡啶环的不同位置取代的目标化合物（**27**）。

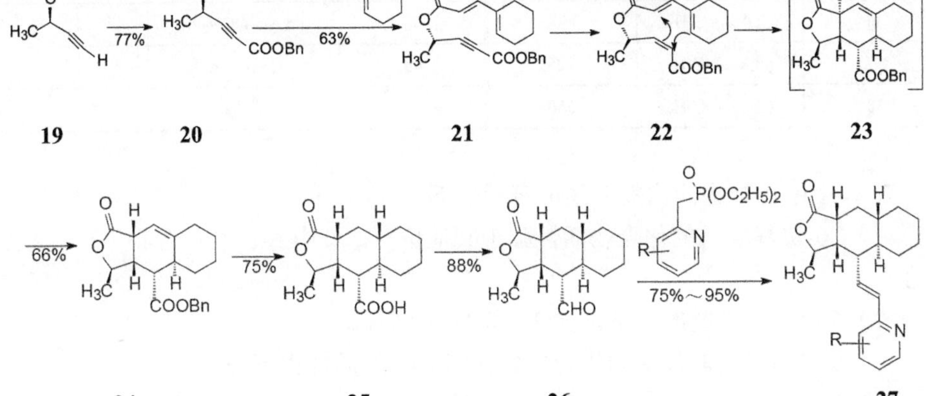

吡啶环上取代基的构效关系

变换吡啶环上的取代基，合成的化合物是对映体的消旋混合物，化学结构与活性列于表 14.1。

表 14.1　通式 27 的化合物及其对 PAR-1 的拮抗作用

化合物	R	ICP_{50} (nmol/L)	化合物	R	ICP_{50} (nmol/L)
18	(±)-6-CH_3	300	**39**	(±)-6-◁	210
28	(±)-H	4000	**40**	(±)-6-$NHCH_3$	1250
29	(±)-3-CH_3	＞5000	**41**	(±)-6-CH_2OH	1500
30	(±)-4-CH_3	2100	**42**	(±)-6-CH_2OCH_3	850
31	(±)-5-CH_3	1100	**43**	(±)-6-CH_2Ph	900
32	(±)-6-C_2H_5	85	**44**	(±)-6-OCH_3	无活性
33	6-CH＝CH_2	150	**45**	(±)-6-Ph	无活性
34	(±)-6-n-C_3H_7	250	**46**	(±)-5-CH_2Ph	3681
35	(±)-6-n-C_4H_9	143	**47**	(±)-5-OCH_3	325
36	(±)-6-n-C_6H_{13}	3500	**48**	(±)-5-OCH_2Ph	19
37	(±)-6-i-C_3H_7	725	**49**	(+)-5-Ph	27
38	(±)-6-i-C_4H_9	550			

表 14.1 中化合物的构效关系可概括如下：

（1）C6-烷基取代的化合物活性强于其他位置，其中 6-乙基化合物（**32**）活性最强。

（2）6 位若是支链的烷基，如 **37** 和 **38** 的活性减弱。

（3）6 位为极性取代基的化合物如 **40** 和 **41** 的活性也下降。

（4）6 位是甲氧基或苯基取代的化合物如 **44** 和 **45** 完全失去活性。

（5）5 位苄氧基（**48**）和 5-苯基（**49**）呈现较强活性。**48** 的口服生物利用度低，可能是因为迅速代谢。**49** 的大鼠药代动力学优于 **48**，但未取代的苯环也容易发生氧化代谢。进而对 5 位苯基作取代基变换。

（6）拆分化合物 **18** 和 **32** 成光学活性体，实验表明，(+)-异构体的活性强于(−)-对映体 10 倍，有趣的是，(+)-异构体的三环上手性碳原子与天然产物喜巴辛的构型完全相反（*ent*-configuration），这种活性与天然产物构型相反的情况通常是少见的。因而以后合成三环母核均与天然产物的构型相反，所用的合成起始原料用光活的(*R*)-3-丁炔-2-醇。

三环-吡啶-取代苯骨架的确定

化合物 **49** 具有初步良好的活性和药代性质，却因苯环上无取代基而具有代谢不稳定性，下一步是以 **49** 为先导物，通过苯环上取代基的变换优化药效与药代性质。合成的方法是 5-三氟甲氧基吡啶化合物在氯化钯/二硼片呐醇酯作用下，与取代的溴苯反应得到。合成的目标化合物及其活性列于表 14.2 中。

表 14.2　5-取代苯基吡啶化合物的活性

化合物	R	IC$_{50}$ (nmol/L)	化合物	R	IC$_{50}$ (nmol/L)
49	(+)-H	232	**60**	(+)-2-Cl	26
50	(±)-4-CH$_3$	57	**61**	(+)-3-F	35
51	(±)-4-OCH$_3$	204	**62**	(+)-3-Cl	10
52	(±)-4-F	467	**63**	(+)-3-Br	25
53	(±)-4-Cl	1000	**64**	(+)-3-CN	25
54	(±)-4-CF$_3$	>300	**65**	(+)-3-CH$_3$	13
55	(+)-2-CH$_3$	14	**66**	3(+)-CH(CH$_3$)$_2$	19
56	(+)-2-CF$_3$	46	**67**	(+)-3-OCH$_3$	28
57	(+)-2-CO$_2$C$_2$H$_5$	44	**68**	(+)-3-SO$_2$NH$_2$	100
58	(+)-2-OCH$_3$	11	**69**	(+)-3-CF$_3$	11
59	(+)-2-F	22			

分析表 14.2 的构效关系如下：

（1）苯环对位取代的化合物（**50～54**）的活性降低。

（2）邻位或间位取代的活性较强，而且经大鼠灌胃发现邻位或间位卤素取代的化合物（**59～62**）有较高的血药浓度。

（3）化合物 **69** 为(+)-3-CF$_3$ 取代，IC$_{50}$ = 11 nmol/L，灌胃大鼠的 C_{max} 和 AUC 表明吸收最好，是优化的最强的化合物。口服生物利用度 F = 30%，静脉注射血浆半衰期 $t_{1/2}$ = 3.2 h。食蟹猴的 F = 50%，$t_{1/2}$ = 12.4 h。

用半体内（*ex vivo*）方法评价化合物 **69** 抑制凝血酶受体激活肽引起食蟹猴血小板聚集的试验表明，灌胃 1 mg/kg 抑制血小板聚集时间达 6 小时，剂量为 3 mg/kg 和 10 mg/kg 时，全实验过程呈现抑制作用。此外，**69** 不影响凝血参数，表明不抑制凝血酶或其他凝血蛋白酶的活性，对其他 G 蛋白偶联受体和 PAR-2 与 PAR-4 也未呈现抑制作用[6]。化合物 **69** 是个里程碑式的化合物。

代谢活化的启示

69 是凝血酶受体选择性拮抗剂，K_i = 2.1 nmol/L（IC$_{50}$ = 11 nmol/L），具有较好的口服生物利用度，作为候选化合物研究其代谢产物，经 LC-MS/MS 分析，发现分别在三环的 6、7 和 8 位被氧化代谢生成三对羟基化的差向异构体。其中的 7R-羟基化合物（**70**）活性最强，体外活性 K_i = 11 nmol/L，灌胃食蟹猴评价对凝血酶受体激活肽诱导的血小板聚集抑制的半体内（*ex vivo*）实验表明，代谢物 **70** 的活性是 **69** 的 3 倍，给药 24 h 后的活性仍维持在 60%。研究表明，体内药效持续时间长的原因是化合物 **70** 与 PAR-1 形成的复合物的离解速率常数很小，驻留时间长（residence time, RT），因而长时间持续地阻断受体分子内结合的配基对胞内信号的激活[7]。这样，**70** 替换了 **69** 成为新一轮优化的里程碑化合物[8]。

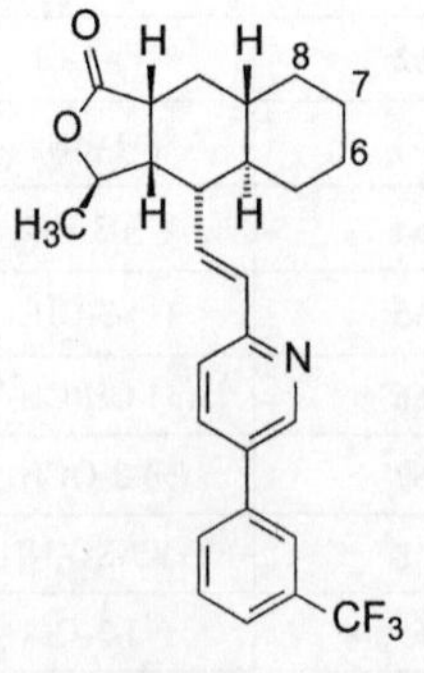

69 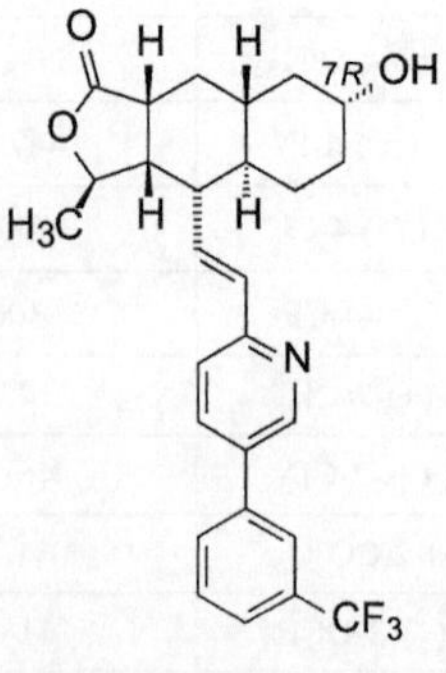   **70**

候选化合物的确定——沃拉帕沙上市

对三环的 7 位取代基的优化

鉴于三环的 7 位 *R* 构型的羟基取代不仅维持了对 PAR-1 的高活性，而且驻留时间（结合于 PAR-1 的时间）长，提高了作用持续时间和对 PAR-1 的选择性作用，因而进一步优化 7 位取代基。表 14.3 列出了化合物的结构和活性。

表 14.3 变换三环的 7 位和苯环上取代基的化合物活性

化合物	R₁	R₂	K_i(nmol/L)	化合物	R₁	R₂	K_i(nmol/L)
71	NH_2	3-F	20	83	$NHCO_2C_3H_7$	3-F	17
72	$NHCOCH_3$	3-CF₃	30	84	$NHCO_2C(CH_3)_3$	3-CN	44
73	$NHCOC_2H_5$	3-F	6.4	85	$NCH_3CO_2C_2H_5$	3-F	4.1
74	NHCO△	3-F	6.5	86	$NC_3H_7CO_2C_2H_5$	3-F	89
75	$NHCOCH_3$	3-F	6.2	87	$NCH_3CO_2C_2H_5$	3-CF₃	3.7
76	$NHCONHCH_3$	3-F	4.4	88	$NHCO_2C_2H_5$	3-OCH₃	5.9
77	$NHCONHC_2H_5$	3-F	4.8	89	$NHCO_2C_2H_5$	2-F	11
78	$NHSO_2CH_3$	3-F	11	90	$NHCO_2C_2H_5$	3-CONH₂	367
79	$NHSO_2CH_3$	3-CF₃	10	91	$NHCO_2C_2H_5$	3-CN	1.8
80	$NHCO_2C_2H_5$	3-CF₃	13	92	$NHCO_2C_2H_5$	3-Cl	11
81	$NHCO_2C_2H_5$	3-F	8.1	93	$NHCO_2C_2H_5$	3, 5-F₂	5.9
82	$NHCO_2CH_3$	3-F	6.1	94	$NHCO_2C_2H_5$	2-F, 3-CH₃	11

表 14.3 的结构变化主要集中在苯环的 3 位的氟或三氟甲基，7 位为氨基的衍生物，构效关系可归纳如下：

（1）氨基衍生化为酰胺、磺酰胺、烷基脲或氨基甲酸酯仍保持活性，尤其是苯环 3 位被氟取代活性更强。

（2）氨基甲酸酯的活性尤强，但当酯基的基团体积加大（如 **83** 和 **84**），或氮原子与大烷基连接（如 **86**），则活性降低。

（3）用半体内模型评价化合物的抗血小板聚集作用，结果表明，酰胺化合物 **72** 和 **73** 在低剂量下抑制作用不显著；脲基化合物 **76** 只有弱作用；磺酰胺 **78** 只在 6 h 时间点上呈现抑制活性。

（4）化合物 **80** 和 **81** 显示良好的半体内活性，尤其是 **81** 的亲脂性低于 **80**，是有利的物化性质。在剂量为 0.1 mg/kg 时，可抑制血小板聚集达 24 h，持续到 48 h 只恢复部分功能。

候选物的确定和沃拉帕沙的上市

化合物 **81** 具有良好的药效学和药动学性质，表 14.4 列出了重要的生物学参数。

表 14.4   化合物 81 的药效学和药动学参数

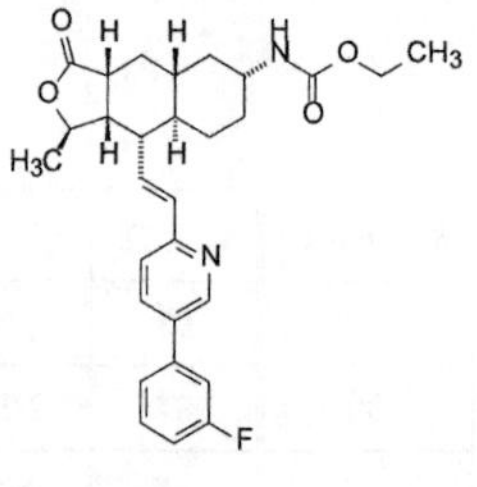

81

K_i(nmol/L)	IC$_{50}$(nmol/L)	复合物离解速率 $t_{1/2}$(h)	F 大鼠(%)	$t_{1/2}$ 大鼠(h)	F 猴(%)	$t_{1/2}$ 猴(h)
8.1	25	20	33	5.1	86	13

化合物 **81** 对凝血机制的其他过程没有干扰作用，提示其作用环节不是作用于凝血酶的活性部位，也不影响凝血过程的其他蛋白酶的功能；对其他 GPCR 和离子通道等靶标无抑制或激活作用；对 PAR2～4 等受体亚型作用微弱，提示对 PAR-1 有强选择性作用。此外，对与药物代谢关系密切的 CYP 酶未显示抑制和诱导活性。由于体内外的强效和选择性活性以及良好的成药性（药代、安全性和物化性质等），**81** 确定候选化合物，命名为沃拉帕沙（vorapaxar），进入临床研究阶段，经三期临床试验，美国 FDA 于 2014 年批准上市，用于急性冠脉综合征的二级预防，改善心梗患者血栓性心血管事件[9]。图 14.2 列出了沃拉帕沙的合成路线图。

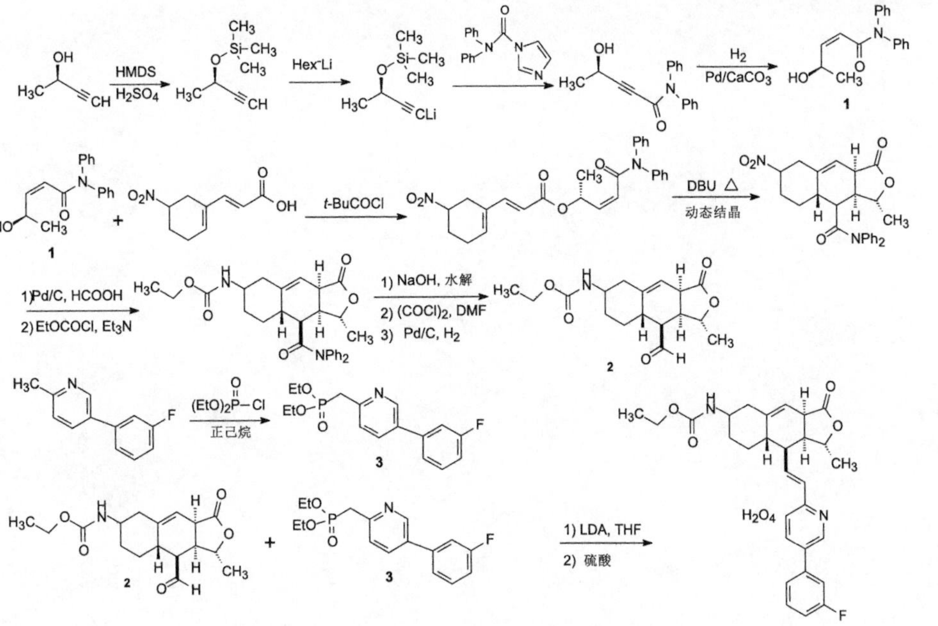

图 14.2 沃拉帕沙的合成路线图

参 考 文 献

[1] Pinhey J T, Ritchie E, Taylor W C. Aust J Chem, 1961, 14: 106.

[2] Chackalamannil S, Davies R J, Asberom T, et al. A highly efficient total synthesis of (+)-himbacine. J Am Chem Soc, 1996, 118: 9812-9813.

[3] Kozikowski A P, Fauq A H, Miller J H, et al. Alzheimer's therapy: An approach to novel muscarinic ligands based upon the naturally occurring alkaloid himbacine.Bioorg Med Chem Lett, 1992, 2: 797-802.

[4] Malaska M J, Fauq A H, Kozikowski A P, et al. Simplified analogs himbacine displaying potent binding affinity for muscarinic receptors Bioorg Med Chem Lett, 1993, 3: 1247-1252.

[5] Chackalamannil S, Doller D, McQuade R, et al. Himbacine analogs as muscarinic receptor antagonists—Effects of tether and heterocyclic variations. Bioorg Med Chem Lett, 2004, 14: 3967-3970.

[6] Chackalamannil S, Xia Y, Greeal nlee W J, et al. Discovery of potent orally active thrombin receptor (protease activated receptor 1) antagonists as novel antithrombotic agents. J Med Chem, 2005, 48: 5884-5887.

[7] Chackalamannil S. Thrombin receptor (protease activated receptor-1) antagonists as potent antithrombotic agents with strong antiplatelet effects. J Med Chem, 2006, 49: 5389-5403.

[8] Clasby M C, Chackalamannil S, Czarniecki M, et al. Metabolism-Based Identification of a Potent Thrombin Receptor Antagonist. J Med Chem, 2007, 50: 50: 129-139.

[9] Chackalamannil S, Wang Y G, Greenlee W J, et al. Discovery of a novel, orally active himbacine-based thrombin receptor antagonist (SCH 530348) with potent antiplatelet activity. J Med Chem, 2008, 51: 3061-3064.

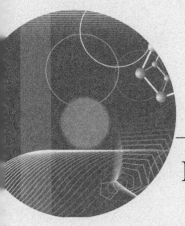

II 源于微生物的天然药物

15 红色链丝菌—红霉素—克拉霉素—阿奇霉素
—泰利霉素

研 究 背 景

红霉素的结构特征

红霉素（**1**, erythromycin）是 1952 年礼来公司 McGuire 博士从菲律宾土壤中红色链丝菌（*Streptomyces erythreus*）培养液分离得到的。红霉素对革兰氏阳性菌和衣原体有强效抑制作用，迅速用于临床治疗上/下呼吸道感染。由于与已有的抗菌药较少交叉耐药，并且不良反应也较少，迅速得到广泛的应用，并持续相当长时间。红霉素的不良反应是刺激肠道胃泌素受体，引起肠蠕动不适和腹泻。

红霉素是一组化合物，由红霉素 A～F 组成，之间结构非常类似，只是某个甲基或羟基位置的区分。批准上市的是主要成分红霉素 A（本文以下叙述的是红霉素 A，简称红霉素）。红霉素是十四元环内酯，又称大环内酯（macrolide），大环的 3 位和 5 位连接两个单糖形成糖苷，其中 3 位是克拉定糖，5 位是脱氧氨基糖，后者是不可少的药效片段，而且碱性氮原子可成盐，有助于溶解吸收。

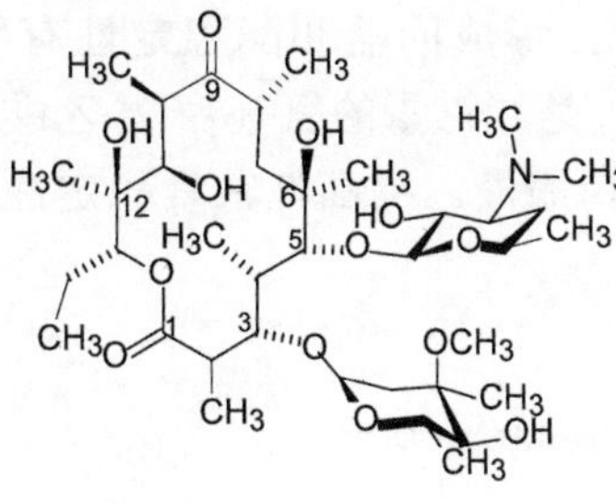

1

红霉素的化学不稳定性

红霉素具有化学不稳定因素，在体内（尤其是弱酸性下）发生化学变化失去抑菌活性。不稳定的结构因素是大环上的 6 位羟基与 9 位酮基处于空间适于发生羟醛缩合的位置，生成环状半缩酮，消除水分子，生成二氢呋喃（**2**），后者 α 位的不饱和碳原子具有亲电性，容易被 12 位羟基作分子内亲核进攻，生成另一个四氢呋喃，该螺四氢呋喃（**3**）失去了抗菌活性，但还保留了刺激胃肠道的不良反应。图 15.1 是红霉素发生分子内缩合生成螺四氢呋喃的化学机制。起初红霉素的结构优化的目标是克服该化学不稳定性。此外，长期应用红霉素引起耐药性，即所谓对大环内酯-林可酰胺-链阳菌素 B（MLS）耐药菌的交叉耐药。

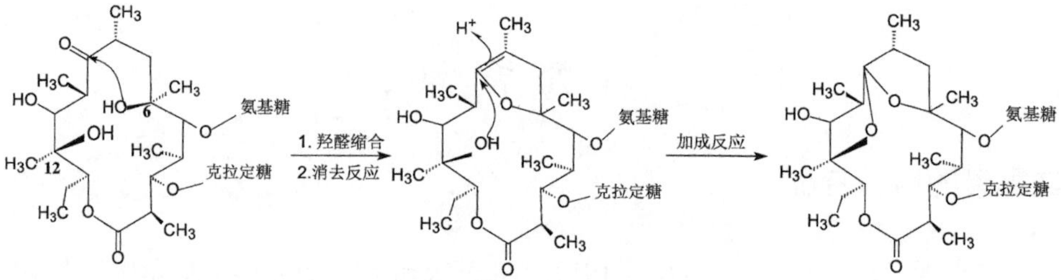

图 15.1　红霉素发生分子内缩合失去活性的化学机制

红霉素结构优化的成功药物

早期的研究

　　早期提高红霉素的稳定性的方法是利用氨基糖成盐或羟基成酯，例如与琥珀酸单乙酯制成的琥乙红霉素，酯类有红霉素硬脂酸酯、依托红霉素、红霉素碳酸乙酯和醋硬脂酸酯等，形成的盐和酯稳定性有所提高。其中醋硬脂酸酯（**4**, erythromycin acistrate）是红霉素的氨基糖 2′-乙酸酯与硬脂酸成盐，又称无味红霉素，适于制备儿童口服液。提高红霉素稳定性的更有效途径是功能基的改造。

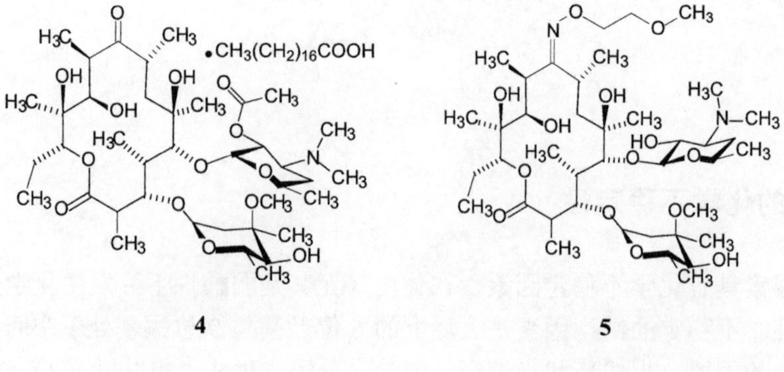

功能基的变换和构效关系

红霉素大环结构中 9 位羰基化学性能活泼，是容易修饰的基团，例如可形成肟、烷氧基肟、腙、亚胺和胺类等衍生物，虽然提高了稳定性，但大都活性降低，其中成功的药物是罗红霉素（**5**, roxithromycin），**5** 是 9-烷氧基肟红霉素[1]，对酸稳定，口服生物利用度较好，于 1990 年在法国上市。

通过红霉素的功能基变换得到的构效关系概括如下：

（1）内酯环非常重要，开环后失效，提示大环是维持药效构象和与靶标结合的重要保障。

（2）氨基糖的二甲氨基是必需基团，去除或变换都使活性降低。

（3）9 位羰基还原成亚甲基使活性降低，肟、烷氧基肟保持一定的活性，化学稳定性提高。

（4）6 位羟基的烷基化仍保持活性，且稳定性提高，烷基加大活性降低。

（5）3 位的克拉定糖不是必要片段，这是后来发现的。

两个重磅药物

克拉霉素

按照上述构效关系 9 位羰基不可少，6 位羟基可以烷基化的提示，很自然想到制备 6-*O*-甲基红霉素，可以提高红霉素的活性和稳定性。但直到 1980 年日本大正制药成功地制备了克拉霉素（**6**, clarithromycin），才得以实现，这是因为解决了化学转化中对敏感基团的保护-去保护问题。1984 年森本等叙述了克拉霉素研发的化学历程[2]。最初的合成路线如图 15.2 所示，即在对 6 位羟基甲基化时，为避免叔胺的季铵化，预先将叔胺变成仲胺，用苄氧羰基将最容易发生甲基化的两个位置加以保护，即合成 2'-*O*-3'-*N*-二苄氧羰基-*N*-去甲基红霉素，然后用氢钠拔除 6-OH 的质子，碘甲烷将 6-羟基甲基化，再氢解脱除苄氧羰基，仲胺经加成甲醛成亚胺，氢化还原成叔胺，得到克拉霉素。由于红霉素含有 5 个羟基（两个伯醇三个仲醇），因而不可避免地发生其他位置的羟基甲基化，所以最初的总收率不到 5%。如今工业化规模生产方法已取代了原有路线[3]。为了实现克拉霉素的市场化，大正制药与 BMS 合作通过三期临床试验于 1989 年上市。克拉霉素的抗菌活性与红霉素相近，而化学稳定性和药代动力学性质显著提高，也降低了不良反应。克拉霉素优胜并取代了红霉素。

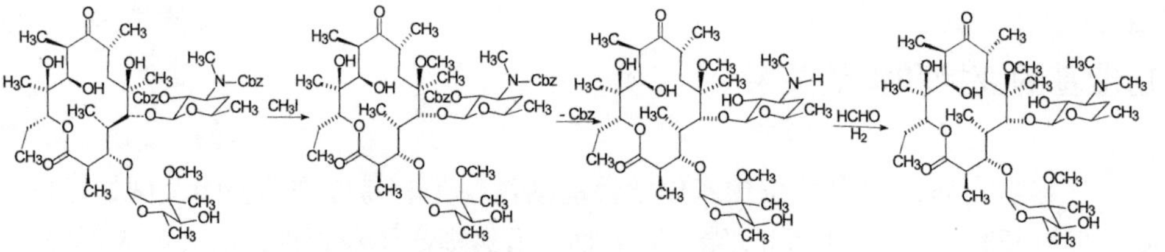

2'-O-3'-N-diCbz-Eryth　　6-O-Me-2'-O-3'-N-diCbz-Eryth　　6-O-Me-3'-deMe-Eryth　　克拉霉素（**6**）

图 15.2　克拉霉素最初的合成路线

阿奇霉素

阻止红霉素形成缩酮的另一策略是去除羟醛缩合的接受体酮基，而无需对 6-羟基作甲基化。阿奇霉素（**7**, azithromycin）是没有 9-酮基的另一个大环内酯药物。追溯历史，早在 20 世纪 70 年代克罗地亚 Pliva 公司即成功合成了阿奇霉素，但直到辉瑞开发才得以 1991 年上市。阿奇霉素的合成，是将红霉素制成 9-肟红霉素，经贝克曼重排扩环生成含氮的十五元环，再经 N-甲基化得到的，如图 15.3 所示。阿奇霉素特点是抗菌谱广，半衰期长，可向组织中广泛传输。在酸性介质中化学稳定，口服生物利用度 37%，半衰期 68 h。作为第二代大环内酯，是广泛应用的安全有效抗菌药物。

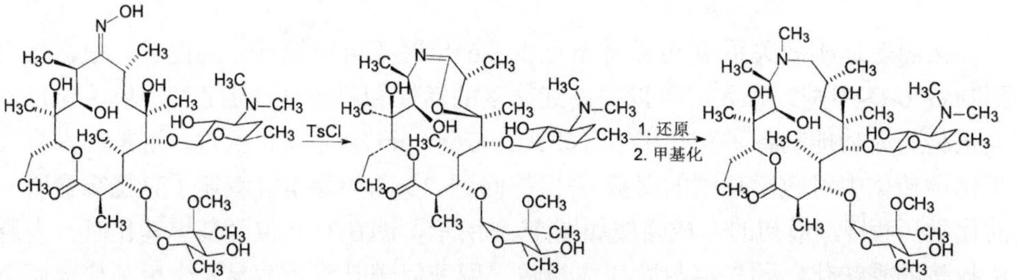

红霉素-6-酮肟　　　　　红霉素 6,9-亚胺环醚　　　　阿奇霉素（**7**）

图 15.3　阿奇霉素的合成路线

大环内酯的 3 位、11 位和 12 位的变换

上面简述克拉霉素和阿奇霉素的历史，是围绕大环的结构特征进行的，具有相互借鉴和接力继承的特征，泰利霉素的结构设计也融入了既往研究的成功因素。

大环的 11, 12 位结构的变换

雅培公司为研制新的大环内酯，对克拉霉素的 11 位和 12 位进行了化学修饰。以克拉霉素为起始物，在三甲基硅烷氨钠作用下与羰基二咪唑反应，生成 11, 12-环碳酸脂，然后经 DBU 作用生成 10, 11-双键结构。再与氯磺酰异氰酸酯反应得到 11, 12-*N*-取代的噁唑烷酮-6-*O*-甲基红霉素，氮原子上的不同取代基是优化的内容[4]，其中活性最强的化合物 A-66321[**8**, R = —$(CH_2)_4$Ph]对大环内酯-林可酰胺-链阳菌素 B（MLS）交叉耐药的菌株有显著抑制活性，不过化合物 **8** 没有研制成新药。

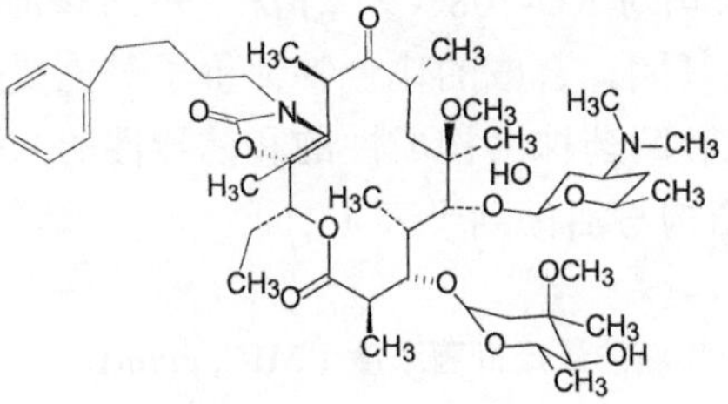

8 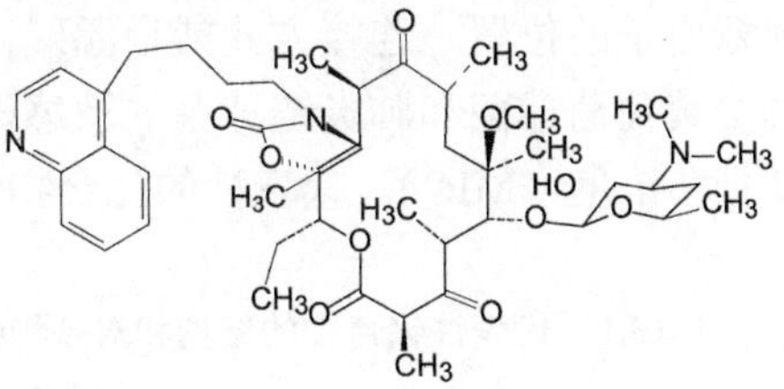　　　　　　**9**

3 位克拉定糖的变换

长期以来，3 位克拉定糖基被认为是不可缺少的抗菌基团，然而法国的 Roussel Uclaf 公司发现并非如此。用酸水解去除 3-克拉定糖基并将羟基氧化成 3-酮基的化合物仍有强效抑菌作用，例如化合物 RU-708（**9**）对 MLS 耐药菌没有交叉耐药，提示 3 位的克拉定糖并不是抑菌作用的必需片段[5]，RU-708 也未上市。

雅培公司还以 3-酮-6-甲氧基-11, 12-噁唑烷酮为母体对噁唑烷酮的氮原子变换成肼基，对金黄葡萄球菌（*Staphylococcus aureus*）和化脓性链球菌（*Streptococcus pyogenes*）的细菌都呈现强效抑菌活性，比较化合物 **8** 和 **10** 的结构，其实二者是简单的电子等排体，**8** 的一个 CH_2 被 **10** 的 NH 所替换[6]。

德国 Hoechst Marion Roussel 公司循此路径优化出 HMR 3004（**11**），**11** 的抗

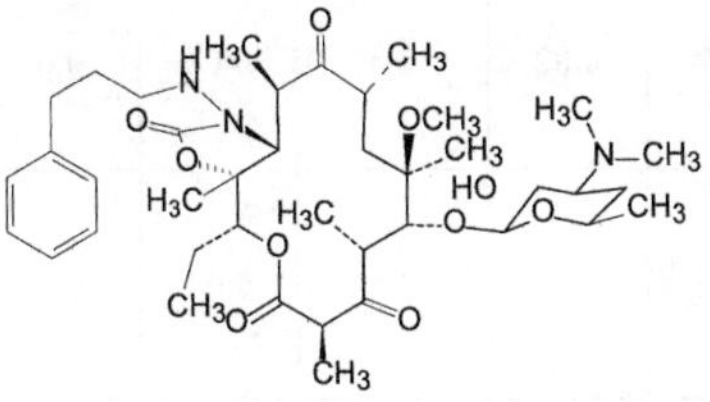

10 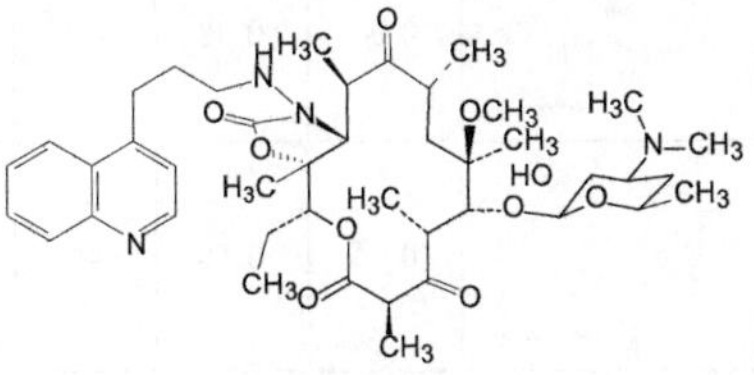　　　　　　**11**

菌活性强于 **10**，对耐药的流感嗜血杆菌、肺炎球菌和卡他衣原体具有抑制活性，对感染动物也呈现治疗作用[7]。化合物 **10** 和 **11** 的区别在于 11 位连接的芳丙氨基的苯环变换为 4-喹啉环，提示侧链上的碱性基团有利于对耐药菌株的抑制作用。

泰利霉素的研制路径

结构变化和体外活性

化合物 **11** 的活性强于 **10**，提示环上连接含有碱性氮原子的侧链可能有利于抗菌活性，促使 Hoechst Marion Roussel 公司对 RU-708（**9**）作深一步的修饰，即变换氮原子的位置、连接方式或增添碱性基团。合成的化合物评价了对重要致病菌如金黄葡萄球菌和肺炎链球菌的敏感株和耐药株（构成性的和诱导性的）等的最低抑菌浓度（MIC）。代表性的化合物结构与活性列于表 15.1。

表 15.1　代表性化合物的结构和对各种致病菌的最低抑菌浓度（MIC, μg/mL）

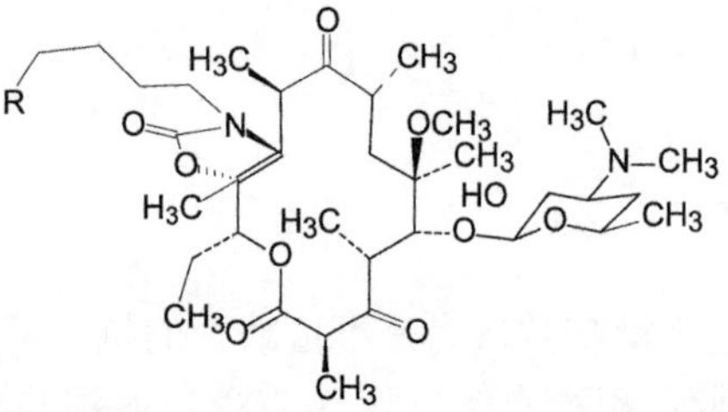

化合物	R	Staphylococcus aureus			S. pyo[a]	Streptococcus pneumonia			H.i.[b]	E.c.[c]
		EryS[d]	EryRc[e]	EryRi[f]		EryS[d]	EryRc[e]	EryRi[f]		
6	—	0.3	40	40	0.06	0.04	40	40	1.2	40
7	—	0.3	40	40	0.6	0.15	40	40	1.2	20
9	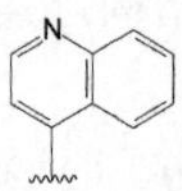	0.04	0.08	40	0.02	0.02	1.2	0.02	0.6	40
12	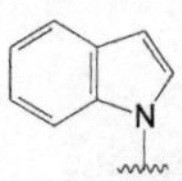	0.04	0.08	40	0.02	0.02	2.5	0.08	0.6	10
13	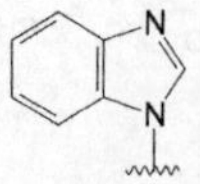	0.04	0.15	40	0.02	0.08	2.5	0.04	0.6	10

续表

化合物	R	Staphylococcus aureus			S. pyo[a]	Streptococcus pneumonia			H.i.[b]	E.c.[c]
		EryS[d]	EryRc[e]	EryRi[f]		EryS[d]	EryRc[e]	EryRi[f]		
14		0.08	0.15	40	0.02	0.02	5	0.15	1.2	10
15		0.04	0.08	40	0.02	0.02	2.5	0.04	2.5	20
16		0.08	0.3	40	0.02	0.02	20	2.5	1.2	40
17		0.02	0.15	40	0.02	0.04	1.2	0.3	1.2	40
18		0.02	0.6	40	0.02	0.6	0.02		1.2	20
19		0.04	0.08	40	0.02	0.02	0.08	0.02	1.2	10

a. *S. pyo.* = 化脓性链球菌; b. *H. i.* = 流感嗜血杆菌; c. *E. c.* = 大肠杆菌; d. EryS = 红霉素敏感株; e. EryRc = 构成性红霉素耐药株; f. EryRi = 诱导性红霉素耐药株

结果表明，所有目标物对大肠杆菌（*E.coli*）和构成性的耐受红霉素的金黄葡菌（MLS）都没有活性（MIC＞40 μg/mL），但对诱导性的耐受红霉素的球菌和肺炎链球菌（包括构成性菌株）都有活性，只有吲哚取代的化合物 **12** 无活性。并环化合物 **12～15** 对诱导性耐药的肺炎链球菌的活性弱于喹啉取代的化合物 **9**，但对流感嗜血杆菌略强于 **9**。非稠合的二杂环化合物中咪唑（**16**）和三唑（**17**）与化合物 **9** 的活性相当，而四唑（**18**）的活性弱于 **12**。将中间的苯环换作 3-吡啶连接，活性显著提高，吡啶基三唑（未报道数据）和吡啶基咪唑化合物 **19** 对 MLS 耐药的构成性肺炎链球菌活性非凡地高，对革兰氏阳性菌敏感株和耐药株的 MIC 与克拉霉素和阿奇霉素的活性相当，MIC 在 0.15～0.02 μg/mL 之间。

化合物 **19** 是有希望的活性化合物，代号为 HMR 3647。**19** 进一步与克拉霉素/阿奇霉素的活性作比较，表 15.2 列出了对四种阳性菌敏感株和耐药株（诱导性和构成性）的半数最低抑菌浓度（MIC_{50}）和 90%最低抑菌浓度（MIC_{90}）。

用于评价活性的菌株是从临床患者分离的耐受红霉素和青霉素 G 的肺炎链球菌、葡萄球菌和流感嗜血杆菌。如表 15.2 所示，HMR 3647 对大多数敏感型和耐药型菌株都显示较强的抑制活性，除了对结构性耐受红霉素的金黄葡萄球菌活性较低外，对链球菌、葡萄球菌和流感嗜血杆菌的 90% 抑制浓度都在 $0.02\sim1.2$ μg/mL 范围。

表 15.2   化合物 19（HMR 3647）体外抑菌活性的进一步评价（MIC_{50}/MIC_{90}, μg/mL）

化合物	Staphylococci		Streptococci EryR	S. pneumoniae			H. influenzae	
	EryRi	EryRc		EryRi	EryRc	PenR	AmpRi	AmpRc
7 (CLA)	40/40	未测	1.2/40	40/40	40/40	0.3/40	1.2/5	2.5/10
8 (AZI)	40/40	未测	10/40	40/40	40/40	2.5/40	0.15/1.2	0.3/1.2
氨苄西林	未测	未测	未测	未测	未测	未测	0.3/0.6	1.2/10
19	0.08/0.3	40/40	0.02/0.08	0.005/0.02	0.04/0.3	0.005/0.15	0.6/1.2	0.6/0.6

体内活性评价

用致死量的不同阳性致病菌感染小鼠，评价克拉霉素/阿奇霉素/氨苄西林和化合物 19 的 50% 治愈剂量（ED_{50}, mg/kg），结果表明，用金黄葡萄球菌感染小鼠的败血症，19 的活性与克拉霉素相当，阿奇霉素的活性较差。对红霉素发生耐药的链球菌感染小鼠，19 的活性强于克拉霉素 10 倍。19 对肺炎链球菌（诱导性和构成性耐药株）感染小鼠的活性 ED_{50} 分别为 4.5 mg/kg 和 6 mg/kg，而克拉霉素和阿奇霉素 50 mg/kg 剂量完全没有作用。对红霉素耐药的肺炎球菌的保护性治疗剂量在 $4\sim16$ mg/kg 范围。对流感嗜血杆菌引起的小鼠感染，化合物 19 的活性强于克拉霉素 $2\sim7$ 倍，阿奇霉素与此相近（表 15.3）。

表 15.3   化合物对革兰氏阳性菌和感冒嗜血杆菌感染小鼠的活性

化合物	Staphylococcus aureus		Streptococcus pneumoniae			Haemophilus influenza		S. pyogenes
	EryS	EryRi	EryS	EryRi	EryRc	AmpRβ(−)	AmpRβ(+)	EryS
7(CLA)	6	55	7.5	>50	>50	71	>300	120	16
8(AZI)	30	>100	6	>50	>50	56	145	94	16
氨苄西林	未测	未测	未测	未测	未测	5.5	39	>600	未测
19	10	4.5	1	4	6.5	68	40	57	16

药代动力学性质

化合物 19 是第一个酮内酯（ketolide），对敏感/耐药株致病菌的抗菌谱显著强于既有的大环内酯，从而被确定进入开发研究，定名为泰利霉素（telithromycin）。药代动力学性质表明，泰利霉素灌胃小鼠 10 mg/kg，其 $AUC_{0\text{-}8} = 17.2$ μg h/L，口服生物利用度 $F = 49\%$，消除半衰期 $t_{1/2} = 1$ h，C_{max} 为 2.9 μg/mL，远高于体外 MIC 值。同时还表明 AUC/MIC 的比值与体内的药效有良好的相关性。泰利霉素对人的口服生物利用度为 57%，与血浆蛋白结合率 60%～70%，主要结合于血清白蛋白，消除半衰期为 10 h。法国赛诺菲-安万特公司对泰利霉素进行了三期临床研究，证明对于多种致病的阳性菌感染患者有治疗作用，泰利霉素在 2001 年首先在德国批准上市，用来治疗呼吸道感染和肺炎等。

泰利霉素与靶标的结合模式

红霉素和泰利霉素都是结合在细菌核糖体的肽基转移中心（PTC）处（其他小分子抗生素如林可酰胺和氯霉素亦是，体现了药物结构的多样性），大环内酯的结合，使 tRNA 不能处于正确取向而终止了肽链的增长。另外，大环内酯还堵塞了核糖体 50S 的出口通道，也抑制了肽链的进入。图 15.4（a）是红霉素（绿色）和泰利霉素（橙色）在核糖体的 PTC 域的定位，图中的飘带是核糖体的磷酸戊糖骨架的走向。可以看出红霉素与泰利霉素的大环基本重合在一起，都挡住了肽链的出口，泰利霉素的 11 位侧链靠近了碱基 A752，提供了新的结合位点[8]。图 15.4（b）是泰利霉素与大肠杆菌核糖体 50S 结合的二维图，可以看出 5 位的脱氧氨基糖的

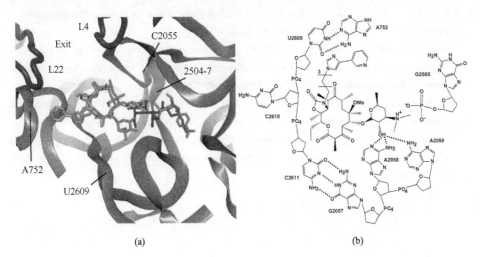

(a)　　　　　　　　　　(b)

图 15.4　（a）红霉素（绿色）与泰利霉素（橙色）与 50S 亚基结合示意图；（b）泰利霉素与大肠杆菌核糖体 50S 结合的二维图

请扫描封底二维码查看彩图

质子化正电荷与 G2505 的磷酸根发生离子键结合，糖上羟基与 A2085 和 A2086 的腺嘌呤的 N 原子有氢键结合。11 位连接的含有咪唑基吡啶与 U2609-A752 的 Watson-Crick 的碱基对叠合，增加了结合能。

大肠杆菌的抗药性是由于 A2058 变异成 G，或者 A2058 的 N6 被甲基化转移酶催化成 N-甲基腺嘌呤，泰利霉素仍保持对突变株的活性，是由于结合腔中的水分子的缔合-离解暴露出被掩盖的新结合腔，泰利霉素于该结合腔发生结合，维持了活性，同时 11 位连接的柔性侧链发生 π-π 叠合作用的贡献，对熵变是有利的，也增强了结合力。这是通过蒙特卡罗方法和分子动力学（GCMC/MD）模拟得到的证明[9]。

参 考 文 献

[1]   Gasc J S G, Ambrieres D, Lutz A, et al. Novel erythromycin A derivatives. J Antibiot, 1991, 44(3): 313-330.

[2]   Morimoto Y, Takahashi Y, Watanabe Y, et al. Chemical modification of erythromycins. 1. Synthesis and antibacterial activity of 6-O-methylerythromycins A. J Antibiot, 1984, 37(2): 187-189.

[3]   Morimoto S, Misawa Y, Adachi T, et al. Chemical modification of erythromycins. 1. Synthesis and antibacterial activity of 6-O-alkyl derivatives of erythromycins A. J Antibiot, 1990, 43: 286-294.

[4]   Baker W R, Clark J D, Stephens R L, et al. Modification of macrolide antibiotics. Synthesis of 11-deoxy-11-(carboxyamino)-6-O-methylerythromycin A ll, 12-(cyclic esters) via an intramolecular Michael reaction of O-carbamates with an αβ-unsaturated ketone. J Org Chem, 1988, 53: 2340-2345.

[5]   Agouridas C, Bonnefoy A, Chantot J F, et al. (Roussel-Uclaf): Nouveaux dérives de l'erythromycine, leur procédé de préparation, leur application comme médicaments. EP596802-A1, May 11, 1994.

[6]   Griesgraber G, Or Y S, Chu D T W, et al. 3-Keto-ll, 12-carbazate derivatives of 6-O-methylerythromycin A synthesis and in vitro activity. J Antibiot, 1996, 49: 465-477.

[7]   Agouridas C, Denis A, Auger J M, et al. Synthesis and antibacterial activity of ketolides (6-O-methyl-3-oxoerythromycin derivatives): A new class of antibacterials highly potent against macrolide-resistant and -susceptible respiratory pathogens. J Med Chem, 1998, 41: 4080-4100.

[8]   Dunkle J A, Xiong L Q, Mankin A S, et al. Structures of the Escherichia coli ribosome with antibiotics bound near the peptidyl transferase center explain spectra of drug action. Proc Nat Acad Sci USA, 2010, 107: 17152-17157.

[9]   Small M C, Lopes P, Andrade R B, et al. Impact of ribosomal modification on the binding of the antibiotic telithromycin using a combined grand canonical Monte Carlo/molecular dynamics simulation approach. PLOS Computational Biology, 2013, 9: e1003113.

16   金色链丝菌—四环素—替加环素和依拉环素

概　　述

四环素类药物是一组抗革兰氏阳性菌、阴性菌以及需氧和厌氧菌的广谱抗生素药物，历史悠久。最早发现的金霉素（**1**, chlortetramycin）是 1947 年从金色链丝菌 *Streptomyces auraofaciens* 的培养液分离得到的[1]，后于 20 世纪 50 年代又相继发现了土霉素（**2**, oxytetracycline）[2]、四环素（**3**, tetracycline）[3]和地美环素（**4**, demeclocycline）等天然抗生素，这些都曾于临床应用。作为第一代四环素药物，口服可吸收，被广泛应用，但因是极性较强分子，体内易于代谢清除，因而作用时间短。

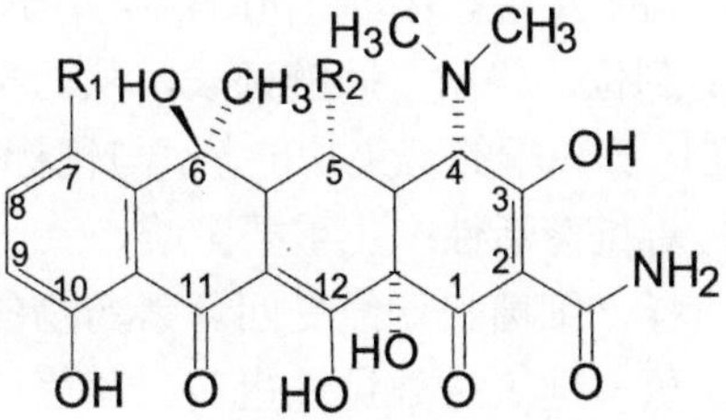

1: $R_1 = Cl, R_2 = H$

2: $R_1 = H, R_2 = OH$

3: $R_1 = H, R_2 = H$

4: $R_1 = Cl, R_2 = OH, R_3 = H$

临床称作第二代的四环素是天然四环素的简单结构修饰物，修饰的位置多在环的 5 位、6 位和 7 位变换，例如脱去土霉素（**2**）的 6-羟基生成的多西环素（**5**, doxycycline, 又称强力霉素），由于减少了分子极性，延长了消除半衰期，成为第一个长效四环素[4]。美他环素（**6**, methacycline）又称甲烯土霉素，可视作土霉素 6 位脱水的甲烯化合物，体内半衰期可到 16～18 h[5]。另一个是去除 5 位和 6 位的取代基，在 7 位连接二甲氨基的四环素，称作米诺霉素（**7**, minomycine），其抗菌活性强于多西环素，也说明 6 位的取代基并非抗菌所必需，而 7 位引入极性基团可提高抗菌活性，推测 7 位的极性基团有利于同核糖体 A 位的结合[6]。

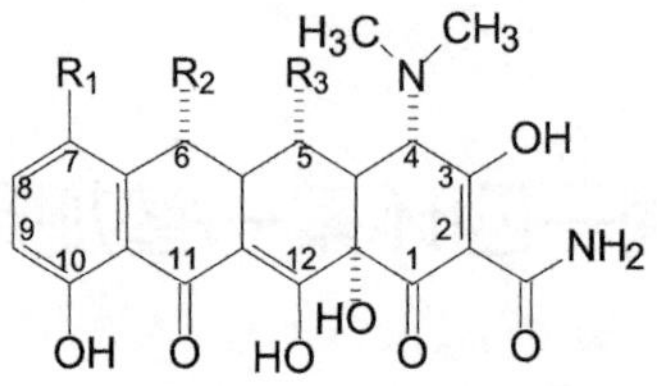

5: $R_1 = H$, $R_2 = CH_3$, $R_3 = H$

6: $R_1 = H$, $R_2 = =CH_2$, $R_3 = OH$

7: $R_1 = N(CH_3)_2$, $R_2 = H$, $R_3 = H$

第二代四环素的药物仍保持广谱抗菌活性，并提高了代谢稳定性，改善了药代动力学性质。

作用机制和耐药性

四环素类药物的作用机制是抑制细菌的蛋白质合成，阻断细菌胞壁的肽链生成。其作用靶标是核糖体 30S 亚基，与四环素-30S 发生可逆性结合，该复合物与tRNA 竞争性地结合核糖体的 A 位，阻断了 tRNA 与 RNA 之间密码子-反密码子反应，不能使氨酰-tRNA 到位，终止了肽链延长，从而抑制细菌生长。四环素类结构中 C10～C12 位存在烯醇和酮的密集功能基，与靶标的多个氨基酸残基结合，并和镁离子形成配合物，对抗菌活性产生重要影响。

如同所有抗菌药物一样，细菌长期经受四环素药物的刺激，会产生耐药性，主要通过两种机制。一是更多地表达外排性蛋白。革兰氏阳性菌和阴性菌种都含有外排基因，表达的外排性蛋白（efflux proitein）具有四环素抗性，这种外排蛋白属于主要异化转运蛋白超家族（major facilitator superfamily, MFS），作为膜蛋白可将四环素泵出细菌胞外，降低胞内药物浓度，保护核糖体免受攻击。已知革兰氏阴性和阳性菌含有 *tet* A～*tet* D 等外排蛋白。另一耐药机制是提高核糖体保护蛋白（ribosome protection proteins，RPP）的表达量，RPP 存在于细胞质中，与核糖体结合，引起后者的构象改变，导致四环素不能与核糖体结合，此时核糖体的构象改变并不影响蛋白质的合成，如此保护核糖体免受四环素的作用。已知耐药菌表达的 RPP 有 *tet* M～*tet* O 等蛋白。

四环素类药物的构效关系

许多文献报道了四环素的结构修饰，揭示的构效关系有如下要点：

（1）由四个六碳环并排结合成四环是必要的骨架，开裂其中一个环就失去活性，例如四环素（**3**）在碱性条件下，C6 上羟基形成氧负离子，向具有亲电性的

C11 羧基作分子内亲核进攻，C 环破裂，生成内酯结构（**8**）而失去活性。此外，改变并合环的构型或某个环的芳香化都会失去活性。

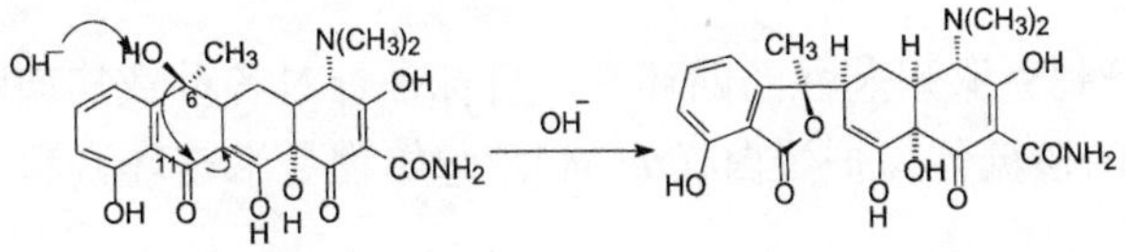

3　　　　　　　　　　　　　　　　　**8**

C2 连接的酰氨基是必要的药效团，去除 $CONH_2$ 则失去活性，N 上 H 原子可用烷基置换而保留活性，例如连接甲基四氢吡咯的罗利环素（rolitetracycline）或连接赖氨酸的赖甲环素（lymecycline）仍保持活性，而且提高了溶解性。赖甲环素 C2 是经氮杂缩醛引出的赖氨酸侧链，是四环素的前药。

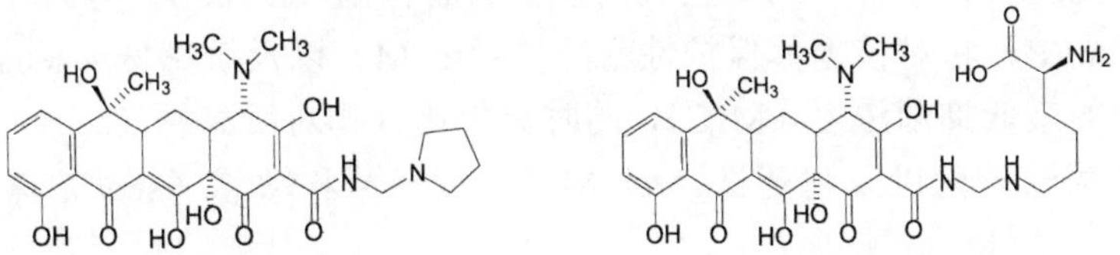

罗利环素　　　　　　　　　　　　　　　赖甲环素

（2）4 位的二甲氨基是必要基团，去除或变构为 β 构型活性显著减弱，用其他烷基取代甲基也使活性降低。

（3）5 位、6 位和 7 位的功能基变化对活性影响不显著，即或没有取代基活性变化也不大。但是若 6-羟基与 5a-H 消除水分子，使 C 环芳香化，则失去活性。

（4）天然四环素的 9 位没有取代基，但后来发现引入含有碱性氮原子的甘氨酰侧链对活性和选择性有重要贡献，产生了新的半合成四环素，将于后面讨论。

（5）1 位和 3 位的酮基-烯醇基，以及 10、11、12 和 12a 的羟基和酮基（或烯醇基）都是与 S30 结合的重要基团，去除或变换（包括 12a 羟基构型的翻转）都使活性降低。

（6）四环素与核糖体 S30 的复合物晶体结构表明，环骨架的"右下部"与 S30 形成的氢键网络对活性至关重要。骨架环的"左上部"例如 5，6，7，8 和 9 位的取代基是可以变换的，因而是优化活性、抗耐药性和调整过膜性的适宜位置[7]。

替加环素的研制

甘氨酰环素

美国氰胺公司（后为惠氏，并入辉瑞）研制的米诺环素（**9**, minocycline）是

7-二甲氨基四环素，1971 年上市的第二代四环素，其抗菌谱、强度和药代性质（分布和长效性）都强于已有的第一代四环素。然而长时期的应用，细菌对米诺环素产生耐药性。

惠氏着手研制克服耐药性的四环素，目标是针对各种致病菌耐药的外排蛋白（*tet* B）和变异的核糖体保护蛋白（*tet* M）。起始物是米诺环素和 7-二乙氨基去氧去甲基四环素。

初步构效关系

由于四环素结构中最经得起修饰并有望优化抗菌作用的位置是 D 环，因而首轮设计的是在 7 位（二甲氨基和二乙氨基）和 9 位引入基团。表 16.1 列出了初步修饰的化合物活性。用革兰氏阴性菌大肠杆菌（*E. coli*）对四环素外排性耐药株（*tet* B）和对核糖体保护性耐药株（*tet* M）以及敏感株（sens）评价受试化合物的最低抑菌浓度（MIC），同时评价化合物对敏感株（sens）革兰氏阳性菌金黄葡萄球菌以及耐药株（*tet* M）金黄葡菌和敏感（sens）株肠粪球菌（*Eterococ*）活性。

表 16.1　7-取代和 9-取代四环素的结构与体外活性

化合物	R_1	R_2	最低抑菌浓度（MIC）（μg/mL）					
			E. coli/tet B	*E. coli/tet* M	*E. coli* /sens	*S. aur/tet* M	*S. aur*/sens	*Eterococ*/sens
9	H	H	>32	16	1	8	0.03	0.5
10	NEt_2	H	2	32	1	2	0.03	0.12
11	I	H	>32	>32	4	0.5	0.015	0.12
12	H	CHO	32	1	0.25	1	0.03	0.06
13	NMe_2	CHO	>32	1	0.25	0.06	0.03	0.03
14	NEt_2	CHO	16	8	0.5	0.5	0.03	0.06
15	I	CHO	>32	32	0.5	4	0.03	0.25
16	H	CH_3CO	>32	8	8	2	0.12	0.25
17	NMe_2	CH_3CO	>32	4	8	1	0.25	0.25

化合物	R₁	R₂	最低抑菌浓度（MIC）(μg/mL)					
			E. coli/tet B	E. coli/tet M	E. coli /sens	S. aur/tet M	S. aur/sens	Eterococ/sens
18	NEt₂	CH₃CO	32	32	32	2	0.12	0.25
19	I	CH₃CO	>128	>128	16	1	0.12	0.25
20	NMe₂	H₂NCOCH₂	2	1	2	2	1	0.25
21	NMe₂	Me₂NH₂CCO	0.25	0.25	0.25	0.25	0.06	0.06
22	H	Me₂NH₂CCO	0.25	0.12	0.12	0.12	0.12	0.03
23	NEt₂	Me₂NH₂CCO	1	1	1	0.5	0.5	0.25
24	I	Me₂NH₂CCO	1	1	2	0.5	0.5	0.06
7	米诺环素		>32	16	16	8	2	4
3	四环素		>32	>32	1	>32	0.25	16

表 16.1 结果提示，化合物 **9～11** 对革兰氏阳性菌有抑制活性，但对四环素耐药的阴性菌没有活性。**13** 和 **14** 在 9 位引入甲酰氨基，对耐药的金黄葡菌株虽有活性但对耐药大肠杆菌株未显示活性。乙酰氨基化合物 **16～19** 的活性都不如甲酰胺基。进而合成的 *N, N*-二甲基甘氨酰氨基化合物 **21～24**，对耐药菌株有较强的抑制活性。实验表明 9 位有甘氨酰氨基侧链的四环素（glycylcycline）对于耐受甲氧西林的金黄葡菌（MRSA）和耐受万古霉素的肠粪球菌（VRE）呈现有效的抑制活性，其中化合物 **21** 的活性最强[8]。

氨基酸片段的变换

基于四环素 9 位用甘氨酰氨基取代对耐药菌呈现较高活性，用各种天然氨基酸和非天然氨基酸置换甘氨酸片段，结果表明抗菌活性都不如甘氨酸片段[9]（数据省略）。

进一步优化和候选物的确定

化合物 **21** 是优化的化合物，继之 6 位为二甲氨基，变换 9 位的甘氨酰上碱性氮原子的取代基，以优化最佳取代基，合成的代表性化合物列于表 16.2。

表 16.2 的构效关系分析如下：

（1）9-溴化合物 **25** 是合成目标物的中间体，顺便测试而已。对敏感型阳性菌虽有一定的活性，但对阴性菌无效，提示 9 位连接的氮原子是抗阴性菌所必需。

表 16.2　变换 9-甘氨酰氨基四环素的结构与体外活性

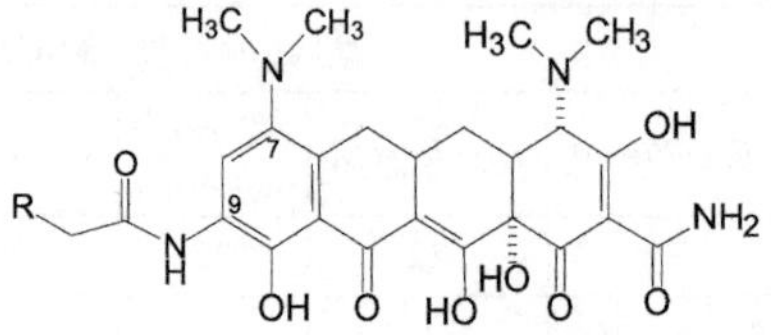

化合物	R	最低抑菌浓度（MIC）(μg/mL)					
		E. coli/tet B	*E. coli/tet* M	*E. coli*/sens	*S. aur/tet* M	*S. aur*/sens	*Eterococ*/sens
21	Me$_2$N	0.25	0.25	0.25	0.25	0.03	0.06
25	Br	>32	NT	16	1	0.5	0.5
26	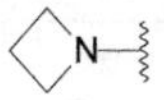 ⬡N⌇	0.5	0.25	0.25	0.25	0.12	0.25
27	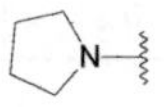 ⬠N⌇	0.25	0.25	0.25	0.12	0.12	0.12
28	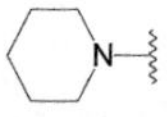 ⬡N⌇	0.5	0.5	0.5	0.25	0.12	0.06
29	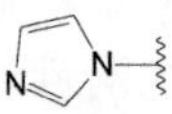 N⬠N⌇	>32	>32	>32	32	4	4
30	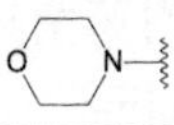 O⬡N⌇	>32	NT	>32	4	2	2
31	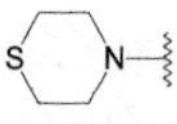 S⬡N⌇	>32	>32	>32	1	1	0.25
3	四环素	>32	>32	1	>32	0.25	16
7	米诺环素	>32	16	16	8	2	4

（2）9-氮杂脂环 **26～28** 对阴性和阳性菌以及耐药菌株都有活性，但不如 9-二甲氨基化合物 **21**。

（3）9-咪唑、吗啉和硫代吗啉化合物 **29～31** 对阴性菌均未显示活性。

下一步仍是固定 7 位是二甲氨基，用不同的单烷基连接于 9-位的氨基上，考察仲胺对活性的影响，合成了表 16.3 代表性化合物。构效关系如下：

（1）*N*-单甲基化合物 **32** 与 **21** 相比，对敏感和耐药的阴性和阳性菌抑制活性都显著下降，正丙基（**33**）、正丁基（**34**）和正己基（**36**）虽然活性强于 **32**，但不如化合物 **21**。十一烷氨基取代物 **37** 的活性很差。

（2）*N*-环烷基或芳（杂）环烷基的化合物虽然有活性，但不突出。

化合物 **35** 是叔丁氨基化合物，对阴性和阳性菌以及耐药菌的活性与化合 **21** 不分伯仲，从而比较了二者的体内药效与药代性质，结果显示 **35** 对耐甲氧西林金黄葡菌（MRSA）和耐受万古霉素的肠粪球菌（VRE）以及耐受青霉素的链球菌活性更强，而且消除半衰期 36 h，作用时程长，因而是体内外抗菌效果最佳的化合物[10]。

表 16.3　变换 9-取代的甘氨酰胺基四环素的结构与体外活性

化合物	R	最低抑菌浓度（MIC）(μg/mL)					
		E. coli/tet B	*E. coli/tet* M	*E. coli/sens*	*S. aur/tet* M	*S. aur/sens*	*Eterococ/sens*
21	—	0.25	0.25	0.25	0.25	0.03	0.06
32	CH₃	1	NT	1	1	0.5	0.5
33	*n*-Pr	0.5	0.25	0.5	0.5	0.25	0.25
34	*n*-Bu	0.5	0.25	0.5	0.5	0.25	0.12
35	*t*-Bu	0.5	0.12	0.25	0.12	0.25	0.12
36	*n*-C₆H₁₃	0.5	0.25	0.25	0.25	0.06	0.12
37	*n*-C₁₁H₂₃	32	32	16	16	0.5	2
38	▷	4	2	2	0.5	0.5	0.25
39	⬠	0.25	0.25	0.25	0.25	0.12	0.12
40	⬡	4	2	4	1	0.25	0.25
41		0.5	0.5	0.5	0.5	0.25	0.12
42		0.5	0.5	0.5	1	0.5	0.25
43		2	0.5	0.5	0.5	0.25	0.25
44		16	8	16	8	4	2

　　惠氏公司将 **35** 选定为候选化合物，代号 GAR-396，定名为替加环素（tigecycline），经系统临床前和临床研究，于 2008 年美国 FDA 批准上市，治疗细菌性肺炎，革兰氏阳性或阴性菌引起的皮肤和肠道感染。替加环素是在惠氏于 1971 年上市的米诺环素 37 年后的重要突破，成为第三代四环素的代表性药物。

　　时隔 10 年后，美国 FDA 于 2018 年批准了 Paratek 公司的奥马环素（**45**,

omadacycline）上市[11]。奥马环素的化学结构与替加环素颇为相似，也是在米诺环素的 9 位引入含有叔丁甲氨基的碱性侧链，类似于跟随性药物。

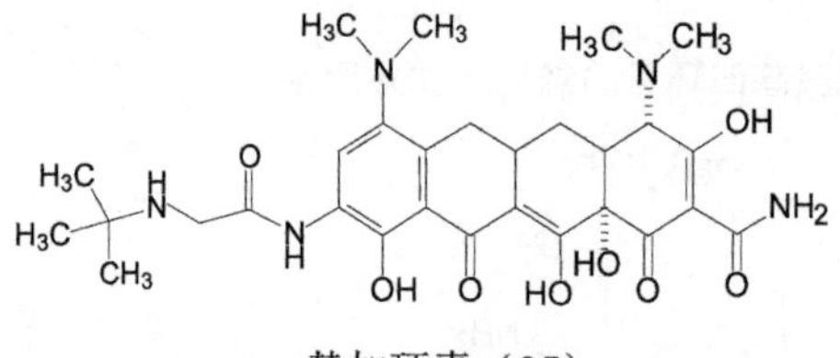

替加环素（**35**） 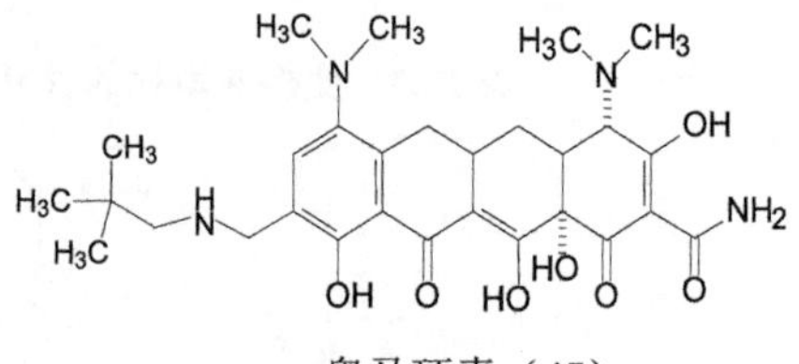　　　　　奥马环素（**45**）

全合成促进第四代四环素研制

(−)-四环素的全合成

　　最早实现四环素全合成的工作是 Woodward 在 1967 年完成的，合成路线经 34 步反应，总收率 0.002%，所以只有理论价值。Myers 等 2005 年实现的全合成采用会聚式策略，构建 AB 环与预构的 D 环经 Diels-Alder 环加成反应形成 C 环，合成了四环骨架。烯酮 AB 环 **3-1** 是由苯甲酸经 10 步反应得到的，烯酮的 α 位经溴化再置换为 α-苯硫醚基（**3-2**）而活化。苯并环丁基三乙基硅氧醚 **3-3** 是发生 Diels-Alder 反应的双烯物，为目标物提供 D 环的模块。生成的环加合物 **3-4** 经三乙胺-氟氢酸处理去除三乙基硅烷，游离出的 10 位羟基经 o-碘氧苯甲酸（IBX）氧化生成 10-酮化合物 **3-5**，后者经三氟乙酸除去硫代苯酚，继之用 o-氯过氧苯甲酸氧化，生成过氧化物 **3-7**，氢化还原得到目标物(−)-四环素 **3**。全合成的 17 步反应总收率位 1.1%（以初始物苯甲酸计）[12]。图 16.1 是该全合成的路线图。

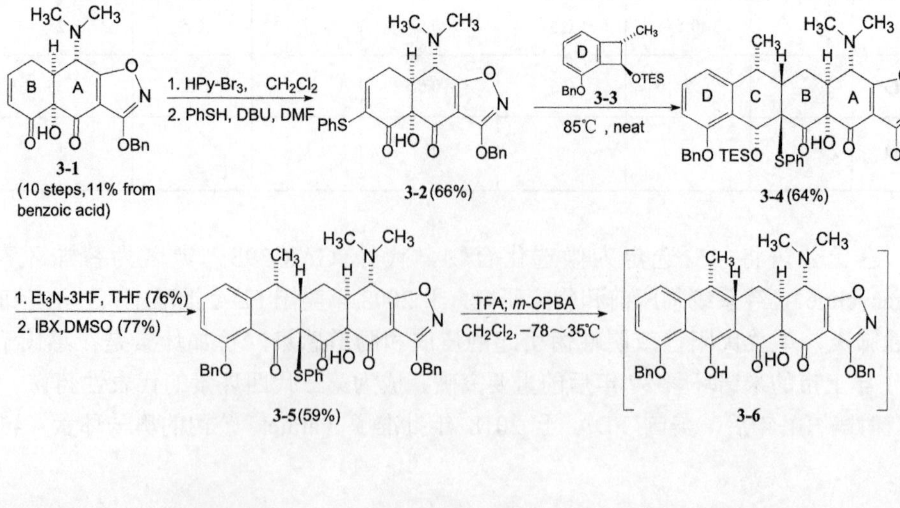

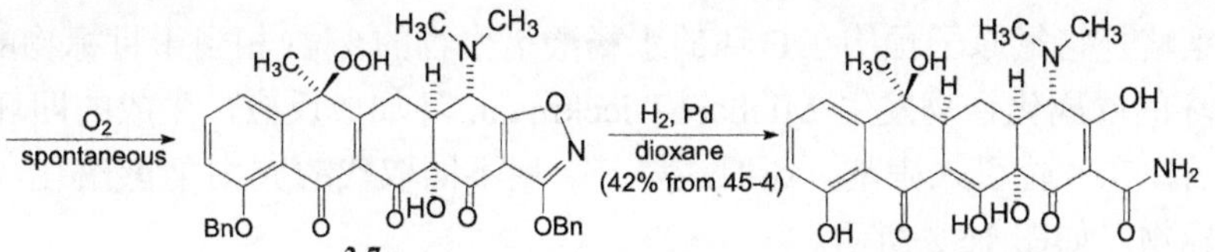

3-7　　3 (–)-tetracycline

图 16.1 (–)-四环素全合成路线图

8-氮杂四环素

已有的四环素类药物或是天然产物，或是半合成的天然改构物，半合成四环素多是利用 D 环的 10-羟基推电子效应（p-π 共轭），提高了 7 位和 9 位的电荷密度，因而改构物多是经亲电取代反应引入基团或片段，在 D 环作有限的基团变换。自从开拓了 D 环与 AB 环的 Diels-Alder 环加成或 Michael-Claisen 环合反应形成 C 环而构建四环素骨架后，会聚式合成得以在 D 环的取代基作广泛的变更，例如不同取代的苯环、芳杂环或脂环等。

Tetraphase 公司对此 D 环与 BA 环形成 DCBA 四环的技术路线进行了深入的研究，工艺学研究使该平台技术实现规模性制备，取得了明显的突破。例如用吡啶作为 D 环替换苯环，化合物 **46** 是米诺环素电子等排物，**47** 是 7-氯-9-脂胺链取代的 8-氮杂四环素，都呈现较强的活性[13]，但迄今未能成药。

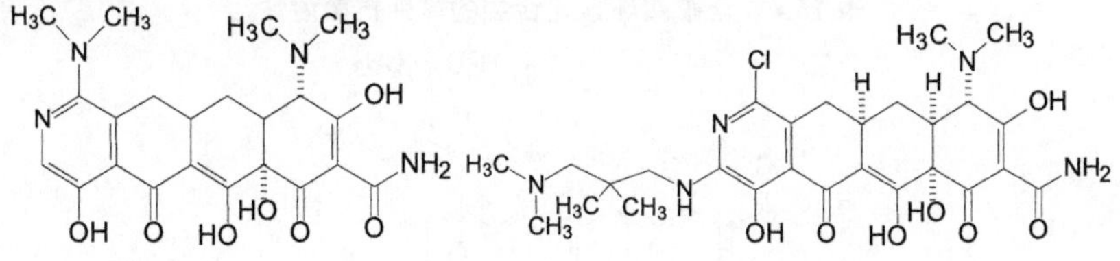

46　　**47**

依拉环素的研制

Tetraphase 公司借此平台技术，开辟了氟代四环素的项目，并研制出了新药，简述如下[14]。

分子设计与合成通法

基于四环素类药物的构效关系和已有成功的药物结构，Tetraphase 公司启动了 7-氟代-9-氨基脂肪链取代的四环素项目，通称作氟四环素化合物（fluorocyclines）。

合成的策略是将氟原子预构在 D 环的水杨酸衍生物的 5 位（相当于目标物的 7 位），与 AB 环的烯酮化合物发生 Michael-Dieckmann 环加成反应，生成的四环骨架去保护基后，在 9 位引入硝基，还原成氨基，用不同取代的 N-甘氨酸酰化，会聚式合成目标物，如图 16.2 所示。

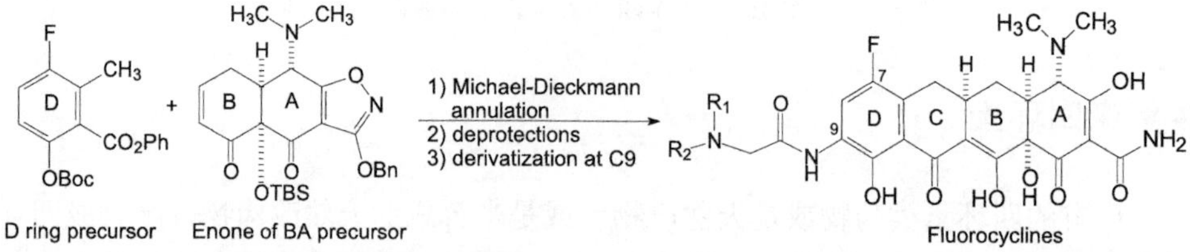

图 16.2　氟四环素化合物的合成示意图

首轮设计合成 9-取代-7-氟四环素化合物

以 7-氟-6-去氧-6-去甲基四环素为模板，在 9 位连接不同结构的含氮片段，评价目标物的抗菌活性是测定体外抑制细菌的最低有效浓度（MIC, µg/mL），表 16.4 中自左到右前 7 个菌株为革兰氏阳性菌，后 4 个为阴性菌。sens 代表对四环素敏感菌株，*tet* A，*tet* K 或 *tet* M 代表耐药菌株。

表 16.4　含氟四环素化合物的体外抗菌活性

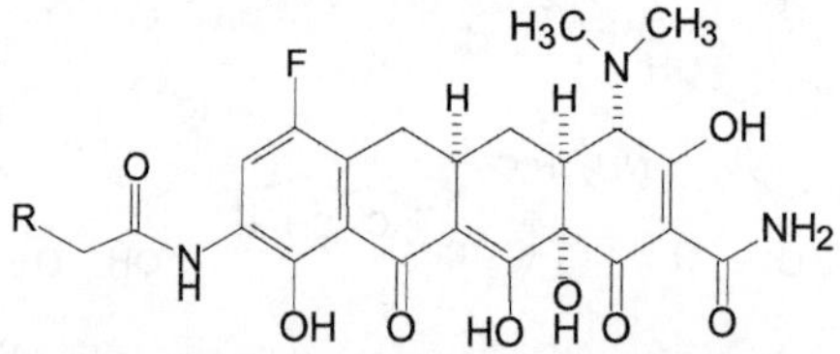

化合物	R	MIC(µg/mL)*										
		SA101	SA161	SA158	EF103	EF159	SP106	SP160	EC107	EC155	KP109	KP153
		sens	*tet*M	*tet*K	sens	*tet*M	sens	*tet*M	sens	*tet*A	sens	*tet*A
48	EtNH—	0.0625	0.25	1	0.0625	0.125	0.0156	0.0156	0.25	16	1	8
49	MeO(CH₂)₂NH—	0.25	0.5	4	0.125	1	0.0156	0.0625	1	16	2	8
50	F₃CCH₂NH—	1	2	4	2	4	0.5	1	16	>32	32	>32
51	*i*-PrNH—	0.125	0.25	0.5	0.0625	0.0625	0.0156	0.0156	0.5	8	1	4
52	*t*-BuNH—	0.125	0.25	0.0625	0.0625	0.125	0.0156	0.0156	0.25	2	1	2

续表

化合物	R	MIC(μg/mL)*										
		SA101	SA161	SA158	EF103	EF159	SP106	SP160	EC107	EC155	KP109	KP153
		sens	tetM	tetK	sens	tetM	sens	tetM	sens	tetA	sens	tetA
53	PhNH—	2	4	2	2	2	2	4	>32	>32	>32	>32
54	3-PyNH—	4	>32	>32	8	>32	0.25	2	16	>32	32	>32
55	Me₂N—	0.0156	0.125	0.25	0.0156	0.0312	0.0156	0.0156	0.125	8	0.5	8
56	(四元环)N—	0.125	0.25	0.5	0.0625	0.125	0.0156	0.0156	0.25	8	1	4
57	(五元环)N—	0.0156	0.0156	0.0165	0.0156	0.0156	0.0156	0.0156	0.0156	8	0.125	0.5
58	(六元环)N—	0.5	1	0.5	0.25	0.5	0.0156	0.0156	1	32	2	4
59	O(六元环)N—	4	8	8	8	8	0.5	1	32	>32	>32	>32
60	Tetracycline	0.125	64	32	16	64	0.25	32	1	16	2	>64
61	Tigecycline	0.0625	0.125	0.0625	0.0625	0.0625	0.0156	0.0156	0.125	16	0.25	1

* SA, *Staphylococcus aureus* 金黄葡萄球菌; EF, *Enterococcus faecalis* 肠粪球菌; SP, *Streptococcus pneumoniae* 肺炎链球菌; EC, *Esherichia coli* 大肠杆菌; KP, *Klebsiella pneumonia* 肺炎克雷白杆菌

以下是表 16.4 中化合物的构效关系:

(1) 9 位游离的仲胺或叔胺都有活性,小基团取代活性较高。

(2) 仲胺 **48**、**51** 和 **52** 对耐药菌的抗菌活性,随着烷基的增大而提高。

(3) 叔胺 **55**~**59** 对耐药株 *tet* K 都呈现活性,其中化合物 **57** 对 *tet* A 的活性较高。

(4) 氨基的碱性减弱(化合物 **49**,**50**,**59**)抗菌活性也减弱,尤其对阴性菌更为显著。

(5) 芳香环的存在如 **53** 和 **54** 不利于活性。

(6) 环胺类环的大小对活性影响很大,**57** 中吡咯烷化合物对革兰氏阴性菌的 MIC≤1 μg/mL,对于耐药外排蛋白高表达 *tet* A 的致病菌活性也很高,是表 16.4 中化合物活性最强的分子。缩环物 **56** 和扩环物 **58** 对所有菌株的活性分别比 **57** 低 4~32 倍。

含吡咯烷的结构变换

鉴于化合物 **57** 的抗菌活性最强,对吡咯烷环作进一步修饰,合成代表性的化合物列于表 16.5。

表 16.5　含氟和取代的吡咯烷四环素化合物的体外抗菌活性

化合物	R	MIC(μg/mL)[*]										
		SA101	SA161	SA158	EF103	EF159	SP106	SP160	EC107	EC155	KP109	KP153
		sens	*tet*M	*tet*K	sens	*tet*M	sens	*tet*M	sens	*tet*A	sens	*tet*A
57		0.0156	0.0156	0.0165	0.0156	0.0156	0.0156	0.0156	0.0156	8	0.125	0.5
62		0.25	0.5	0.5	0.125	0.25	0.0156	0.0156	1	16	4	8
63		0.25	0.5	1	0.25	0.25	0.0156	0.0156	2	32	4	32
64		8	>32	>32	16	16	2	4	>32	>32	>32	>32
65		2	2	16	2	2	0.25	0.5	>32	32	16	>32
66		1	2	1	1	1	0.125	0.125	4	16	8	16
67		0.5	1	0.5	0.25	0.5	0.125	0.06	1	2	2	4
68		0.25	0.5	0.25	0.25	0.5	0.125	0.125	2	4	4	32

*缩写的菌株名称同表 16.4

　　结果表明，吡咯烷环上连接氟原子（**62** 和 **63**）对阳性菌的活性与 **57** 相近，而且构型之间的活性差别也不大；但对阴性菌显著低于 **57**。引入极性基团（化合物 **64～66**）抗菌活性减弱，尤其是抗阴性菌的强度显著降低。双环化合物 **67** 和 **68** 有一定的抗阳性菌活性。总之，表 16.5 中所有修饰吡咯烷的化合物活性都不如 **57**。

候选化合物确定和依拉环素的上市

　　化合物 **57** 对阴性菌和阳性菌的广谱强效抗菌作用（铜绿假单胞菌除外），而且对四环素高表达外排蛋白和核糖体保护蛋白的耐药菌株也有较强抑制作用，遂用广泛产生 β-内酰胺酶的大肠杆菌致小鼠败血症模型（也编码 *tet* B 外排蛋白基因 EC133）和 MRSA（编码微粒体保护基因 *tet* M, SA191）引起小鼠中性粒细胞减少症模型进行实验治疗，表明其抗菌作用（PD_{50} = 1.3 mg/kg）强于替加环素两倍（PD_{50} = 3.5 mg/kg）。大鼠药代动力学实验提示，**57** 的体内分布容积（AUC）高于替加环素 70%，消除半衰期 4～5 h。大鼠的口服生物利用度较差，不如四环素，但后来发现人体的口服利用度 $F = 60\% \sim 80\%$。

基于药效和药代性质的综合考虑，确定化合物 **57** 为候选化合物，定名为依拉环素（eravacycline），经临床前和临床研究，于 2018 年 FDA 批准上市，用于治疗复杂性腹腔内感染，效果非劣于两种广泛使用的对比疗法厄他培南和美罗培南的治疗[15]。

依拉环素

参 考 文 献

[1] Duggar B M. Aureomycin: A product of the continuing search for new antibiotics. Ann NY Acad Sci, 1948, 51: 177.

[2] Findlay A C, Hobby G L, Pin S Y, et al. Terramycin, a new antibiotic. Science, 1950, 111: 85.

[3] Boothe J H, Morton J, Petisi J P, et al. Tetracycline. J Am Chem Soc, 1953, 75: 4621.

[4] Martell M J, Boothe J H. The 6-deoxytetracyclines. VII. Alkylated aminotetracyclines possessing unique antibacterial activity. J Med Chem, 1967, 10: 44-46.

[5] Blackwood R K, Beereboom J J, Rennhard H, et al. 6-methylenetetracycline. III. Preparation and properties. J Am Chem Soc, 1963, 85: 3943-3953.

[6] Redin G S. Antibacterial activity in mice of minocycline, a new tetracycline. Antimicrob agents Chemother, 1966, 6: 371-376.

[7] Orth P, Alings C, Schnappinger D, et al. Crystallization and preliminary X-ray analysis of the tetrepressor/operator complex. Acta Crystallogr, Sect D: Biol Crystallogr, 1998, D54: 99-100.

[8] Sum P E, Lee V L, Raymond T, et al. Glycylcyclines. 1. A new Generation of potent antibacterial agents through modification of 9-aminotetracyclines. J Med Chem, 1994, 37: 184-188.

[9] Barden T C, Buckwalter B L, Testa R T, et al. "Glycylcyclines". 3. 9-Aminodoxycyclinecarboxamides. J Med Chem, 1994, 37: 3205-3211.

[10] Sum P E, Petersen P. Synthesis and structure-activity relationship of novel glycylcycline derivatives leading to the discovery of GAR-936. Bioorg Med Chem Lett, 1999, 9: 1359-1462 .

[11] Macrone A B, Caruso B K, Leahy R G, et al. *In vitro* and *in vivo* antibacterial activities of omadacycline, a novel aminomethylcycline. Antimicrob Agents Chemother, 2014, 58: 1127-1135.

[12] Mark G, Charest M G, Siegel D R, et al. Synthesis of (−)-tetracycline. J Am Chem Soc, 2005, 127: 8292-8293.

[13] Clark R B, He M, Fyfe C, et al. 8-Azatetracyclines: Synthesis and evaluation of a novel class of tetracycline antibacterial agents. J Med Chem, 2011, 54: 1511-1528.

[14] Zhanel G G, Cheung D, Adam H, et al. Review of eravacycline, a novel fluorocycline antibacterial agent. Drugs, 2016, 76: 567-588.

[15] Xiao X Y, Hunt D K, Zhou J, et al. Fluorocyclines. 1. 7-fluoro-9-pyrrolidinoacetamido-6-demethyl-6-deoxytetracycline: A potent, broad spectrum antibacterial agent. J Med Chem, 2012, 55 : 597-605.

17　桔青霉—美伐他汀—洛伐他汀—他汀类药物

胆固醇与冠心病

胆固醇是双刃剑

胆固醇的生理功能

　　胆固醇是构成细胞膜的重要成分，赋予胞膜稳固的物理状态；胆固醇也是体内合成甾体激素（性激素和皮质激素等）的原料。所以，胆固醇是维持细胞和机体正常功能的重要生理物质。胆固醇水中溶解度很小，为了在血液循环中输送，须呈溶解状态，为此，与作为载体的蛋白相结合，形成两种蛋白颗粒：低密度脂蛋白（LDL）和高密度脂蛋白（HDL）。在某些场合 LDL 是机体的不利成分。

低密度和高密度脂蛋白

　　LDL 是由 4539 个氨基酸构成的蛋白质、多种脂肪酸、数种磷脂和大量胆固醇组成，分子量大约 300 万，颗粒直径 22 nm。其功能是当外周组织需要胆固醇时，LDL 将肝脏胆固醇输送到组织细胞处，经胞膜的内吞作用，进入胞浆，释放出胆固醇。血浆中高水平的 LDL 易沉积在冠状动脉或脑动脉壁上，造成动脉壁狭窄，成为心血管病和脑卒中的病因。

　　HDL 含有较高水平的蛋白质，故名高密度脂蛋白，它的功能与 LDL 相反，是将组织中的脂肪酸和胆固醇经血液输送到肝脏中，降低体内的脂质水平。HDL 颗粒直径 8～11 nm，在周游于循环中不断地敛集游离胆固醇。HDL 是有利的脂蛋白。提高血液中 HDL 水平或降低 LDL 水平，是防治心脑血管疾病的重要环节。

胆固醇的生物合成

　　人体内的胆固醇 30% 是从膳食中摄取来的，70% 是自身合成，由乙酰辅酶 A（来自糖和脂肪酸代谢）经 30 多个酶催化的级联反应完成。人们致力于干预胆固醇合成各个阶段的酶系，以实现抑制胆固醇生物合成的目标。

降胆固醇药物靶标 HMG-CoA 还原酶

早在 20 世纪初叶，人们发现高摄取量的胆固醇和冠心病的发生相互关联，到 20 世纪 50 年代实验证实了血液中高胆固醇水平与冠心病有密切关系，进而揭示了冠心病是低密度脂蛋白（LDL）胆固醇所致，而高密度脂蛋白胆固醇（HDL）的作用与其相反。因此将降低血浆中 LDL 胆固醇作为判断和治疗动脉硬化、心肌梗死和冠心病的生物标记物。

在寻找抑制胆固醇生物合成以研制降胆固醇药物的过程中，20 世纪 60 年代上市的曲帕拉醇（**1**, triparanol）抑制生物合成链的甾醇 Δ^{24} 还原酶的环节，但却导致 24-脱氢胆甾醇的蓄积，引起严重白内障等不良反应，上市不久被停用。

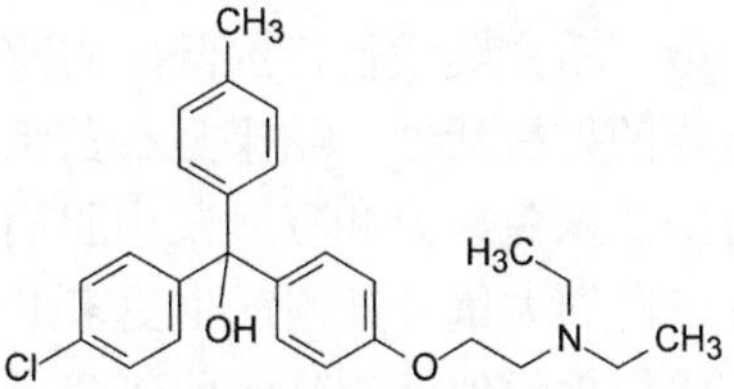

1

1956 年默克科学家 Carl Hoffman 证明羟基甲基戊二酸（HMG）是胆固醇的生物合成中的一个中间体。1959 年德国马普研究所发现了 HMG-CoA 还原酶，其功能是将 HMG 还原成二羟基甲基戊酸。该催化反应是合成胆固醇的限速步骤。酶被抑制后蓄积的 HMG 因溶解于水并经另外代谢途径而分解，不会在体内蓄积产生不良反应，因而 HMG-CoA 还原酶有望成为研制降胆固醇的药物靶标。

先导物来自于天然产物

青霉菌迄今对人类至少有两大贡献：一是 *Penicillium nitatum* 产生抗菌作用的青霉素，另一是 *Penicillium citrium* 产生降低胆固醇的美伐他汀（**2**, mevastatin, 又称 compactin）。20 世纪 70 年代日本三共制药的生物化学家远藤彰研究微生物代谢产物的活性[1]，提出一个假设，即真菌产生次级代谢产物抑制胆固醇合成，用以躲避寄生物的侵袭，真菌的细胞壁含有麦角甾醇，而没有胆固醇，意味着它们可能有抑制胆固醇生成的物质。远藤依此假定，从 6000 份样品中找到三个抑制 HMG-CoA 还原酶的物质，其中之一是美伐他汀。远藤的工作无疑是开创性的发现。

1978 年默克科学家 Alberts 从 *Penicillium terreus* 分离出另一个抑制 HMG-CoA

还原酶的天然成分，即洛伐他汀（**3**, lovastatin，原称 mevinolin）[2]，**3** 的化学结构与美伐他汀极其相似，只在萘环上多一个甲基。

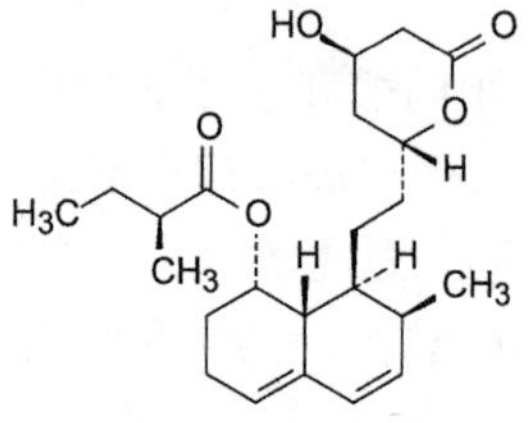

临床前反复艰辛的研究和洛伐他汀的成功

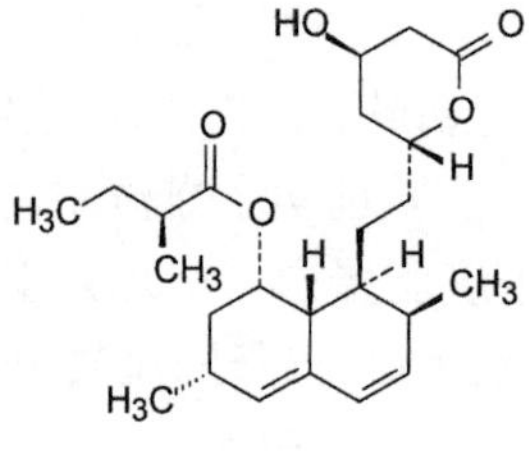

远藤用母鸡作实验模型，研究美伐他汀的降胆固醇活性，测定产生的鸡蛋中胆固醇含量变化判断化合物的抑酶活性。结果是给药组母鸡产蛋中胆固醇含量明显下降，继之也证实了可降低家兔、犬和猴血浆中胆固醇水平。然而大鼠不能，后来证明是因为美伐他汀可诱导大鼠肝细胞产生更多 HMG-CoA 还原酶[3]。

默克公司大约同时完成了美伐他汀的临床前研究，于 1980 年开始临床试验，Ⅰ期临床获得很好的结果。然而，当三共公司的美伐他汀因犬试验有致癌作用，考虑到这两个候选药物的结构极其相似，默克担心安全性问题，因而中止了临床试验。时任默克研发部负责人的脂质专家 Vagelos 不甘心停止洛伐他汀的试验，决心弄清楚安全性问题。经他历时三年的研究，证明洛伐他汀没有致癌性，公司遂于 1983 年恢复临床研究，首先在小范围的危重患者试验，证明是安全的，明显地降低低密度脂蛋白（LDL）胆固醇水平，初步获得了成功[4]。

经过三期临床试验，洛伐他汀可显著地降低 LDL 水平，每日口服 80 mg，可降低 LDL 40%，同时也可降低甘油三酯和一定程度地提高 HDL 水平，而且只有极少不良反应。FDA 于 1987 年批准洛伐他汀上市。

远藤博士最早研发的美伐他汀遗憾地没能上市，但他的贡献是不朽的。洛伐他汀在专利应用和市场销售方面，默沙东与三共公司间出现了纠纷，但为时不长。

结构优化：合成的他汀类

辛伐他汀和普伐他汀

默沙东与三共间出现的洛伐他汀纠纷很快被各自研制的半合成的产品上市而消解，默沙东在美伐他汀的基础上成功地研制出辛伐他汀（**4**, simvastatin），是在洛伐他汀的侧链上引入一个甲基，其降血脂效果是洛伐他汀的 2.5 倍[5]，于 1988 年上市。

三共在美伐他汀的六氢萘环上引入羟基，称作普伐他汀（**5**, pravastatin），而且打开内酯环为二羟基戊酸的结构，于 1989 年在日本上市[6]。

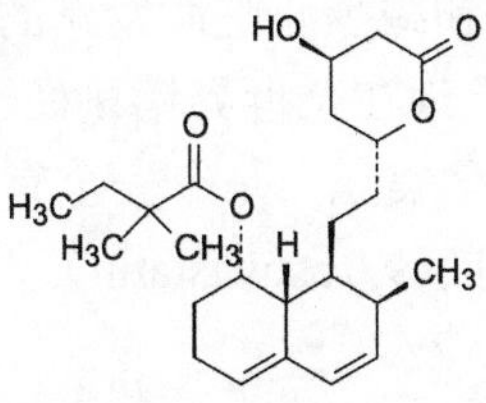

构效关系研究表明，(3*R*, 5*R*)-二羟基戊酸是结合于 HMG-CoA 还原酶所必需的药效团，六氢萘环作为结构骨架提供疏水性结合，是抑制酶的必需片段。亲脂性片段并不拘泥萘环结构。所以，合成的他汀类药物都是保持"上半部"结构不变，变换"下半部"的亲脂片段。这样，只保留(3*R*, 5*R*)-二羟基戊酸片段有两个手性碳之外，亲脂部分可避免不对称因素，从而有利于化学合成。

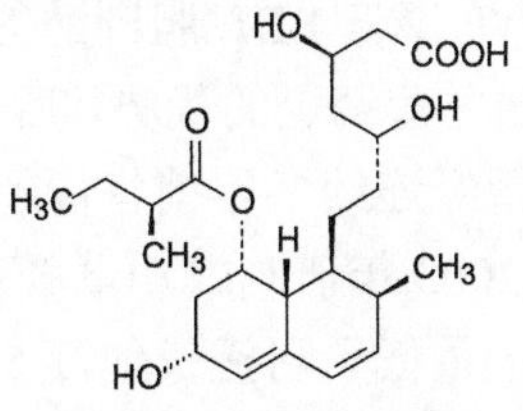

氟伐他汀

山度士公司（现为诺华）研制他汀药物，率先摒弃了六氢萘亲脂片段，而是以吲哚为骨架，支撑二羟基戊酸的药效团，在吲哚环上连接必要的疏水片段，成功地上市了第一个合成的他汀药物氟伐他汀（**6**, fluvastatin），于 1994 年在英国上市[7]。

西立伐他汀

拜耳公司研发的西立伐他汀（**7**, cerivastatin）是强效抑制剂，是以取代的吡啶环为骨架，连接二羟基戊酸药效团的分子，**7** 的降低 LDL 胆固醇疗效显著，然而少数患者长期服用可见肌酐激酶和转氨酶升高。当与吉非罗齐或环孢素合用时，个别病例呈现横纹肌溶解和肾衰竭，个别甚至致死，因此于 2001 年 8 月停止使用。

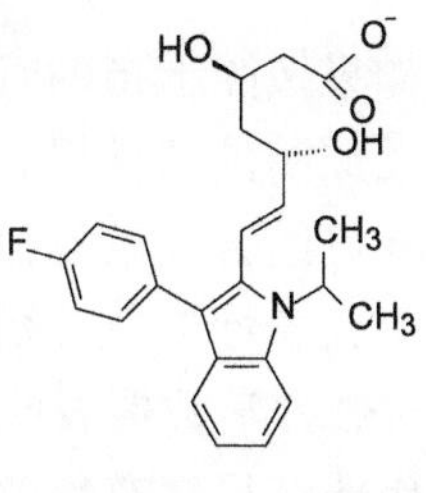

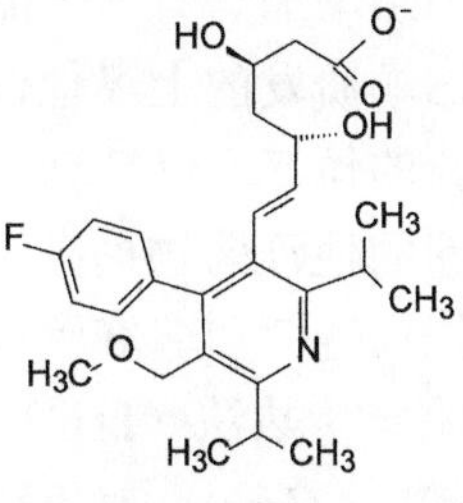

阿托伐他汀和瑞舒伐他汀

辉瑞公司的阿托伐他汀（**8**, atorvastatin）于 1997 年上市[8]，阿托伐他汀有非常好的境遇，由于它降低 LDL 胆固醇的作用和减少心脏病发作的疗效明显强于先它上市的他汀，加之营销上的优势，后来居上地在全世界销量处于绝对优势地位，在专利断崖前，曾经连续多年销售额超过百亿美元，是个安全有效的药物。

阿斯利康于 2003 年研制成功瑞舒伐他汀（**9**, rosuvastatin）[9]。它的降脂作用更强，临床治疗剂量低于阿托伐他汀 50%。

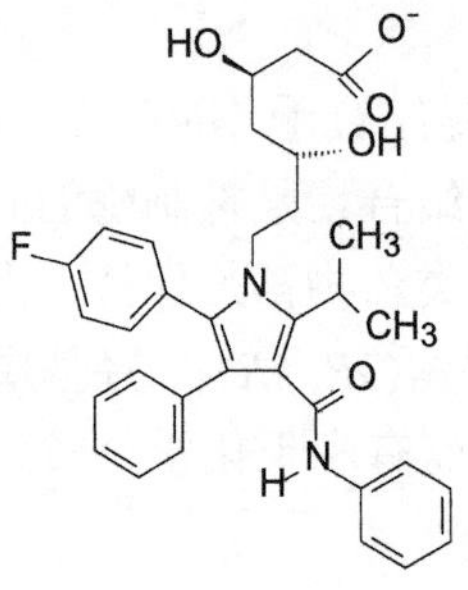

8 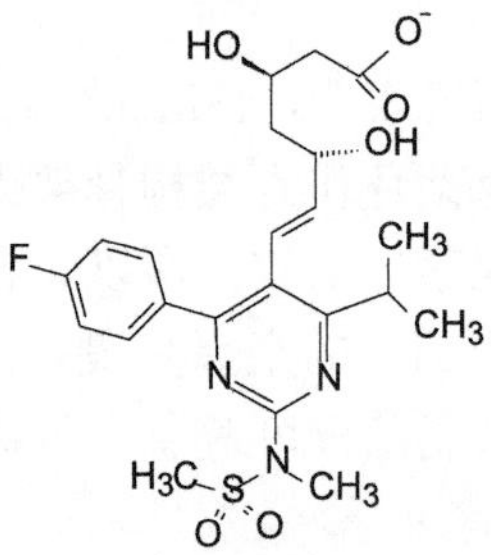　　　　**9**

他汀类与酶结合的热力学特征

药物对酶的抑制活性强度一般用形成复合物的离解常数 K_d 或 IC_{50} 表示，K_d 值与结合自由能 ΔG 值呈对数关系，可按照范托夫方程将 K_d 换算成 ΔG。K_d 值越小，ΔG 越大（绝对值）。ΔG 是由焓（ΔH）和熵（$-T\,\Delta S$）两部分构成。由于焓-熵补偿作用，通常类似物与同一受体的结合能的焓与熵的贡献是不同的。一般认为主要由焓驱动的结合，多为特异性相互作用，如氢键、静电作用和范德华力（形状互补）；而主要由熵驱动的结合，大都为疏水相互作用，结合的特异性较差，而且疏水片段增大会引起复杂的代谢作用和与受体的杂泛性结合导致不良反应，因而在新药研究中力求增加焓对结合能的贡献。

有趣的是，回顾研发的上述他汀类药物，如果按照上市的时间排序，大致具有这样的趋势：新的他汀不仅抑制 HMG-CoA 还原酶的活性提高，而且焓的贡献逐渐加大，表明新的他汀药物提高了与酶的特异性结合。氟伐他汀、普伐他汀、西立伐他汀、阿托伐他汀和瑞舒伐他汀这 5 个有代表性的他汀药物，活性强度不断提高，用等温滴定量热法（ITC）测定它们的热力学数值表明，氟伐他汀的结合全部是熵的贡献，$\Delta H = 0$；普伐他汀和西立伐他汀虽然有焓的贡献，但以熵贡献为主；阿托伐他汀的焓与熵的贡献大约各占一半，而瑞舒伐他汀的焓贡献达到76%。瑞舒伐他汀的治疗剂量最低，5～10 mg/d。表 17.1 列出了这 5 个他汀药物的离解常数和热力学参数。

表 17.1　他汀药物的离解常数和热力学特征

化合物	K_i(nmol)	ΔG(kJ/mol)	ΔH(kJ/mol)	$-T\Delta S$(kJ/mol)
氟伐他汀	256	−37.6	0	−37.6
普伐他汀	103	−40.5	−10.5	−30.0
西立伐他汀	14	−47.7	−13.8	−33.9
阿托伐他汀	5.7	−45.6	−18.0	−27.6
瑞舒伐他汀	2.3	−51.4	−38.9	−12.5

分析这 5 个药物的化学结构，上半部的 3,5-二羟基戊酸片段是相同的，下半部则与酶形成氢键、范德华作用以及疏水作用是不同的[10]。X 射线晶体学分析表明，这些药物分子中所共有的二羟基戊酸结构片段以相同的方式同酶发生氢键结合或静电相互作用，而下半部较刚性的疏水片段处于 Lα1 和 Lα10 螺旋之间浅表的沟中，共有的氟苯基片段与 Arg590 相结合。需要强调的是，阿托伐他汀和瑞舒伐他汀不同于其他他汀，含有酰胺或磺酰胺基团，分别形成一个（与 Ser565）和两个（与 Ser565 和 Arg586）氢键，因而有较高的 ΔH 值[11, 12]。

阿托伐他汀的研制

已有合成化合物的信息

上节简述的他汀药物的上市，并没有给阿托伐他汀研制者以设计上的启示，因为项目研发时间颇多交盖，并且在专利上设置了禁区，构效关系也不明朗。

辉瑞启动该项目，借鉴已有的结构信息是默克公司 Willard 等合成的有强效抑制 HMG-CoA 还原酶活性的化合物 **10**[13]，并作了如下的推定：①4-(*R*)-羟基吡喃-2-酮（即羟基六元内酯）是一个重要的药效团特征，开环形成羟基戊酸占据 HMG 与酶结合的位置。②下面连接大体积的亲脂性片段。③苯环 B 相当于美伐他汀的 2-丁酸酯部分，进入疏水腔中。2-丁酸酯若被水解，失去亲脂性，活性下降 100 倍，提示 B 环也是一个药效团。④分子模拟表明 B 环位置相当于辅酶 A 的结合腔。

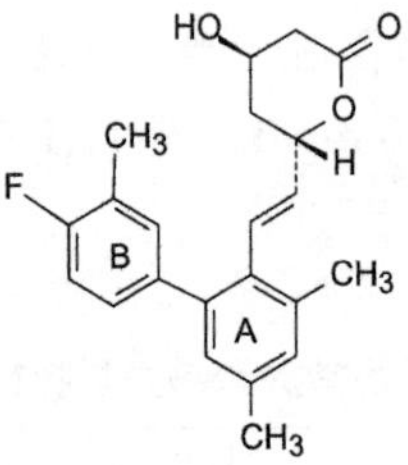

10 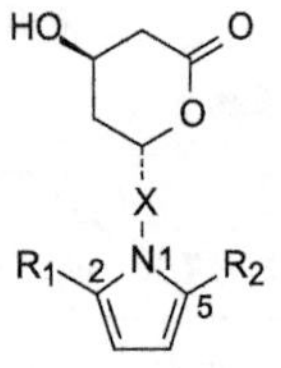　　　　　**11**

以吡咯为核心骨架的结构变换

　　基于上述的设想，并考虑结构的新颖性，研制者用吡咯环作为核心骨架，N1位通过连接基连接羟基内酯片段，C2 和 C5 连接不同的亲脂性基团，通式 **11** 作为初始的先导物模板，变换与优化这三个位置。

活性评价

　　活性评价用两种体外模型。一种是评价化合物对胆固醇合成的抑制作用（cholesterol synthesis inhibition, CSI），用大鼠肝匀浆催化 ^{14}C 标记的乙酸转化成胆固醇的反应，测定转化的速率，在一定时间内生成的胆固醇越少，表明化合物的活性越高，并以受试物抑制胆固醇生成指定量的 50%浓度，作为活性指标（$IC_{50,CSI}$）。另一方法是评价对 HMG-CoA 还原酶的抑制作用（COR），用部分纯化的微粒体酶催化 ^{14}C 标记的 HMG-CoA 转化成甲羟戊酸，评价受试物对转化反应的抑制活性，用 $IC_{50,COR}$ 表示。此外，也用与美伐他汀的 IC_{50} 比值来表示。实验表明这两种测定方法具有平行相关性。

优化吡咯环与内酯环的连接基

　　将吡咯的 2 位（R_1）和 5 位（R_2）分别固定为 4-氟苯基和甲基或异丙基，变换吡咯与内酯环之间的连接基，合成的化合物列于表 17.2。结果表明，苯环作连接基的化合物（**12～14**）活性很低，两个亚甲基相连的活性（化合物 **17**）高于三碳连接的化合物 **15**，因而以后优化 R_1 和 R_2 时，连接基固定为亚乙基。

优化 2 位苯基上的取代基

　　将 N1 的连接基固定为亚乙基，5 位为甲基，变换 2 位苯环上取代基，合成的化合物列于表 17.3。

表 17.2 变换连接基的化合物及其活性

化合物	X	R	IC$_{50, CSI}$(μmol/L)	相对活性 [a]	IC$_{50, COR}$(μmol/L)
12		CH$_3$	20	0.1	—
13		CH$_3$	24	0.01	63
14		CH$_3$	>100	<0.01	>100
15	—CH$_2$CH$_2$CH$_2$—	CH$_3$	53	0.02	—
16	—CH(CH$_3$)CH$_2$—	CH(CH$_3$)$_2$	5.0	0.50	40
17	—CH$_2$CH$_2$—	CH$_3$	0.51	0.90	2.8
2	美伐他汀		0.026	100	0.025

a 比值 = 美伐他汀 IC$_{50, CSI}$/受试物 IC$_{50, CSI}$×100，下同。每次评价的化合物同时测定美伐他汀的活性，由于活性的变差化合物之间的 IC$_{50}$ 与相对活性不成比例。但比值之间有可比性

表 17.3 2-取代苯基化合物的结构与活性

化合物	R	IC$_{50, CSI}$(μmol/L)	相对活性	IC$_{50, COR}$(μmol/L)
17	4-F—C$_6$H$_4$	0.51	0.90	2.8
18	C$_6$H$_5$	1.4	0.40	13
19	4-Ph—C$_6$H$_4$	23	0.10	23
20	4-CH$_3$O—C$_6$H$_4$	12	0.10	28
21	4-Cl—C$_6$H$_4$	10	0.20	3.2
22	4-OH—C$_6$H$_4$	2.6	1.0	6.3
23	3-F$_3$C—C$_6$H$_4$	1.5	0.30	5.4
24	3-CH$_3$O—C$_6$H$_4$	2.5	0.80	11

续表

化合物	R	$IC_{50, CSI}(\mu mol/L)$	相对活性	$IC_{50, COR}(\mu mol/L)$
25	3-OH—C_6H_4	1.9	1.40	12
26	2-CH_3O—C_6H_4	2.1	0.90	25
27	2-OH—C_6H_4	2.5	1.10	30

　　表 17.3 的构效关系提示取代基的变换对活性影响不显著，其中 4-氟苯基化合物 **17** 活性最强。

2 位用大体积基团取代的效应

　　进而用其他芳香或脂肪双环连接于 2 位，考察大体积基团对活性的影响，化合物结构列于表 17.4。结果表明虽呈现活性，但不如取代苯基的活性强。

表 17.4　双环取代 2 位的化合物活性

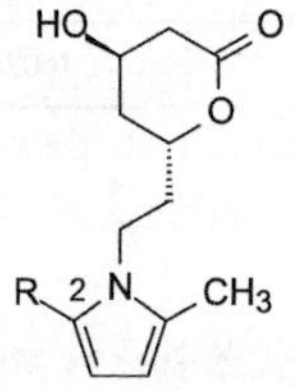

化合物	R	$IC_{50, CSI}(\mu mol/L)$	相对活性	$IC_{50, COR}(\mu mol/L)$
28	2-萘基	16	0.10	3.6
29	1-萘基	1.8	0.70	4.0
30	环己基	0.69	0.50	2.2
31	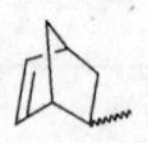	1.4	1.10	5.8
32	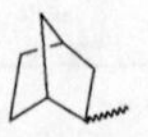	2.3	1.10	2.3
33	$(C_6H_5)_2CH$	13	0.10	8.9

5 位取代基的变换

　　至此，吡咯与内酯环的连接基以亚乙基为优选片段，2 位为 4-氟苯基。下一步是固定上述优选的片段，考察 5 位取代基对活性影响。表 17.5 列出的化合物构效关系提示，化合物 **17**、**34** 与 **40** 的抑制胆固醇合成的活性较强，而相对活性最强的是 **34**，异丙基显示为优选的基团。

表 17.5　变换 5 位取代基的化合物活性

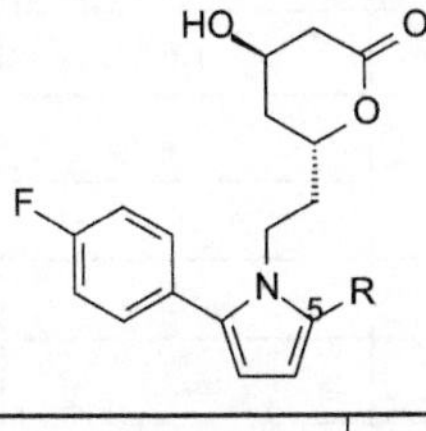

化合物	R	IC$_{50, CSI}$(μmol/L)	相对活性	IC$_{50, COR}$(μmol/L)
17	CH$_3$	0.51	0.90	2.8
34	CH(CH$_3$)$_2$	0.40	30.3	0.23
35	C(CH$_3$)$_3$	1.6	1.70	1.8
36	CH(C$_2$H$_5$)$_2$	20	0.10	32
37	环丙基	2.2	1.30	2.6
38	环丁基	17	0.20	—
39	环己基	>100	<0.01	>100
40	CF$_3$	0.25	8.0	0.63

2 位取代基的再检讨

先导化合物的多位点优化往往不是一次完成的，由于分子内基团间的影响和靶标的构象变化，须反复验证各个位点的优势片段。表 17.6 列出的化合物是固定连接基为亚乙基、5 位为异丙基，再次变换 2 位的基团。结果提示仍以 4-氟苯基为优化片段（化合物 **34**）。氟原子在苯环上变换位置（**41, 42**）或二氟（**43**），或用甲氧基、甲基、氯原子等取代，都使活性下降。

表 17.6　变换 2 位取代基的化合物活性

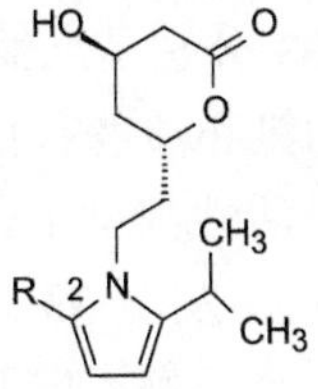

化合物	R	IC$_{50, CSI}$(μmol/L)	相对活性	IC$_{50, COR}$(μmol/L)
34	4-F—C$_6$H$_4$	0.40	30.3	0.23

续表

化合物	R	IC$_{50, CSI}$(μmol/L)	相对活性	IC$_{50, COR}$(μmol/L)
41	3-F—C$_6$H$_4$	1.3	1.8	2.6
42	2-F—C$_6$H$_4$	3.2	0.9	1.8
43	4-F$_2$—C$_6$H$_3$	1.6	1.5	2.6
44	2-CH$_3$O—C$_6$H$_4$	2.2	1.0	5.6
45	2, 6-(CH$_3$O)$_2$C$_6$H$_3$	19	0.2	87
46	2, 5-(CH$_3$)$_2$C$_6$H$_3$	12	0.2	16
47	2-*i*PrO—C$_6$H$_4$	3.2	0.9	—
48	2-Cl—C$_6$H$_4$	3.2	0.5	9.1
49	（1-甲基-2-甲氧基萘基，CH$_3$／OCH$_3$取代萘环）	9.6	0.2	25
50	CH(C$_2$H$_5$)$_2$	>100	<0.01	—

综合上述优化吡咯的 1 位、2 位和 5 位取代基结果，分别是 1 位连接基为亚乙基，2 位是 4-氟苯基，5 位为异丙基，代表性化合物 **34** 是高活性化合物。然而 **34** 的活性只是美伐他汀活性的 30%，所以仍须优化[14]。

表 17.5 中化合物 **40** 为 5-三氟甲基，活性强于 **17** 和 **34**，推测由于拉电子效应降低了吡咯环的电荷密度而有利于与酶结合。吡咯的 3 位和 4 位尚属空位，未做优化探索。下一步是对这两个位置进行变换。

吡咯环的 3 位和 4 位取代基的优化

1）影响电性的取代基——3,4-二溴化合物的天折

表 17.7 列出了吡咯环 3 位和 4 位引入不同取代基的化合物，**51** 是用两个甲基取代，与 **34** 相比略有提高。甲基是弱推电子基团（以及超共轭效应）与前述拉电子基团有利于活性的效应相悖，可能是甲基亲脂性的正贡献抵消并超过了推电性（负贡献）的缘故。化合物 **52** 和 **53** 分别是二氯和二溴取代物，活性强于 **34**，达到美伐他汀活性的 79%，可解释为氯和溴兼有拉电子性（$\sigma_{Cl} = 0.23$; $\sigma_{Br} = 0.23$）和亲脂性（$\pi_{Cl} = 0.71$; $\pi_{Br} = 0.86$），对活性都呈正贡献的缘故。由于 3,4-二溴化合物 **53** 显示较高活性，探索了开发前景，发现 **53** 对大鼠亚急性毒性有毒性反应，从而终止了对 **53** 研发[15]。化合物 **54** 为三氟乙酰基取代，活性下降，可能因极性过强不利于结合。两个简单酯基化合物 **55** 和 **56** 的活性与 **34** 相近，也提示较强的亲脂性是提高活性的因素。

表 17.7 变换 3 位和 4 位取代基的化合物结构与活性

化合物	R_1	R_2	$IC_{50, COR}(\mu mol/L)$	相对活性*
34	H	H	0.23	10.9
51	CH_3	CH_3	0.14	16
52	Cl	Cl	0.028	78.6
53	Br	Br	0.028	78.6
54	$COCF_3$	H	0.800	8.8
55	CO_2CH_3	CO_2CH_3	0.18	14.3
56	$CO_2C_2H_5$	$CO_2C_2H_5$	0.35	2.8
2	美伐他汀		0.030	100

* 比值 = 美伐他汀 $IC_{50, COR}$/受试物 $IC_{50, COR}\times100$，下同

2）引入取代苯基

将 2 位基团固定为 4-氟苯基，5 位为异丙基，表 17.8 列出了在 3 位或 4 位连接苯环或吡啶环的化合物。**57** 与 **34** 的活性相似，而 2-吡啶基（**58**）的活性显著增强，苯环由 3 位移至 4 位，化合物 **61** 的活性有所提高。这些提示引入单个芳香环对活性的影响不显著。

表 17.8 连接芳环的化合物活性

化合物	R_1	R_2	$IC_{50, COR}(\mu mol/L)$	相对活性
34	H	H	0.23	10.9
57	C_6H_5	H	0.347	12.5
58	2-吡啶基	H	0.046	76
59	3-吡啶基	H	0.071	9.4

化合物	R_1	R_2	$IC_{50, COR}(\mu mol/L)$	相对活性
60	4-吡啶基	H	0.310	2.1
61	H	C_6H_5	0.120	36.3

3）同时连接苯环与拉电子基团

在 3 位和 4 位连接亲脂性苯环和拉电子基团例如酯基或酰胺基，合成的代表性化合物列于表 17.9。化合物 **59** 和 **60** 是局域异构体，4 位的苯基比在 3 位的活性高。从报道的数据看，研发者更偏重于 3 位为苯基，例如苯环上引入 4-氰基（化合物 **61**），活性略有下降，但 4 位换成苄酯化合物 **62**，活性提高。进而变换成 4-酰基苯胺，消旋化合物 **63** 的活性可达到美伐他汀活性的 80%以上。拆分成光活体 **63**(4′R)的活性显著提高，是美伐他汀的 5 倍，而(4′S)活性弱。

表 17.9   3 位和 4 位亲脂性和电性变换的化合物

化合物	R_1	R_2	$IC_{50, COR}(\mu mol/L)$	相对活性
62	$CO_2C_2H_5$	C_6H_5	0.050	100
63	C_6H_5	$CO_2C_2H_5$	0.20	35.5
64	4-CN—C_6H_5	$CO_2C_2H_5$	0.280	16.2
65	C_6H_5	$CO_2CH_2C_6H_5$	0.040	24.0
8(4′ RS)	C_6H_5	$CONHC_6H_5$	0.025	81.4
8(4′R)	C_6H_5	$CONHC_6H_5$	0.007	500
8(4′S)	C_6H_5	$CONHC_6H_5$	0.440	13.9

候选化合物的确定

化合物 **8**(4′R)对 HMG-CoA 还原酶呈现非常高的活性，用鼠肝 HMG-CoA 还原酶评价活性（$IC_{50} = 0.6$ nmol/L），强于同时评价的洛伐他汀（$IC_{50} = 2.7$ nmol/L）和普伐他汀（$IC_{50} = 5.5$ nmol/L）。**8**(4′R)的组织分布主要在肝脏，放射性同位素标记实验表明，在肝脏比在其他组织的分布高 30～250 倍（肝脏是胆固醇合成的主要器官），而洛伐他汀没有这种特异性分布。此外，**8**(4′*R*)还降低大鼠的甘油三酯水平。药代动力学实验表明，**8**(4′*R*)血浆中半衰期 14 h，而抑制 HMG-CoA 还原酶活性的半衰期 20～30 h。口服生物利用度 14%，换算成抑制酶活性的利用度为 30%，这些说明 **8**(4′*R*)代谢产物仍有活性（代谢活化）。因此 **8**(4′*R*)确定为候选化合物，定名为阿托伐他汀（atorvastatin），从 1982 年项目启动到 1989 年临床前研究结束[16]，历时 7 年。

阿托伐他汀的批准上市

在阿托伐他汀是否进入临床研究的决策上有一个插曲。考虑到有三个他汀药物已经上市，氟伐他汀即将批准上市，公司领导层担心上市第五个能否获得足够的市场份额，拟作出停止研发的决定（根据统计一般认为第四个同类药物的市场份额最多占 10%）。项目负责人"据理"陈述阿托伐他汀的优点，甚至不惜单膝下跪，恳请临床一试，最后终于得以进入临床研究。三期临床试验用洛伐他汀、辛伐他汀、普伐他汀和氟伐他汀作对照，表明在同等剂量下阿托伐他汀降低总胆固醇和甘油三酯等指标都占优，遂于 1996 年批准上市。

四期临床试验更进一步证实阿托伐他汀是后来居上的降胆固醇药物，加之成功的商业运作，使阿托伐他汀连续数年成为全球年销售额第一的重磅药物。阿托伐他汀虽然是第四个跟进药物，一跃而为同类最佳（best in class, BIC）。

阿托伐他汀与靶标的结合

Istvan 和 Deisenhofer 研究了包括阿托伐他汀的一系列他汀药物与 HMG-CoA 还原酶复合物的结构生物学[17]。阿托伐他汀的羟甲基戊酸片段的定位和结合方式与其他他汀相同，都结合于酶活性部位底物羟基甲基戊二酸所处的位置，羧基与 Arg692 的胍基形成盐键，4′-羟基与 Asp690 形成氢键、1′-羟基与 Lys691、Glu559 和 Asp767 形成氢键网络。图 17.1 是阿托伐他汀与 HMG-CoA 还原酶复合物晶体衍射图，点线表示氢键和盐键相互作用，数字为氢键距离。为了使还原产物甲基二羟基戊酸容易从活性部位释放出去，并非底物的所有极性基团都参与了结合（K_m 微摩尔级），而抑制剂纳摩尔级的 K_i 值更多是由分子下半部的疏水片段的结合所贡献。2 位的 4-氟苯基（氟原子与 4′-羟基形成氢键以稳定构象，这也是 3-F 或 2-F 活性弱的原因），3 位苯环与酶的 Leu853、Ala856 和 Leu857 发生疏水结合和范德华作用，5 位异丙基与 Leu562 有疏水作用。 阿托伐他汀的一个重要特征是 C4 引出的酰胺片段，酰胺的羰基与 Ser565 羟基形成氢键（距离为 2.7 Å），对 K_i 值有较大贡献，使得结合自由能（ΔG）的焓（ΔH）与熵（$-T\Delta S$）贡献各占大约 50%，而前四个他汀没有这种结合，结合的 ΔG 主要是由熵所驱动[18]。

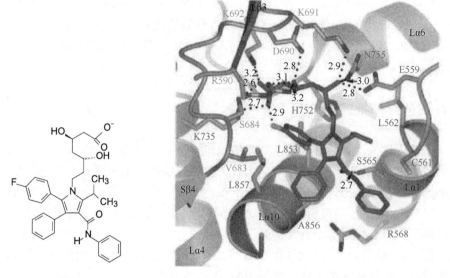

阿托伐他汀　　　图 17.1　阿托伐他汀与 HMG-CoA 还原酶复合物晶体衍射图

参 考 文 献

[1] Endo A, Kuroda M, Tsujita Y. ML-236A, ML-236B, and ML-236C, new inhibitors of cholesterogenesis produced by *Penicillium citrium*. J. Antibiot. (Tokyo), 1976, 29: 1346-1348.

[2] Alberts A W, Chen J, Kuron G, et al. Mevinolin: A highly potent competitive inhibitor of hydroxymethylglutaryl-coenzyme A reductase and a cholesterol-lowering agent. Proc Nat Acad Sci, 1980, 77: 3957-3961.

[3] Singer I I, Scott S, Kazazis D M, et al. Lovastatin, an inhibitor of cholesterol synthesis, induces hydroxymethylglutaryl-coenzyme A reductase directly on membranes of expanded smooth endoplasmic reticulum in rat hepatocytes. Proc Natl Acad Sci, 1988, 85: 5264-5268.

[4] Bilheimer D W, Grundy S M, Brown M S, et al. Mevinolin and colestipol stimulate receptor mediated clearance of low density lipoprotein from plasma in familial hypercholesterolemia heterozygotes. Proc Natl Acad Sci USA, 1983, 80: 4124-4128.

[5] Hoffman W F, Alberts A W, Anderson P S, et al. 3-Hydroxy-3-methylglutaryl-coenzyme A inhibitors. 4. Side chain ester derivatives of mevinolin. J Med Chem, 1986, 29: 849-852.

[6] Bone E A, Davidson A H, Lewis C N, et al. The synthesis and biological evaluation of dihydroeptastatin, a novel inhibitor of 3-hydroxy-3-methylglutaryl coenzyme A reductase. J Med Chem 1992, 35: 3388-3393.

[7] Connolly P J, Westin C D, Loughney D A, et al. HMG-CoA reductase inhibitors: Design, synthesis, and biological activity of tetrahydroindazole-substituted 3, 5-dihydroxy-6-heptenoic acid sodium salts. J Med Chem, 1993, 36: 3674-3685.

[8] Roth B D. The discovery and development of atorvaststin, a potent novel hypolidemic agent. Progress in Med

Chemistry, vol 40, pp 1-22, King FG, Ocford Aw edited, 2002, Elsevier.

[9] Park W K C, Kennedy R M, Larsen S D, et al. Hepatoselectivity of statins: Design and synthesis of 4-sulfamoyl pyrroles as HMG-CoA reductase inhibitors. Bioorg Med Chem Lett, 2008, 18: 1151-1156.

[10] Carbonell T, Freire E. Binding thermodynamics of statins to HMG-CoA reductase. Biochemistry, 2005, 44: 11741-11748.

[11] Istvan E S, Deisenhofer J. Structural mechanism for statin inhibition of HMG-CoA reductase. Science, 2001, 292: 1160-1164.

[12] Sarver R W, Bills E, Bolton G, et al. Thermodynamic and structure guided design of statin based inhibitors of 3-hydroxy-3-methylglutaryl coenzyme A reductase. J Med Chem, 2008, 51: 3804-3813.

[13] Stokker G E, Alberts A W, Anderson P S, et al. 3-Hydroxy-3-methylglutaryl-coenzyme A reductase inhibitors. 3. 7-(3, 5-Disubstituted [l, l'-biphenyl]-2-yl)-3, 5-dihydroxy-6-heptenoic acids and their lactone derivatives. J Med Chem, 1986, 29: 170-181.

[14] Roth B D, Ortwine D F, Hoefle M L, et al. Inhibitors of cholesterol biosynthesis. 1. trans -6-(2-Pyrrol-l-ylethyl)-4-hydroxypyran-2-ones, a novel series of HMG-CoA reductase inhibitors. 1. Effects of structural modifications at the 2- and 5-positions of the pyrrole nucleus. J Med Chem, 1990, 33: 21-31.

[15] Sigler R E, Dominick M A, McGuire E J. Subaute toxicity of a halogenated pyrrole hydroxymethylglutaryl-coenzyme A reductase inhibitor in Wistar rats. Toxicol Pathol, 1992, 20: 595-602.

[16] Roth B D, Blankley C J, Chucholowski A W, et al. Inhibitors of cholesterol biosynthesis. 3. Tetrahydro-4-hydroxy-6-[2-(lh-pyrrol-l-yl)ethyl]-2H-pyran-2-one inhibitors of HMG-CoA reductase. 2. Effects of introducing substituents at positions three and four of the pyrrole nucleus. J Med Chem, 1991, 34: 357-366.

[17] Istvan E S, Deisenhofer J. Structural mechanism for statin inhibition of HMG-CoA reductase. Science, 2001, 292: 1160-1164.

[18] Sarver R W, Bills E, Bolton G, et al. Thermodynamic and structure guided design of statin based inhibitors of 3-hydroxy-3-methylglutaryl coenzyme a reductase. J Med Chem, 2008, 51: 3804-3813.

18　冬虫夏草—多球壳菌素—芬戈莫德

-------------------------------- ▬▬▬▬▬▬▬ --------------------------------

天然活性物质多球壳菌素的发现

20 世纪 90 年代藤田等研究真菌代谢产物时,发现环状肽(cyclic depsipeptide)是有活性的抗生素,由于该环肽以前从 *Isaria sinclairii*(辛克莱棒束孢)得到,故转向研究 *Isaria sinclairii*,后者是原产中国和东亚的辛克莱虫草(*Cordyceps sinclairii*)感染的真菌,而辛克莱虫草与冬虫夏草(*Cordyceps sinensis Sacc*)同属相近,因而从冬虫夏草中研究新的活性成分。

藤田等为了研究虫草提取物的免疫调节作用,用两种模型评价活性:体外方法是测定对 T 细胞抑制作用 IC_{50} 值;体内实验是用小鼠之间植皮排异模型评价化合物的免疫抑制活性。他们在辛克莱棒束孢中发现了一个活性成分 ISP-1(1),体内外活性强于环孢素 A 5～10 倍[1]。其实 ISP-1 与已知的化合物多球壳菌素(myriocin)和 thermozymocidine 是同一物质,说明在其他真菌中也存在这种抗生素。ISP-1的毒性比环孢素 A 大 100 倍,溶解度低[2]。

1　　　　　　　　　　　　　　　　　**2**

作用靶标与生物活性

ISP-1 来自于真菌,也具有抗真菌活性,其化学结构类似于鞘氨醇(**2**, sphingosine),鞘氨醇是 1-磷酸鞘氨醇(sphingosine-1-phosphate, S1P)的前体。S1P是一种具有重要生物学活性的溶血磷脂,它作为信使分子与多种免疫细胞膜上相应的 G 蛋白偶联受体相互作用,发挥不同的免疫作用,表现在促进淋巴细胞归巢、抑制淋巴细胞外流,诱导淋巴细胞凋亡,并能影响树突状细胞及调节 T 细胞功能等。由于 **1** 与 **2** 的结构相似性,推论 **1** 可能有免疫调节作用。实验表明 **1** 可抑制白介素-2(IL-2)依赖的小鼠细胞毒性 T 细胞系,以及对小鼠异源混合淋巴细胞反应中淋巴细胞增殖有抑制活性。进而证明 **1** 的作用靶标是 S1P 受体。用小鼠异源性混合淋巴细胞反应(MLR)评价化合物的活性 IC_{50},**1** 的 IC_{50} = 8.0 nmol/L。

优化和简化结构

先导化合物 **1** 与鞘氨醇 **2** 的分子尺寸和形状相似，**2** 与受体结合的方式是末端羟基先形成磷酸酯（仍含有两个负电荷），推测酸性基团、氨基和羟基是必要的功能基团。**1** 的结构比较复杂，含有三个羟基，一个氨基，一个羧基，一个酮基和反式双键，两个手性中心。对 **1** 的结构改造的起点是，消除不必要的基团，保留必需的结构因素。要点如下。

酮基和双键

研究表明，去除 14 位酮基的化合物（**3**）和消除 6 位反式双键的化合物（**4**）对抑制 T 细胞的增殖活性影响不大，提示不是必需的结构因素，可以去除[3]。

3 IC$_{50}$ = 56 nmol/L   **4** IC$_{50}$ = 12 nmol/L

羟基的作用

考察 4 位羟基的作用，合成了 4-去羟基 ISP-1 化合物（**5**）以及 4-去羟基、3-羟基的差向异构体（**6**），这两个化合物是 ISP-1 产生菌的微量代谢产物，具有与 ISP-1 相似的活性，说明 4 位羟基不是必需的，3 位羟基的不同构型对于活性没有重要影响[4]。

5   **6**

去手性化和考察烷基链长度

基于以上构效关系，并且模拟鞘氨醇的末端结构，设计合成了非手性化合物 2-氨基-2-烷基-1,3-丙二醇（图 18.1），考察不同长度的 2-烷基链对活性的影响，结果列于表 18.1。

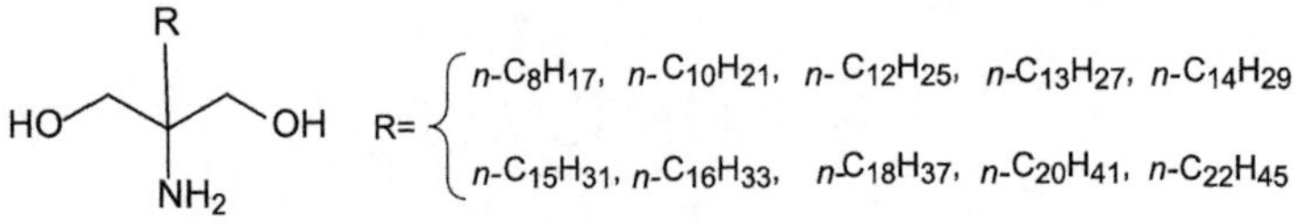

図 18.1　2-氨基-2-烷基-1,3-丙二醇的结构

R= { n-C₈H₁₇, n-C₁₀H₂₁, n-C₁₂H₂₅, n-C₁₃H₂₇, n-C₁₄H₂₉ n-C₁₅H₃₁, n-C₁₆H₃₃, n-C₁₈H₃₇, n-C₂₀H₄₁, n-C₂₂H₄₅ }

表 18.1　不同的 2-烷基取代化合物的活性和与先导物、环孢素 A 的比较

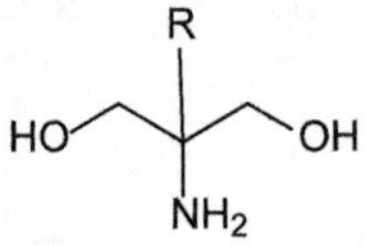

化合物	R	IC$_{50}$(nmol/L)	化合物	R	IC$_{50}$(nmol/L)
7	n-C$_8$H$_{17}$	3700	**13**	n-C$_{16}$H$_{33}$	10
8	n-C$_{10}$H$_{22}$	440	**14**	n-C$_{18}$H$_{37}$	12
9	n-C$_{12}$H$_{25}$	270	**15**	n-C$_{20}$H$_{41}$	190
10	n-C$_{13}$H$_{27}$	12	**16**	n-C$_{22}$H$_{45}$	1600
11	n-C$_{14}$H$_{29}$	5.9	**17**	ISP-I	3
12	n-C$_{15}$H$_{31}$	2.9	环孢素 A		14

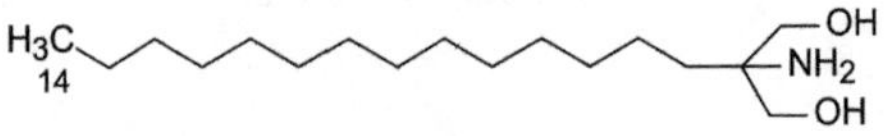

11

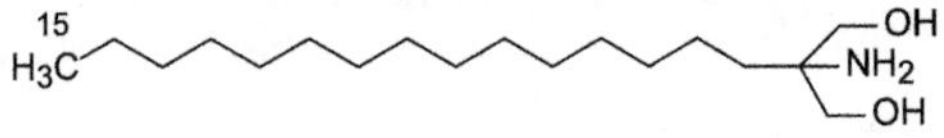

12

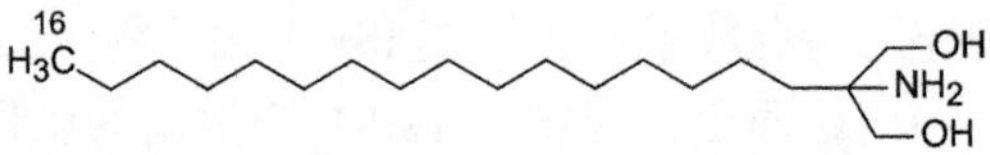

13

　　这些合成的化合物都没有手性碳原子。从正辛基到正二十二烷基的活性由升到降的抛物线形变化，由 C8 开始随碳原子的增加活性增强，到 C15 达到最高活性，然后随碳链增长而活性下降。其中，C$_{14}$～C$_{16}$（化合物 **11**～**13**）活性都强于环孢素 A。**12** 的活性最强（n-C$_{15}$H$_{31}$），与 ISP-1 相同，而 n-C$_{18}$H$_{37}$ 的长度相同于先导物，活性却低 4 倍。化合物 **11** 对小鼠皮肤移植试验效果优于环孢素 A，毒性低于先导物 ISP-1 10 倍[5]。

烷基链进一步变换：候选物和芬戈莫德上市

　　较长的烷基链因柔性过强，会有许多构象，这对于提高活性构象的概率是不利的因素，为此，链中加入构象限制因素，例如用苯环代替一部分饱和碳链，可能有利于药效、药代、安全性和物理化学性质。虽然 **12** 的活性强于 **11**，但 **11** 的毒性低于 **12**，因而将 **11** 作为新一轮先导物，并设定一个苯环替换掉四个亚甲基，合成了通式为 **18** 的化合物，使碳原子的总数（$m+n$）= 10，并且考察苯基在烷基链中的最佳位置。化合物的结构与活性列于表 18.2 中。

18

表 18.2　通式为 18 的化合物结构和活性

化合物	m　n	IC$_{50}$(nmol/L)	化合物	m　n	IC$_{50}$(nmol/L)
19	$m=0, n=10$	13	**23**	$m=4, n=6$	19
20	$m=1, n=9$	70	**24**	$m=6, n=4$	100
21	$m=2, n=8$	6.1	**25**	$m=8, n=2$	32
22	$m=3, n=7$	350	**26**	$m=10, n=0$	54

这些化合物都有较高的活性，其中 $m=2, n=8$ 的化合物 **21** 活性最强，与 **11**（IC$_{50}$ = 5.9 nmol/L）相当；但将苯环移动一个碳原子（如 $m=1, n=9$ 或 $m=3, n=7$）活性显著降低。**21** 的化合物代号 FTY-720，通用名为芬戈莫德（fingolimod）。

21

其中一个有趣的现象是碳的偶数或奇数对活性的影响，极性端与苯环之间的碳原子数为偶数时，比相邻的奇数碳化合物活性高。

化合物 **21** 与 **11** 的体外活性虽然相近，但用小鼠植皮的体内试验表明 **21** 的活性大约是 **11** 的 3 倍。由于 **21** 的作用环节是抑制白介素-2 的生成，与环孢素 A 或 FK506 不同。因而成为新作用机制的免疫调节剂[6]。

芬戈莫德口服吸收后在肝脏被鞘氨醇激酶 2 磷酸化而起效，所以是芬戈莫德前药。在体内的半衰期 5～6 天，储留时间长。体内 CYP 将羟基氧化成羧基，自尿中排除[7]。经临床研究，每日口服 0.5～1.5 mg，治疗多发性硬化病，可缓解硬化病的发病率。该药物由诺华公司研制，已于 2010 年经美国 FDA 批准上市。

芬戈莫德作为鞘氨醇-1-磷酸（S1P）受体调节剂，在体内经鞘氨醇激酶 2 催化磷酸化后，与淋巴细胞表面的 S1P 受体结合，改变淋巴细胞的迁移，促使细胞进入淋巴组织，阻止其离开淋巴组织进入移植器官中，从而减少自身反应性淋巴细胞再次进入循环的概率，防止这些细胞浸润中枢神经系统，也达到免疫抑制的效果。临床的不良反应是引起心动过缓、房室传导阻滞等，是对另一受体亚型 S1P3 的结合，脱靶作用所致。

辛波莫德

辛波莫德（**27**, siponimod）是诺华公司研制的新一代 S1P1 受体调节剂，虽然结构骨架与芬戈莫德不同，但分子尺寸和药效团特征非常相似。**27** 的 EC_{50} = 0.4 nmol/L，对不希望作用的 S1P3 受体的 EC_{50} = 5 μmol/L，选择性非常高。**27** 对猴的口服利用度 F = 71%，血浆半衰期 $t_{1/2}$ = 19 h。2019 年 FDA 批准上市[8]。

辛波莫德两个主要的结构特征是用刚性的环己基苄肟醚替换芬戈莫德的正辛基链，从而更适配于 S1P1 的疏水腔结合，另一是用预构的氮杂环丁基羧酸替换芬戈莫德的氨基丙醇链，避免了体内的磷酸化，降低了芬戈莫德体内存留时间。因而降低了不良反应。

27 **28**

奥扎莫德

2020 年 FDA 批准的奥扎莫德（**28**, ozanimod）最初是由 Receptos 公司开发，2015 年被新基公司收购，后被百时美施贵宝收购。2018 年 FDA 以奥扎莫德申请材料临床前和临床药理部分存在空白为由拒绝新基提交，后来公布的数据显示，原来在临床试验中发现一个代谢产物（代号 CC112273）。这个代谢产物在临床前动物中不显著，但在人体是整个药物 AUC 的 90%。而且这个代谢产物半衰期超长，在人体长达 10～13 天，远高于奥扎莫德的 19 小时，可能有蓄积风险。后来证明该代谢产物是活性代谢物，于 2020 年批准上市[9]。

参 考 文 献

[1] Fujita T, K Inoue, S Yamamoto, et al. Fungal metabolites. part 11. A potent immunosuppressive activity found in *Isaria sinclairii* metabolite. J Antibiot, 1994, 47: 208-215.

[2] Fujita T, Hirose R, Yoneta M, et al. Potent Immunosuppressants, 2-alkyl-2-aminopropane-1, 3-diols. J Med Chem,

1996, 39: 4451-4459.

[3] Fujita T, Hirose R, Hamamichi N, et al. 2-Substituted 2-aminoerhanol: Minimum essential structure. Bioorg Med Chem Lett, 1995, 5: 1857-1860.

[4] Sasaki S, Hashimoto R, Kiuchi M, et al. Part 14. Novel potent immunosuppressants, mycestericins, produced by mycelia sterilia. J Antibiotics (Japan), 1994, 47: 420-433.

[5] Fujita T, Yoneta M, Hirose R, et al. Simple compounds, 2-alkyl-2-amino-1, 3-dipropanediols have potent immunosuppressive activity. Bioorg Med Chem Lett, 1995, 5: 847-852.

[6] Adachi K, Kohara T, Naka N, et al. Design, synthesis, and structure-activity relationships of 2-substituted-2-amino-1, 3-dipropanediols: discovery of a novel immunosuppressant, FTY720. Bioorg Med Chem Lett, 1995, 5: 853-856.

[7] Kovarik J M, Hartmann S, Bartlett M, et al. Oral-intravenous crossover study of fingolimod pharmacokinetics, lymphocyte responses and cardiac effects. Biopharm Drug Dispos, 2007, 28: 97-104.

[8] Pan S, Gray N S, Gao W, et al. Discovery of BAF312(siponimod), a potent and selective S1P receptor modulator. ACS Med Chem Lett, 2013, 4: 333-337.

[9] Scott F L, Clemons B, Brooks J, et al. Ozanimod (RPC1063) is a potent sphingosine-1-phosphate receptor-1 (S1P1) and receptor-5 (S1P5) agonist with autoimmune disease-modifying activity. Br J Pharmacol, 2016, 173: 1778-1792.

19　冈田软海绵—软海绵素 B—艾日布林

源自海绵的软海绵素 B

从日本稀缺的海绵 *Halichondria okadai* 中分离出的天然产物软海绵素 B（**1**, halichondrin B），是一种只含碳、氢和氧的聚醚大环内酯[1]。生物实验表明 **1** 对小鼠体内外癌细胞具有强效抑制作用[2]。后来发现在寻常的海绵中也含有软海绵素 B 如 *Axinella, Phakellia* 和 *Lissodendoryx* 科，缓解了深入研究抗癌机理所需的样品源。

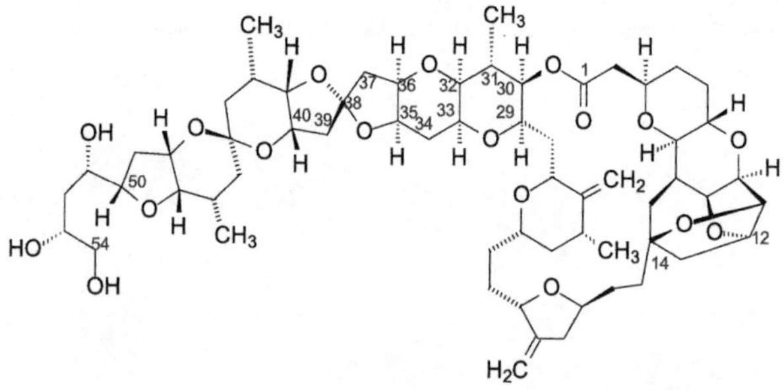

1

独特的抗癌机制

美国国家肿瘤研究院（NCI）系统地评价了 **1** 对 60 株癌细胞系的活性，发现抗细胞增殖作用类似于已知的抗微管蛋白药物，但生化机制不同。表现在：

（1）抑制 β 微管蛋白 βs 内链的交联作用以及增加 β* 的生成，对长春碱解聚微管蛋白作用没有竞争性抑制，提示 **1** 与微管蛋白的结合位点与长春碱不同；

（2）对于秋水仙碱与微管蛋白的结合没有增稳作用，也没有抑制作用；

（3）不影响碘代乙酰胺对微管蛋白的巯基发生烷化作用，所以 **1** 没有与半胱氨酸结合。

这些实验说明软海绵素 B 抑制微管蛋白的解聚机制，有别于已有的生物碱类抑制剂，预示其抗肿瘤作用与现用的微管蛋白抑制剂较少发生交叉耐药作用[3]。软海绵素 B 的极强活性和独特的作用机制引起学术界和企业界的关注。然而自然界提供的样品量有限，研发进展较慢。

软海绵素 B 的结构特征

软海绵素 B 由聚醚与大环内酯两部分结构组成，分子量 1109.36。结构中含有 31 个手性碳原子，聚醚片段有 18 个，大环内酯有 13 个。聚醚与大环内酯相连于 C29 和 C30，是共用两个键连的碳原子形成并环结构。连接节点 C30 是内酯基团，当发生水解作用，环被打开，构象发生改变，功能基的空间位置发生改变。

软海绵素 B 的简化物

分子剖裂：保留内酯结构

从药物化学的视角分析软海绵素 B 的结构，右边的内酯片段含有多样性功能基，而左侧的聚醚结构单调（环醚和环缩酮），推测内酯片段应是抗癌活性所在（知识和经验的判断）。因而去除聚醚单元，作为设计合成简化物的切入点。

哈佛大学 Kishi 等系统地研究了软海绵素 B 的全合成的方法[4]，由于结构复杂，他们采取了由简到繁的合成策略，将 1 切割成几个片段，片段上预留出功能基，以备连接成目标片段，本文中软海绵素 B 与片段结构中碳原子的标号沿用了原研者的编号，便于理解各片段在目标分子中的位置和连接位点[5, 6]。

首先，切断 C38—C39 和 C37—C38 键合成了包含 C1～C38 和 C1～C37 的羟基化合物 **2** 和 **3**[7]，这是去除大部分聚醚结构的两个简化物，活性评价提示仍保持抗癌活性，对 DLD-1 人结肠癌细胞 IC_{50} 分别为 4.6 nmol/L 和 3.4 nmol/L，与软海绵素 B 的活性（$IC_{50} = 0.74$ nmol/L）相近。

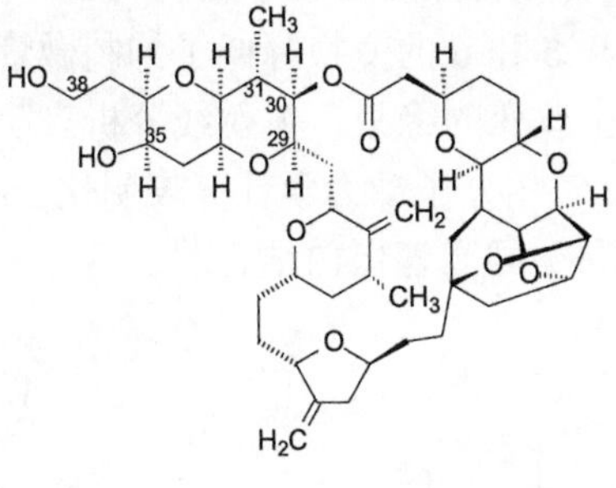

2 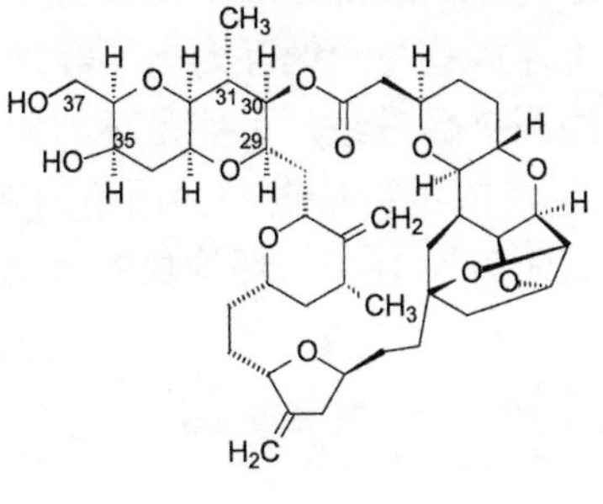　　　　　　　　　　**3**

化合物 2 和 3 的类似物

修饰化合物 **2** 的 C38 的羟基成甲氧基，或环合成并环的四氢呋喃，或将 C31

的甲基变换为乙基或氢原子，又或将化合物 **3** 的 C31 甲基变换为乙基或氢，如图 19.1 所示的结构变换，这些化合物仍保持体外抗癌活性，与 **2** 和 **3** 的活性没有显著差异。以上结果提示，去除 C31 相连的聚醚片段简化物，仍然保持抗癌活性[8]。

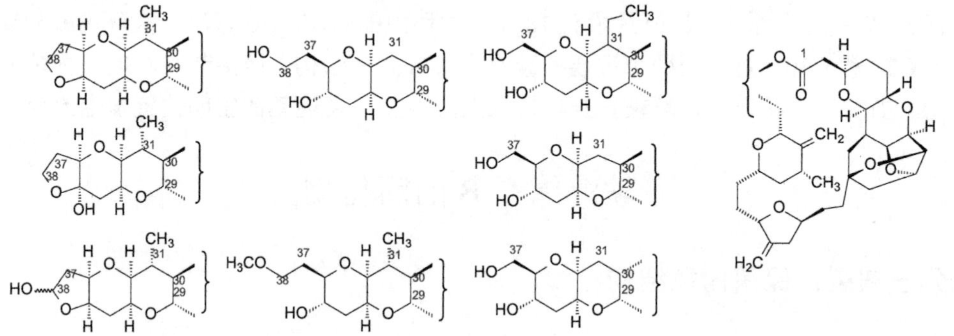

图 19.1　软海绵素 B 的 C29 和 C30 连接片段的变换

非内酯型的简化物

C1 羧酸的酯键具有化学和生物化学性质的不稳定性，一旦水解则大环破裂，构象改变而失去或降低活性。为此用醚键、酰胺或亚甲基酮等排体替换酯键以提高化合物的稳定性。与此同时，再删除由 C29 和 C30 相连的环醚片段，以减小分子尺寸[9]。

C30—C1 形成醚键和酰胺键的大环

用醚键替换酯键合成了化合物 **4**，酰胺键代替酯键合成了化合物 **5** 和 **6**，虽然这些二价连接基与酯键互为电子等排，但 **4**、**5** 和 **6** 的变换降低了抑制微管蛋白活性，大约两个数量级，可能是环的构象发生改变的缘故。X 射线分析表明，去甲基软海绵素 B 的内酯键的两面角为 163°，气相分子动力学计算表明化合物 **4**、**5** 和 **6** 的两面角为 180°，环构象的改变，不利于同微管蛋白结合[10]。

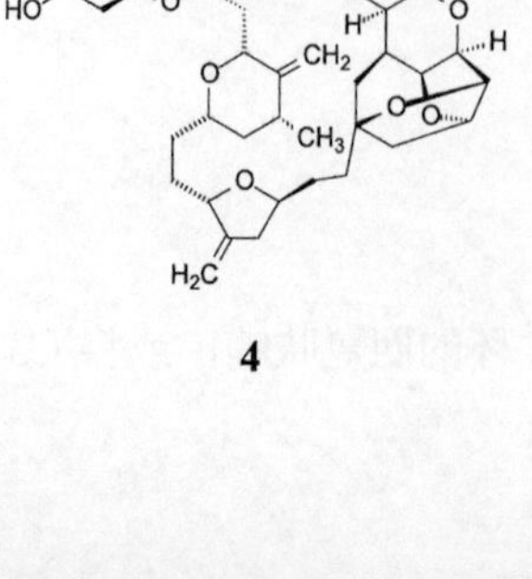

| 4 | 5 | 6 |

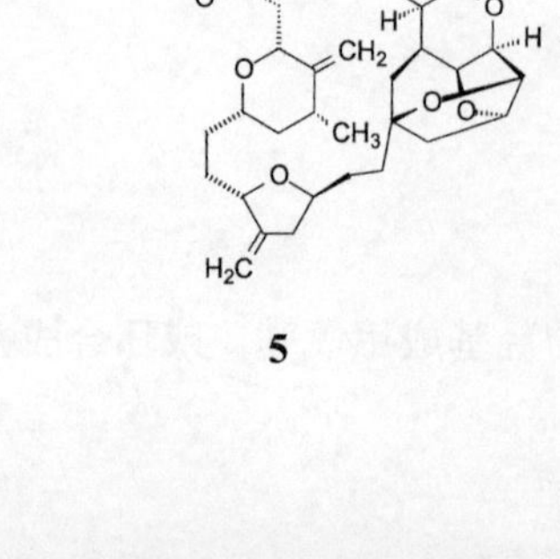

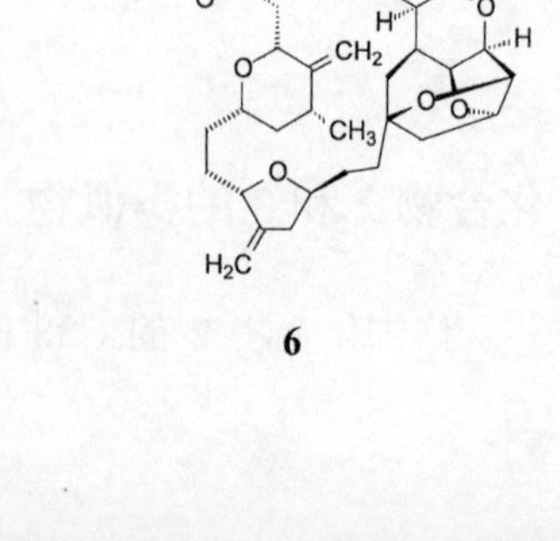

C30—C1 以亚甲基酮连接的大环

用亚甲基酮连接 C30—C1 形成的大环化合物 **7**（ER-076349）和 **8**（ER-086526）呈现良好的活性、稳定性和溶解性等。**7** 和 **8** 的结构特点是：①将 C1 的酯基变换为甲酮基，这种电子等排的置换，没有改变大环体系的构象，但提高了对水解的稳定性；②将 C29～C38 并合的三环系统简化为四氢呋喃单环，降低了分子尺寸；③从 C32 引出丙二醇或氨基丙醇的极性侧链，改善了物化性质。**7** 和 **8** 的分子量分别为 728.92 和 727.94，比天然产物软海绵素 B 的分子量减少了 35%。化合物 **8** 的侧链上含有伯氨基，可与酸形成盐，改善溶解性与吸收性。**7** 和 **8** 的活性与软海绵素 B 相近，计算亚甲基酮的两面角为 90°，推论环的活性构象在 90°～163°范围内。

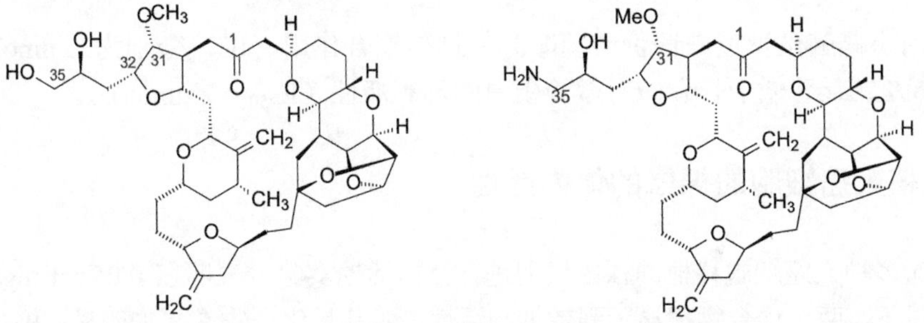

7   **8**

ER-076349 和 ER-086526 的药效学

体外抑制肿瘤细胞的活性

用多种瘤株评价化合物 **7** 和 **8** 的体外抑瘤活性（平均值），结果表明活性都强于长春碱和紫杉醇（表 19.1）。

表 19.1   化合物 7 和 8 以及长春碱和紫杉醇的体外抑瘤活性

细胞系	n	抑制活性 IC$_{50}$(nmol/L)			
		化合物 7	化合物 8	长春碱	紫杉醇
MDA-MB-4358	4	0.14	0.09	0.59	2.5
COLO 205	2	0.41	0.71	2.4	7.8
DLD-1	3	0.75	9.5	7.3	19
DU 145	3	0.70	0.91	3.6	9.4

细胞系	n	抑制活性 IC_{50}(nmol/L)			
		化合物 7	化合物 8	长春碱	紫杉醇
LNCaP	3	0.25	0.50	1.8	3.8
LOX	3	0.76	1.4	3.2	7.3
HL-60	2	0.41	0.90	2.6	4.3
U937	2	0.22	0.43	4.0	3.9
8 个细胞系均值	8	0.45	1.8	3.2	7.3

注：n 为实验次数

对微管蛋白聚合的抑制活性

用小鼠脑微管蛋白评价 **7** 和 **8** 的抑制聚合作用，IC_{50} 分别为 5 nmol/L 和 6 nmol/L，显著低于长春碱对微管蛋白的抑制活性（IC_{50} = 2 μmol/L）。

对移植人癌细胞的裸鼠的体内活性

对多种人癌细胞移植的裸鼠模型进行体内活性实验，表明在 0.05～1 mg/kg 体重剂量下，两个化合物都显示强效抑制活性，尤其是化合物 **8** 更加明显。停药后肿瘤的复发率低于紫杉醇，也优于化合物 **7**，**8** 的治疗窗口也明显大于化合物 **7**[11]。

药代动力学性质和临床研究

化合物 **8** 与甲磺酸形成盐，定名为甲磺酸艾日布林（eribulin methylayte）在 pH 3～7 环境下可任意溶于水，对小鼠的口服生物利用度为 7%，平均分布容积为 43～114 L/m²，半衰期 $t_{1/2}$ = 40 h。经三期临床研究，可有效地治疗转移性乳腺癌，于 2010 年 FDA 批准在美国上市。

艾日布林的全合成

艾日布林是迄今用纯化学合成方法研制并生产的结构最复杂的药物，分子中含有 19 个手性碳原子，由简单的工业原料经 62 步反应合成。深入的工艺研究将最初哈佛大学 Kishi 的微克级的合成量，提高到制备数十克水平的艾日布林，在合成了 180 多个目标化合物的过程中，合成方法和工艺过程不断改进。此外，也由于转化医学的推动，产（Eisei 公司）学（哈佛大学）研（NCI）的结合，很好地处理了时间、投入与风险的关系。下面简要地讨论合成艾日布林的路线，展示其复杂性。

C1～C13 片段的合成

由 L-甘露糖酸-γ-内酯经手性配体诱导发生 *C*-烯丙基化、麦克尔加成环合以及立体选择性地 Ni(Ⅱ)/Cr(Ⅱ)诱导乙烯三甲基硅烷加成等多步合成，最后经二异丁基铝氢还原 C1 的羧酸成醛基，合成了 C1～C13 片段（**9**）[12]。

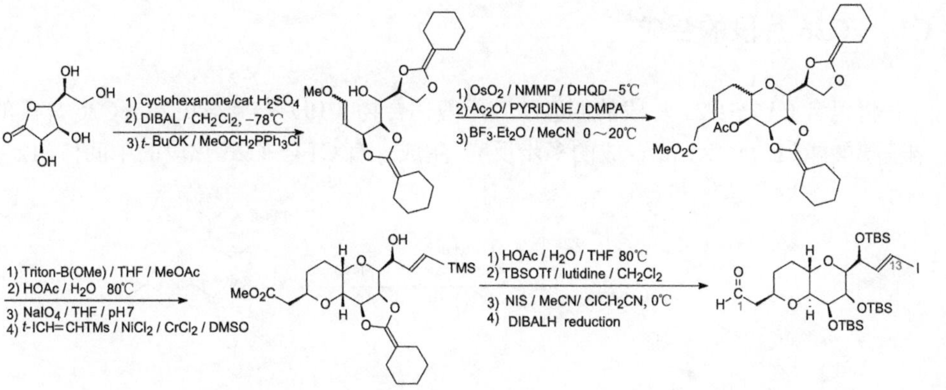

9

C14～C21 片段的合成

由 L-(+)-赤藓酮糖经 5 步反应转变成羟基保护的溴丙烯化合物，后者在锌粉作用下，与醛 **9** 缩合成仲醇，经 Swern 氧化和立体选择性还原，再经过 3 步反应得到 C14～C21 四氢呋喃甲醛的片段（**10**）。

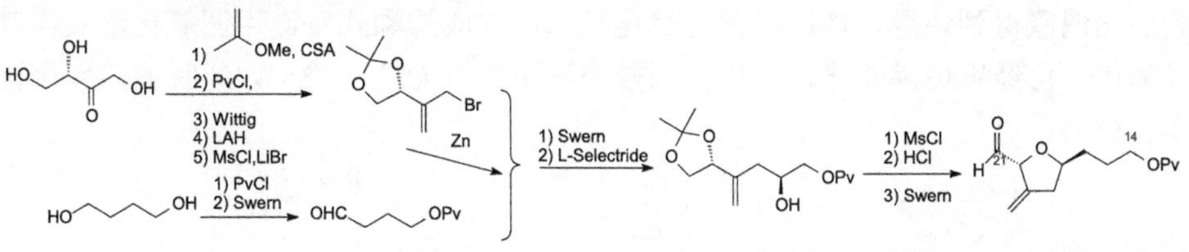

10

C22～C26 片段的合成

由羟甲基丁内酯经 Kishi 合成的多步反应，生成了提供 C22～C26 片段的酮基膦酸酯（**11**）。

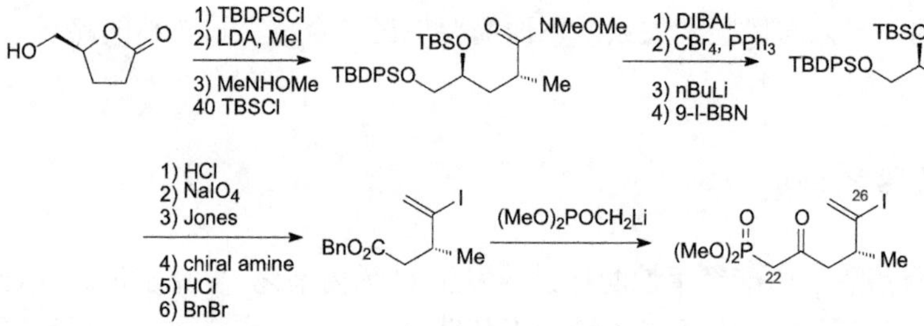

11

C14～C26 片段的合成

将包含 C14～C21 片段的四氢呋喃甲醛化合物（**10**）与包含 C22～C26 片段的酮基膦酸酯（**11**）经 Kishi 合成的多步反应，生成含有 C14～C26 片段的中间体（**12**）。

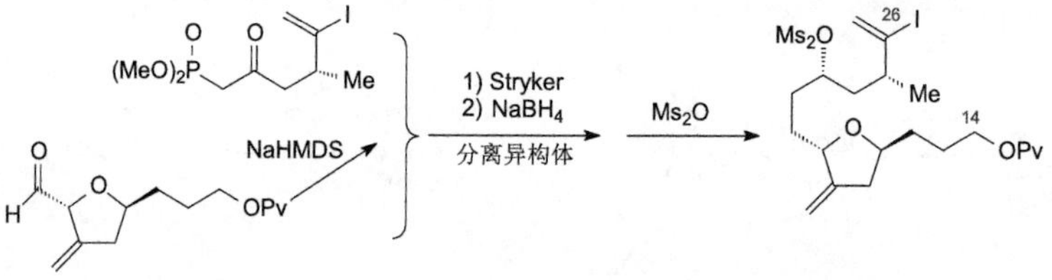

12

C27～C35 片段的合成

含有 9 个碳原子的 C27～C35 片段是从两个简单的原料制备的：用丁炔醇经 5 步反应生成含有 C27～C30a 片段的待开环的环氧化合物；由丁三醇经 4 步反应合成含有 C31～C35 片段的缩酮保护的戊炔二醇。这两个片段经正丁锂活化，Lewis 酸催化偶联得到炔醇，炔键经部分氢化还原，生成的顺式双键用四氧化锇氧化双羟基化，再经甲烷磺酰化，关环得到羟基被保护的 C27～C35 四氢呋喃乙醛化合物（**13**）。

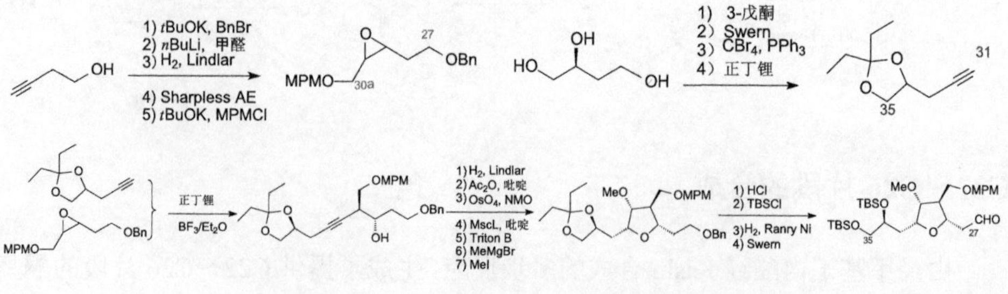

13

C14～C35 片段的合成

C14～C26 片段的碘代乙烯化合物（**12**）与 C27～C35 四氢呋喃乙醛化合物（**13**）在 Nozaki-Hiyama-Kishi 条件下发生偶联反应，生成化合物 **14**，为差向异构体混合物，C27 的构型比例是 3∶1，以所希望的构型占优势，经简单柱层析分离后，收率为 57%。将 C30a 的羟基转变为苯磺酰基，除去 C14 的新戊酰保护基，得到含有 C14～C35 片段的中间体（**15**）。从各个原料算起，合成化合物 **15** 需要 59 步反应，最长的 26 步是线性接续反应。

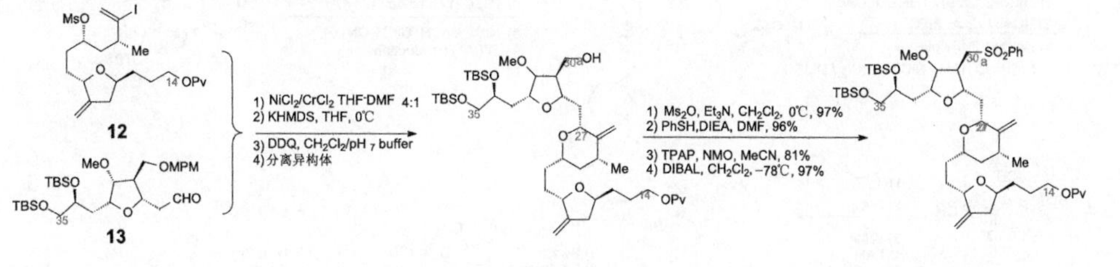

C1～C13 片段与 C14～C35 片段的连接：艾日布林的合成

C14～C35 片段的中间体（**15**）与 C1～C13 片段的中间体（**9**）经过三步反应生成 C1～C35、C13 处为碘乙烯基、C14 为醛基的化合物（**16**），在 Nozaki-Hiyama-Kishi 反应条件下，发生大环合环，收率 95%，将丙烯醇氧化成烯酮，再发生迈克尔加成，形成笼状结构的二醇（**17**），**17** 用甲磺酸酐酯化，氢氧化铵处理得到 C35 为氨基的最终目标物（**8**），与甲烷磺酸形成盐，得到甲磺酸艾日布林[13]。

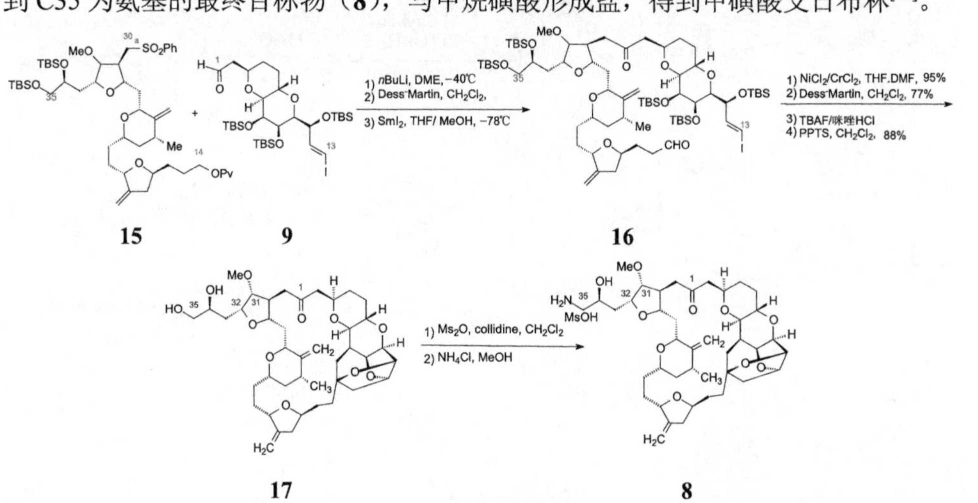

合成路线

后　记

　　将一个含有 31 个手性碳原子、分子量超过 1000 的复杂天然活性物质改造成为含有 19 个手性碳、分子量 729 的抗肿瘤药物艾日布林，在分子设计和化学合成两个层面上遇到巨大的挑战。研制过程、临床试验乃至生产所用的样品和药品，都是用有机合成方法由简单的原料制备的，成为迄今全球用纯化学合成方法研发和生产的最复杂的药物，易得性是研发艾日布林成药性的一个极其重要维度。从 1985 年开始研究到 2010 年批准上市的 25 年，彰显了研制的艰巨性。

参 考 文 献

[1]　Uemura D, Takahashi K, Yamamoto T, et al. Norhalichondrin A: An antitumor polyether macrolide from a marine sponge. J Am Chem Soc, 1985, 107: 4796-4798.

[2]　Hirata Y, Uemura D. Halichondrins-antitumor polyether macrolides from a marine sponge. Pure Appl Chem, 1986, 58: 701-710.

[3]　Bai R L, Paull K D, Herald C L, et al. Halichondrin B and homohalichondrin B, marine natural products binding in the vinca domain of tubulin. Discovery of tubulin-based mechanism of action by analysis of differential cytotoxicity data. J Biol Chem, 1991, 266: 15882-15889.

[4]　Aicher T D, Buszek K R, Fang F G, et al. Total synthes of halichondrin B and norhalichondrin B. J Am Chem Soc, 1992, 114: 3162-3164.

[5]　Duan J W, Kishi Y. Synthetic studies on halichondrins: A new practical synthesis of the C.1–C.12 segment. Tetrahedron Lett, 1993, 34: 7541-7544.

[6]　Stamos D P, Kishi Y. Synthetic studies on halichondrins: A practical synthesis of the C1–C13 Segment. Tetrahedron Lett, 1996, 37: 8643-8646.

[7]　Stamos D P, Sean S C, Kishi Y. New synthetic route to the C.14–C. 38 segment of halichondrins. J Org Chem, 1997, 62: 7552-7553.

[8]　Wang Y, Habgood G J , William J W, et al. .Structure-activity relationships of halichondrin B analogues: Modifications at C.30–C.38. Bioorg Med Chem Lett, 2000, 10: 1029-1032.

[9]　Littlefield B A, Palme M H, Seletsky B M, et al. Macrocyclic analogs and methods of their use and preparation.

U. S. Patent 09/334, 488, 1999.

[10] Yu M I, Zheng W J, Seletsky B M. Case history: Discovery of eribulin (Halaven[TM]), a halichondrin B analogue that prolongs overall survival in patients with metastatic breast cancer. Annual Rep Med Chem, 2011, 46: 227-241.

[11] Towle M J, Salvato K A, Budrow J, et al. *In vitro* and *in vivo* anticancer activities of synthetic macrocyclic ketone analogues of halichondrin B1. Cancer Res, 2001, 61: 1013-1021.

[12] Stamos D P, Kishi Y. Synthetic studies on halichondrins: A practical synthesis of the C.1–C.13 segment. Tetrahedron Lett, 1996, 37: 8643-8646.

[13] Yu M J, Zheng W J, Seletsky M B. From micrograms to grams: Scale-up synthesis of eribulin mesylate. Nat Prod Rep, 2013, 30: 1158-1164.

20　葡萄孢链霉菌—星孢菌素—米哚妥林

米哚妥林（**1**, midostaurin）是 2017 年美国 FDA 批准上市的抗肿瘤药物，由诺华公司研制成功，治疗 FLT3 激酶突变呈阳性的急性髓性白血病和肥大细胞增多症。米哚妥林是由天然抗生素星孢菌素（**2**, staurosporine）经结构改造而成的。

先导化合物

星孢菌素是 Omura 等在 1977 年由链霉菌 *Streptomyces staurosporeus* 发酵液得到的抗生素[1]，化学结构经单晶 X 射线衍射分析确证为吲哚并吡咯酮并咔唑-*N*-糖苷的稠合环化合物，九环并合，复杂结构。最初发现具有抗真菌和降血压作用[2]。直到 1986 年发现是蛋白激酶 C（PKC）的强效抑制剂[3]，由于是多种激酶的泛抑制剂，而且活性强，最初结构改造和成药的目标是提高对特定 PKC 激酶的选择性，并没有着眼于发生突变的 FLT3 激酶。在这期间又陆续发现多种含有吲哚并吡咯酮并咔唑为骨架的抗生素，代表性的天然化合物有 K-252B（**3**）、TAN-1030A（**4**）、UCN-01（**5**）和 RK-1409（**6**）。结构之间的差异在糖基和吡咯酮片段。

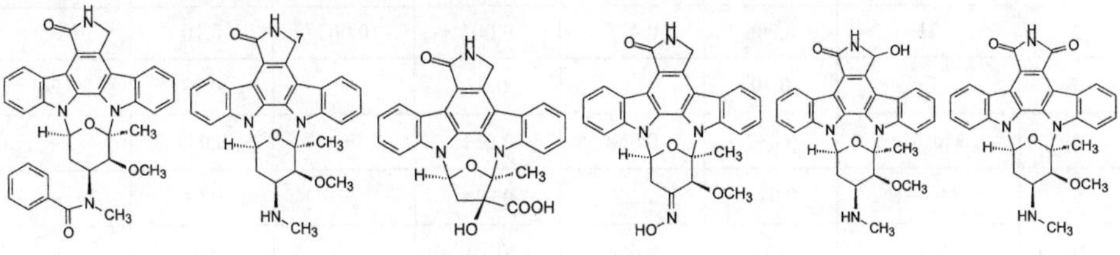

先导物的优化

活性评价

测定受试化合物的活性包括多种激酶；蛋白激酶 C（PKC）、依赖于 c-AMP 蛋白激酶（PKA）、磷酸酶激酶（PPK）、S6 激酶（S6-K）、EGFR 酪氨酸激酶（PTR）和 c-src 激酶等，测定 50%抑制浓度 IC_{50}[4]。诺华选择星孢菌素（**2**）为先导物，是基于对多种激酶有强抑制活性，从成药性来讲，这既有利于对肿瘤细胞多靶标的抑制活性，也有对正常激酶不利的脱靶作用。在没有周边化合物构效关系信息的情况下，研制者首先对糖环上仲胺作结构变换，这在化学上是最容易修饰的位置。

仲胺的烃基化

首先对糖环上的仲氨基用烷基或芳基取代成叔胺，代表性化合物列于表 20.1。结果提示，合成的叔胺大都降低了抑制 PKC 的活性，而对其他酶变化不大或也降低活性，只有季铵盐化合物 **9** 基本保持了对 PKC 的活性，但降低了对 PKA 的活性。叔胺化失去了氮上的氢，氢键作用或许是与 PKC 结合的重要因素。季铵化合物的正电荷可能有利于结合。

表 20.1　糖环上 NH 烷基化的结构和活性

化合物	R	IC$_{50}$(μmol/L)					
		PKC	PKA	PPK	S6-k	PTK	c-src
2	H	0.006	0.015	0.003	0.005	0.10	0.35
7	Et	0.10	1.6	0.07	—	0.33	0.24
8	Me, Me	0.032	0.068	0.021		0.043	—
9	Me, Et	0.014	0.27	0.018		0.91	—
10	C$_6$H$_5$CH$_2$	0.70	0.068	0.10		0.91	—
11	C$_6$H$_5$	0.63	0.48	0.015		—	—
12	H$_3$C—O—CH$_2$—C(=O)	0.26	0.055	0.44		1.30	—
13	HO—C(=O)—CH$_2$—	0.046	3.2	0.015		0.031	—
14	N≡C—CH$_2$CH$_2$—	0.19	0.14	0.024		1.10	—
15	环己基—CH$_2$—CH$_3$	0.14	0.36	0.05	—	1.30	—

仲胺的酰化

用脂肪酸、芳香酸或氨基酸酰化先导物 **2** 的糖环上 NH，代表性化合物列于表 20.2。仲氨基被酰化后对 PKC 的抑制活性减弱，但对其他激酶减弱更显著，因而相对提高了 PKC 选择性抑制。特别是 *N*-苯甲酰星孢菌素（**1**）与先导物相比，虽对 PKC 活性降低了 10 倍且对 PPK 降低了 15 倍，但对其他激酶活性很弱，因而选择性优于 **2**。进而合成取代的苯甲酰化合物（**25～35**），但选择性没有提高。3,5-二硝基苯甲酰化合物（**32**）虽然对 PKA 和 EGFR 激酶完全没有活性，但对 PKC 的活性降低了 20 倍。二硝基化合物的成药性也较低。

表 20.2　糖环上 NH 酰化的结构和活性

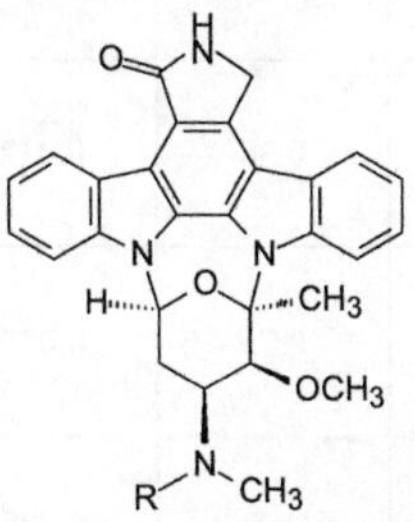

化合物	R	IC$_{50}$(μmol/L)					
		PKC	PKA	PPK	S6-k	PTK	c-src
2	H	0.006	0.015	0.003	0.005	0.10	0.35
16	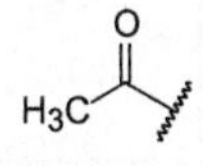 H$_3$C–CO–	0.075	1.5	0.01	—	2.6	—
17	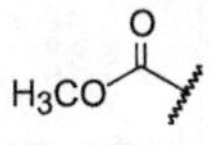 H$_3$CO–CO–	018	0.48	0.04	—	2.4	—
18	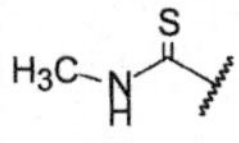 H$_3$C–NH–CS–	0.041	1.6	0.01	0.9	12.5	—
19	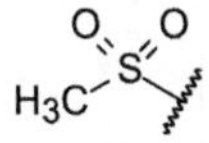 H$_3$C–SO$_2$–	0.081	1.0	0.019	—	1.1	—
20	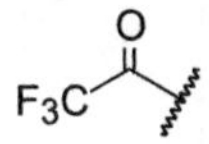 F$_3$C–CO–	0.13	17.0	0.01	0.1	6.4	—
21	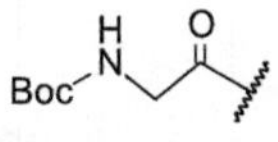 Boc–NH–CH$_2$–CO–	0.064	2.25	0.12	0.2	3.5	0.16

续表

化合物	R	IC$_{50}$(μmol/L)					
		PKC	PKA	PPK	S6-k	PTK	c-src
22	H$_2$N—CH$_2$—CO—	0.014	0.36	0.051	—	−0.22	—
23	HOOC—CH$_2$CH$_2$—CO—	0.04	0.7	0.062	0.16	—	0.2
24	(CH$_3$)$_3$C—O—CO—	0.35	28	0.42	1.0	13.5	—
1	C$_6$H$_5$—CO—	0.050	2.4	0.048	5	1.9	0.8
25	环己基—CO—	0.56	1.57	0.08	—	—	—
26	吡啶-3-基—CO—	0.031	0.38	0.012	—	8.18	—
27	吡嗪基—CO—	0.036	0.75	0.020	—	8.18	—
28	2-Cl-C$_6$H$_4$—CO—	0.23	1.5	0.078	—	4.7	—
29	3-Cl-C$_6$H$_4$—CO—	0.57	6.8	1.9	—	4.6	—
30	4-Cl-C$_6$H$_4$—CO—	0.35	2.6	0.32	—	2.0	—
31	3-O$_2$N-C$_6$H$_4$—CO—	0.063	2.5	0.06	0.1	4.8	—
32	3,5-(O$_2$N)$_2$-C$_6$H$_3$—CO—	0.125	>100	0.37	0.2	>70	—
33	4-H$_3$CO-C$_6$H$_4$—CO—	0.27	1.5	0.13	—	3.6	—
34	4-H$_3$COOC-C$_6$H$_4$—CO—	0.315	3.67	0.053	—	7.4	—
35	4-HOOC-C$_6$H$_4$—CO—	0.062	10.0	0.03	0.1	0.11	—

吡咯烷酮环的变换

以选择性较强的 **1** 为新的起始物，将吡咯烷酮的 NH 烷基化，合成的 **36** 和 **37** 对所有激酶都失去了活性，提示该 NH 是活性的关键基团，或许是必需的氢键给体，或不容有位阻性基团，因而须保留 NH 存在。吡咯的内酰胺氧化成酰亚胺 **39**，仍保持对 PKC 的活性，但选择性没有提升。同时作苯甲酰化的 **43** 虽然选择性提高了，但也降低了对 PKC 的活性。氧化成羟基的两对差向异构体（**4**，**40~42**）对 PKC 和 PKA 的活性都有所降低，而对 PPK 的活性不降，所以这种选择性并不可取（表20.3）[5]。

表20.3 变换吡咯烷酮的化合物结构与活性

化合物	W	X	Y	R	IC$_{50}$(μmol/L)				
					PKC	PKA	PPK	PTK	c-src
2	H	═O	H, H	H	0.006	0.015	0.003	0.10	0.35
36	C$_6$H$_5$CH$_2$	═O	H, H	C$_6$H$_5$CO	>100	>100	>100	>100	>100
37	MeO$_2$CCH$_2$	═O	H, H	C$_6$H$_5$CO	>100	>100	>100	>100	>100
38	H	═O	═O	Boc	1.5	>100	5.25	—	—
39	H	═O	═O	H	0.009	0.026	0.005	0.2	0.8
4	H	═O	H, OH^1	H	0.013	1.15	0.004	0.017	0.6
40	H	═O	OH, H$^{1'}$	H	0.255	1.85	0.006	—	—
41	H	H, OH^2	═O	H	0.096	2.25	0.022	0.26	1.8
42	H	OH, H$^{2'}$	═O	H	0.235	3.3	0.17	—	—
43	H	═O	═O	C$_6$H$_5$CO	0.096	0.75	0.27	—	—
44	H	═O	H, OH	C$_6$H$_5$CO	0.030	0.3	0.035	—	—

候选物对 FLT3 变异激酶和急性髓性白血病的作用

FLT3 激酶变异的分子生物学研究

以上对星孢菌素的结构改造只是为了提高对 PKC 的活性与选择性,尚无明确的治疗目标。后来将活性目标集中于治疗急性髓性白血病(AML),是由于发现30%AML 患者的 FLT3 激酶发生变异。分子生物学研究表明,突变后 FLT3 的近膜结构域内部发生串联重复[6],并且在激酶的活化环套的 Asp835 残基发生突变,引起构象改变,导致 FLT3 激酶成为激活形式,引起细胞分化不完全并持续增殖[7]。AML 的这些分子生物学特征为研制治疗药物提供了靶标支持。

化合物 1 抑制变异的 FLT3 激酶、细胞和体内活性

诺华公司系统地评价了上述活性化合物对变异的 FLT3 激酶和高表达变异酶的细胞——依赖于生长因子的 Ba/F3-FLT3-ITD 细胞的抑制作用,发现化合物 1 对突变酶和细胞有强效抑制作用,在 24~72 h 内抑制 Ba/F3-FLT3-ITD 细胞的 IC_{50} 低于 10 nmol/L,而对正常的肠 Ba/F3 细胞在 100 nmol/L 浓度下没有抑制作用,IC_{50} 高于 500 nmol/L,化合物 1 的作用是诱导 AML 细胞凋亡和终止细胞周期。

体内动物实验是用骨髓移植表达有 FLT3-ITD 激酶逆转录病毒的 Balb/c 小鼠,造成模拟 FLT3 变异的 AML 动物模型,从第 30 天到第 88 天(实验 1)或第 25~65 天(实验 2),每日灌胃给药 100 mg/kg 一次(血药浓度高于 IC_{50}),90 天后给药的两组动物全部存活,而对照组存活率只有 20%(均值),给药组的脾重和白细胞计数都显著低于对照组,表明化合物 1 体内呈现抗 AML 的效果[7]。遂以代号PKC412 进入临床研究,定名为米哚妥林(midostaurin),证明对 FLT3 呈阳性的AML 和晚期肥大细胞过多症有效,与 2017 年批准上市。

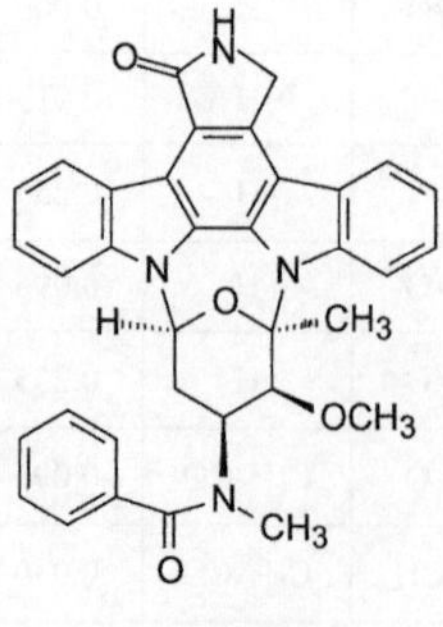

米哚妥林

后　记

　　分子生物学从微观层面提供发病机制，并揭示治疗的环节或靶标。米哚妥林的成功得益于分子生物学解析了急性髓细胞白血病 FLT3 激酶发生变异，由于对该酶具有选择性抑制活性而找到了"归宿"。米哚妥林是抗生素星孢菌素的 *N*-苯甲酰衍生物，表面上看结构变化不大，其实做了大量的合成、活性测定和构效关系研究，将选择性不强的天然活性物质改变为选择性强的分子，尤其幸运的是对 FLT3 激酶的高选择性，成为治疗 AML 的新型药物。

参 考 文 献

[1] Omura S, Iwai Y, Hirano A, et al. A new alkaloid AM-2282 of *Streptomyces* origin. Taxonomy, fermentation, isolation and prieliminary characterization. J Antibiot, 1977, 30: 275-281.

[2] Rüegg U T, Burgess G M. Staurosporine, K-252 and UCN-01: Potent but nonspecific inhibitors of protein kinases. Trends Pharmacol Sci, 1989, 10: 218-220.

[3] Tamaoki T, Nomoto H, Takahashi I. Staurosporine, potent inhibitor phospholipids/Ca^{++}dependent protein kinase. Biochem Biophys Res Commun, 1986, 135: 397-402.

[4] Meyer T, RegenassU, Fabbro D, et al. A derivative of staurosporine (CGP41251) shows selectivity for protein kinase C inhibition and *in vitro* anti-proliferative as well as *in vivo* anti-tumor activity. Int J Cancer, 1989.13: 851-856.

[5] Caravatti G, Meyer T, Fredenhagen A, et al. Inhibitory activity and selectivity of staurosporine derivatives towards protein kinase C. Bioorg Med Chem Lett, 1994, 4: 399-404.

[6] Nakao M, Yokota S, Iwai T, et al. Internal tandem duplication of the FLT3 gene found in acute myeloid leukemia.Leukemia. 1996, 10: 1911-1918.

[7] Weisberg E, Boulton C, Kelly L M, et al. Inhibition of mutant FLT3 receptors in leukemia cells by the small molecule tyrosine kinase inhibitor PKC412. Cancer Cell, 2002, 1: 433-443.

21 纤维堆囊菌—埃博霉素—伊沙匹隆—沙戈匹隆

埃博霉素的发现

埃博霉素（epothilones）是一组由十六元大环内酯所组成的抗生素统称，迄今已发现 6 个天然存在的化合物（**1~6**）。1993 年 Höfle 等从南非土壤中黏细菌纤维堆囊菌 *Sorangium cellulosum* 分离得到[1]。起初发现埃博霉素具有抗真菌作用，后来美国 NCI 证实对癌细胞有强效细胞毒活性。默克药厂 Bollag 等首先发现埃博霉素 A 和 B（**1** 和 **2**）的作用机制是结合于细胞内微管蛋白，而且与 ^{3}H-紫杉醇发生竞争性结合，提示埃博霉素与紫杉醇结合靶标的同一位点[2]，后来发现的埃博霉素 C 和 D（**3** 和 **4**），是 **1** 和 **2** 的生物合成前体，也与微管蛋白有强力结合作用。**5** 和 **6** 为埃博霉素 E 和 F，是噻唑环上的甲基氧化成羟甲基的天然产物。

1: R = H
2: R = CH$_3$

3: R = H
4: R = CH$_3$

5: R = H
6: R = CH$_3$

微管和微管蛋白

真核细胞中的微管作为结构性蛋白有许多功能，主要是参与有丝分裂过程，也与细胞内转运、分泌和移动有关。微管是由 α 和 β 微管蛋白构成的异二聚体，二聚体聚合成原丝体，进而平行缔合成管状物。微管在有丝分裂中以聚合（延长）-解聚（缩短）之间不断转化履行功能，形成动态平衡。如果该平衡态受到外来的干扰，则阻断有丝分裂。影响微管（蛋白）的物质可分为两类：微管稳定剂和去稳定剂，前者例如有紫杉醇、埃博霉素和圆皮海绵内酯（discoderimolide）等；去稳定剂有秋水仙碱、鬼臼毒素和长春碱等。天然的埃博霉素 A~F 对微管蛋白的活性强于紫杉醇 10~1000 倍不等，有很高的药用前景。不过在成药性方面大环内酯具有代谢不稳定性，因而有必要进行结构变换和优化。

结 构 优 化

优化得益于全合成的成功

复杂结构的天然产物改造和构效关系研究，取决于全合成的实现，以突破只作衍生化或半合成等局部修饰的限制。埃博霉素 A 和 B 的率先全合成是由 Danishefski 等在 1996 年完成的[3]，用会聚式立体控制方法合成。如今埃博霉素类的合成大体有 4 种不同的合环策略，例如在 C2 和 C3 之间的羟醛缩合合环；C9 和 C10 烯基还原成键反应；C12 和 C13 烯基还原成单键反应；C1 和 C15 的内酯化反应等。此外，环氧乙烯既可以预构于合成模块中，也可 C12 和 C13 缩合成双键为化合物 3 和 4 后进行环氧化反应制得。这样由于不同的合成策略制备了不同的模块，从而得以在不同位置配置取代基，不同取代（或构型）的大环，也得以研究构效关系。图 21.1 是由十一碳醛、酮酸和噻唑甲膦酯三个模块合成埃博霉素 A（**1**）的主要反应流程，用不同的取代模块，可以合成不同结构的大环内酯[4]。

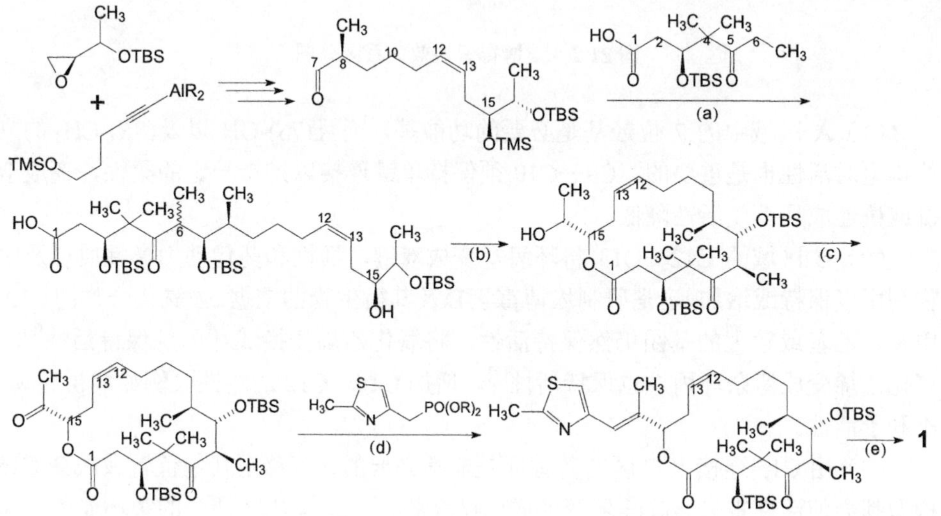

(a) i. In THF, 2LDA, −78 to −40℃ then ZnCl$_2$, −78 to −50℃, then add 3, THF, 1 h; ii. TBDMSOTf, 2, 6-lutidine, CH$_2$Cl$_2$, 0℃ to rt; iii. aq. AcOH, rt, 72%. (b) i. 2, 4, 6-trichlorobenzoyl chloride, TEA, THF, DMAP, toluene, rt, 1 h; ii. H$_2$SiF$_6$, ter-BuOH, MeCN, CH$_2$Cl$_2$, rt, 24 h, 70%. (c) oxalyl chloride, DMSO, TEA, CH$_2$Cl$_2$, −78℃, 93%. (d) n-BuLi, THF, −78℃ to rt, 60%. (e) i. 20% TFA in CH$_2$Cl$_2$, 0℃, 1 h, 92%; ii. methyl(trifluoromethyl)dioxirane, MeCN, 0℃, 56%

图21.1 由三元组分合成的埃博霉素 A

构效关系

　　有关合成埃博霉素 A 和 B 的类似物的结构与活性的文献很多，到 2015 年合成的埃博霉素类似物至少 400 个，Nicolaou 等对这些化合物综合讨论了构效关系[5]。为了方便讨论构效关系，将埃博霉素的化学结构划分成四个区块 A，B，C 和 D，如图 21.2 所示。构效关系概括如下：

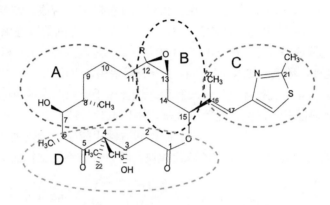

图 21.2　埃博霉素构效关系区分图

　　（1）A 区域中的 7 位羟基是必要的功能基，而且(7S)-OH 以及(8R)-CH3 的立体构型对活性也是重要的。C9—C10 须保持单键连接以维持一定的柔性，变成双键或桥连成环都使活性降低。

　　（2）B 区域的 C12—C13 将环氧基变成双键，活性和药代动力学性质以及生物利用度保持或增加，这是研制埃博霉素 D 及其衍生物的依据。去氧化合物的 C12-甲基、乙基或较大的基团仍然保持活性。将氧化乙烯变换成环丙烷保持活性[6]。氧化乙烯变成氮杂环丙烷也保持活性[7]。增加 C10～C12 的刚性（例如成桥连物）不利于活性。

　　（3）由 C15 连接出 C 区的芳香环是非常必要的，若移至其他位置或改变 C15 构型都会使活性丧失。噻唑环变换成噁唑或吡啶，或与 C27 稠合的杂环如苯并咪唑、苯并噻唑和喹啉等都保持活性[8]。但是 C27 的甲基换成大体积烷基则降低活性，C21 的甲基变换对活性没有影响。

　　（4）D 区的功能基最多。C1 的羰基是必要的活性基团，内酯的氧原子可用氮原子替换，保持活性，这是非常重要的信息，由于内酰胺比内酯的代谢/化学稳定性高，研制伊沙匹隆并得以成功就是利用了这个信息。C3 的羟基不是必需基团，而 C4 的偕二甲基是必要的。C6 的甲基可以增大，不影响活性[9]。

已批准上市和处于临床研究的候选物

伊沙匹隆

迄今唯一批准上市的埃博霉素类药物为伊沙匹隆（**7**, ixabepilone），是由 BMS 公司研制埃博霉素 B 的类似物，于 2007 年 FDA 批准，临床治疗转移和进展性乳腺癌、头颈部肿瘤和黑色素瘤等。**7** 的结构与天然产物的区别是将 C1～C15 的内酯变换成内酰胺，从而降低了对酯酶水解的敏感性，提高了代谢稳定性。**7** 的作用机制与埃博霉素 B 相同，即结合于 β 微管蛋白，阻止微管的聚合-解聚的动态平衡，终止癌细胞的有丝分裂。

伊沙匹隆最初是由埃博霉素 B 经半合成方法制备的。方法是在钯催化剂作用下，内酯环打开，成稳定的烯丙基阳离子，经叠氮化钠或四丁基铵叠氮化物作亲核进攻，生成叠氮羧酸的开环物，还原得到氨基羧酸，进而经 DPPA 或 EDC/HOBT 脱水缩合，形成内酰胺伊沙匹隆，如图 21.3 所示。半合成的规模制备总收率大约为 20%，由于发酵制备埃博霉素 B 的条件复杂烦琐，产率也低，所以这种半合成不够经济，须开拓全合成的方法。

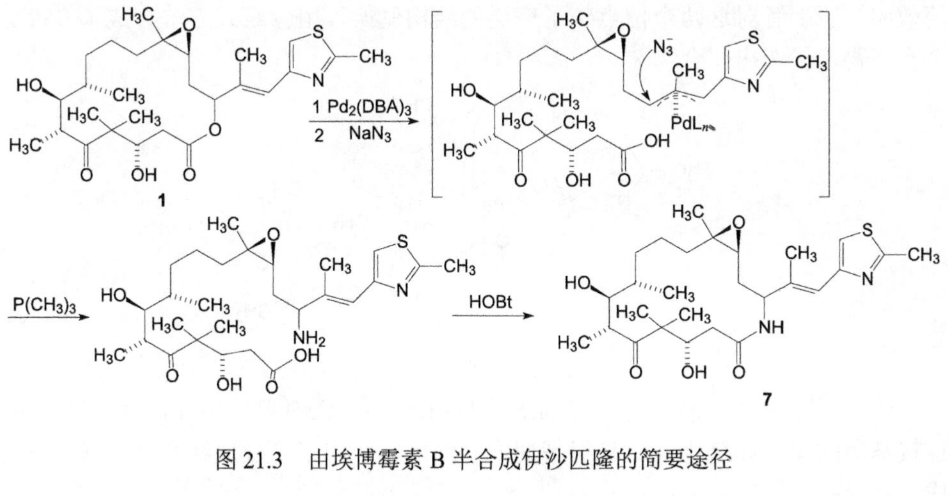

图 21.3 由埃博霉素 B 半合成伊沙匹隆的简要途径

后来用全合成方法制备伊沙匹隆，主要的反应路径如图 21.4 所示。两个关键模块一个是噻唑烯丙基与 Boc 保护的氨基预构于 C15 的烷基（C12～C15）碘化物；另一模块是 C1～C11 的叔丁酯，两个化合物在钯的催化下，经 Suzuki 偶联反应，在 C11 和 C12 建立单键连接，然后用钌催化剂对 C3-酮基作不对称氢化还原，得到高选择性的(*R*)-C3—OH，脱除保护基 Boc 和叔丁醇，得到的游离的 C1-羧基和 C15-氨基，经脱水内酰胺化，生成十六元环的氮杂-12, 13-脱氧埃博霉素 B（即后面叙述的埃博霉素 D），C12—C13 经环氧化生成目标物伊沙匹隆。

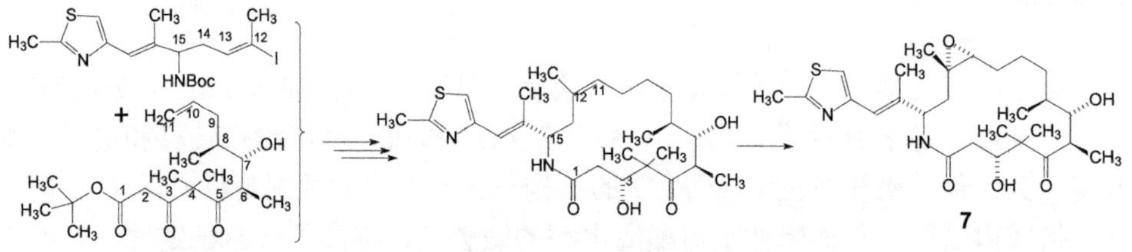

图 21.4   伊沙匹隆全合成的简要过程

我国学者阎家麒等对伊沙匹隆和埃博霉素 B 的全合成方法进行了深入的研究和改进[10]。

沙戈匹隆

沙戈匹隆（**8**, sagopilone）是德国先铃药厂研制的埃博霉素 B 类似物，目前处于临床研究阶段。基于 C15 的杂环侧链和 C6 的甲基是与微管蛋白结合的必需的药效团，研制者对这两个位点作了广泛的结构变换，用会聚式方法合成了 350 余个类似物，优选出化合物 **8**。

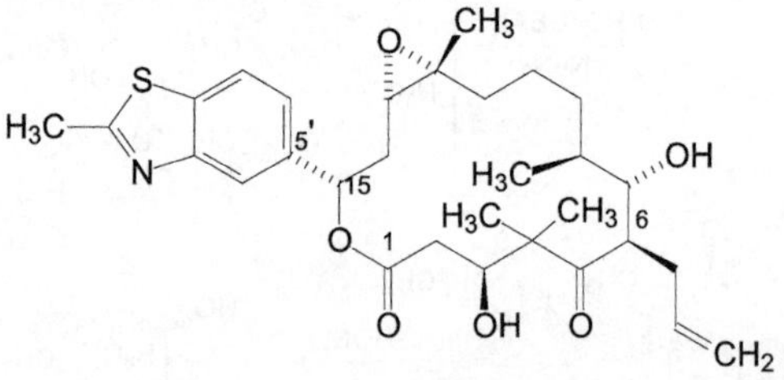

8

沙戈匹隆是 2-甲基苯并噻唑的 5′位与内酯环的 C15 单键相连，为了加大 C6 连接基团的体积和疏水性，将甲基变换为烯丙基。用三个模块经会聚合成方法完成。合成路径简述如下：

模块 A（**10**）是包含目标化合物的 C1～C6 的片段，该环状缩酮由 3-羟基-4, 4-二甲基丁内酯（**9**, pantolactone）经 11 步反应生成，在 C6 上预构了烯丙基。

模块 B（**11**）是包含目标化合物的 C7～C12 的片段，由羟基甲基丙酸酯与 2-甲基-4-丁烯醇和甲基羟基丙酸酯等简单原料缩合而成。

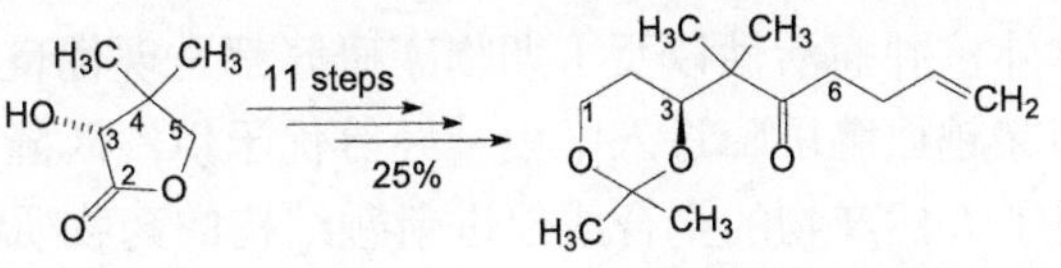

9　　　　　　　　　　　**10**（模块 A）

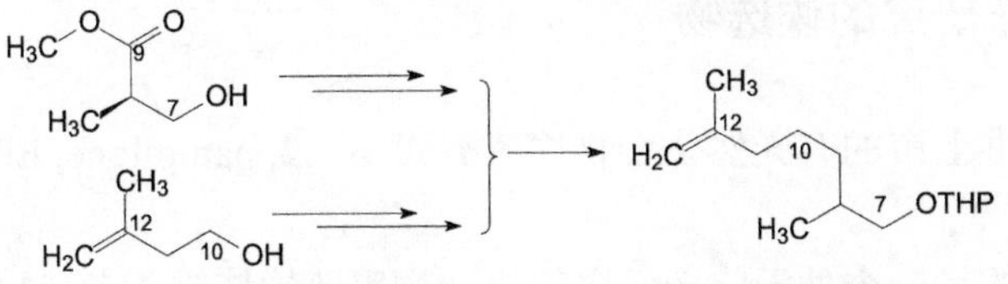

11（模块 B）

模块 C（**12**）是 C15 连出的杂环侧链，是由 3-硝基-4-氯苯甲酸经 5 步反应生成。

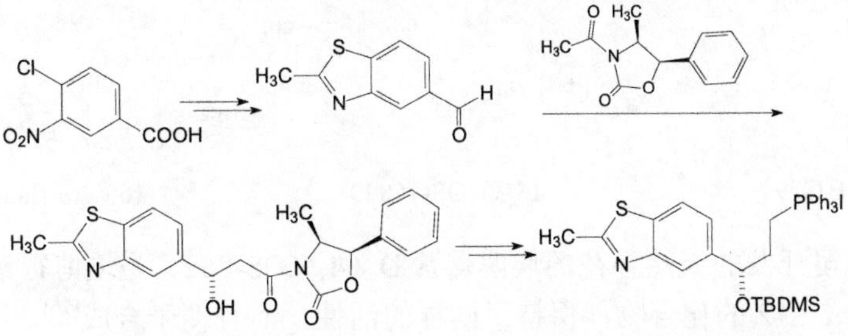

12（模块 C）

模块 B（**11**）和模块 C（**12**）经 Wittig 反应，缩合成 BC（**13**），**13** 是含有杂环侧链的 C7～C15 的片段：

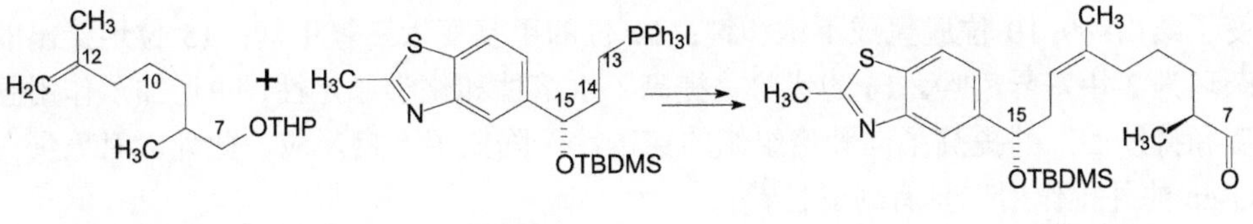

11　　　　　　　　**12**　　　　　　　　　　**13**

化合物 **13**（C7～C15 片段）与 **10**（含有 C1～C6 的片段的模块 A）经 5 步反应，得到目标化合物沙戈匹隆 **8**[11]。

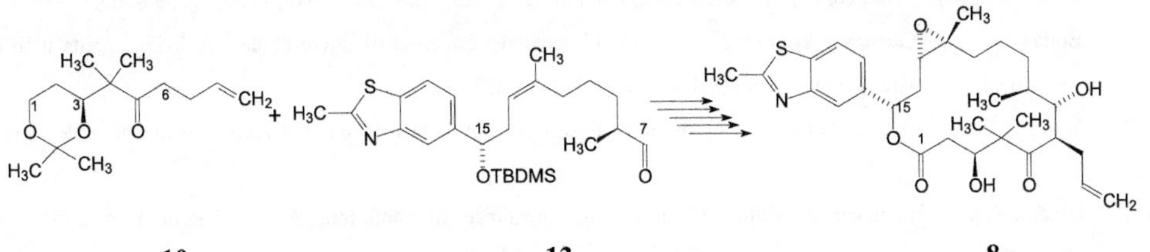

10　　　　　　　　　　**13**　　　　　　　　　　**8**

　　沙戈匹隆的体外抗肿瘤活性以及 I 期临床研究都呈现优良的效果，其抗癌作用的广谱性和能够穿越血脑屏障进入中枢神经等优于伊沙匹隆。沙戈匹隆是全合成候选药物，体现了天然产物的全合成促进新颖结构的药物研制[12]。

其他进入临床研究的候选物

　　其他已批准上市的有天然化合物埃博霉素 B（**2**, patupilone, EPO906）是由诺华研发的[13]。

　　诺华研制的另一个处于临床研究的化合物甲硫埃博霉素 B（**14**, ABJ879），是噻唑环上 2 位甲基变换位甲硫基，增大了体积和疏水性，提高了结合力[14, 15]。

14（ABJ879）　　　　**15**（KOS-1584）　　　　**16**（*iso*-fludelone）

　　罗氏公司开发的天然存在的埃博霉素 D（**4**, KOS-862）是埃博霉素 B（**2**）的 12, 13 脱氧成 Δ12 的化合物，保持了同样的活性，而且便于合成[16]。

　　KOS-1584（**15**, Δ^9-epothilone D）是罗氏研发的另一个埃博霉素 D 衍生物，为 9, 10-脱氢物，其安全有效性优于 **4**，而且增加了水溶性，提高了向癌组织的渗透，降低了穿越血脑屏障作用，也降低了对糖蛋白 P-gp 的外排作用[17]。

　　BMS 研发的 *iso*-fludelone（**16**）是新的埃博霉素 D 的类似物，在三个位置改变了结构：9, 10 位脱氢成不饱和键；12 位的甲基变为三氟甲基；15 位连接出的杂环为 3-甲基异噁唑。**16** 的优势是提高了水溶性和化学稳定性，也增加了作用强度和持续性，并提高了向肿瘤组织的穿透性，降低了不良反应。此外，对糖蛋白 G-gp 的外排作用也具有耐受性[18]。

参 考 文 献

[1]　Gerth K, Bedorf N, Höfle G, et al. Antifungal and cytotoxic compounds from Sorangium cellulosum (Myxobacteria)—Production, physico-chemical and biological properties. J Antibiot, 1996, 49: 560-563.

[2]　Bollag D M, McQueney P A, Zhu J, et al. Epothilones: A new class of microtubule stabilizing agents with a taxol-like mechanism of action. Cancer Res, 1995, 55: 2325-2333.

[3]　Meng D F, Bertinato P, Balog A, et al. Total syntheses of epothilones A and B. J Amer Chem Soc, 1997, 119: 10073-10092.

[4]　Hindupur R M, Panicker B, Valluri M, et al. Total synthesis of epothilone A. Tetrahedron Lett, 2001, 42: 7341-7344.

[5]   Nicolaou K C, Namoto K, Ritzén A, et al. Chemical synthesis and biological evaluation of *cis*- and *trans*-12, 13-cyclopropyl and 12, 13-cyclobutyl epothilones and related pyridine side chain analogues. J Am Chem Soc, 2001, 123: 9313-9323.

[6]   Johnson J, Kim S H, Bifano M, et al. Synthesis, structure proof, and biological activity of epothilone cyclopropanes. Org Lett, 2000, 2: 1537-1540.

[7]   Regueiro-Ren A, Borzilleri R M, Zheng X P, et al. Synthesis and biological activity of novel epothilone aziridines. Bioorg Med Chem Lett, 2001, 3: 2693-2696.

[8]   Nicolaou K, Scarpelli R, Bollbuck B, et al. Chemical synthesis and biological properties of pyridine epothilones. Chemistry & Biology, 2000, 7: 593-599.

[9]   Altmann K H, Florsheimer A, O'Reilly T, et al. The natural products epothilones A and B as lead structures for anticancer drug discovery: Chemistry, biology, and SAR studies. Prog Med Chem, 2004; 42, 171-205.

[10]   阎家麒. 埃博霉素 B 内酰胺衍生物的制备方法. 中国专利 101323869A[P]-2008-12-17.

[11]   Klar U, Buchmann B, Schwede W, et al. Total synthesis and antitumor activity of ZK-EPO: The first fully synthetic epothilone in clinical development. Angew Chem Int Ed, 2006, 45: 7942-7948.

[12]   Galmarini C M. Sagopilone. A microtubule stabilizer for the potential treatment of cancer. Curr Opin Investig Drugs, 2009, 10: 1359-1371.

[13]   Mozzetti S, Iantomasi R, De Maria I, et al. Molecular mechanisms of patupilone resistance. Cancer Res, 2008, 68: 10197-101204.

[14]   Dilea C, Wartmann M, Maira S M. A PK-PD dose optimization strategy for the microtubule stabilizing agent ABJ879 [abstract]. Proc Amer Assoc Cancer Res, 2004; 45: #5132.

[15]   Wartmann M, Loretan J, Reuter R. Preclinical pharmacological profile of ABJ879, a novel epothilone B analog with potent and protracted anti-tumor activity [abstract]. Proc Amer Assoc Cancer Res 2004, 45: Abstract #5440.

[16]   Zhou Y, Zhong Z, Liu F. KOS-1584: A rationally designed epothilone D analog with improved potency and pharmacokinetic (PK) properties [abstract]. Proc Amer Assoc Cancer Res, 2005, 46: Abstract #2535.

[17]   Spriggs D R, Dupont J, Pezzulli S, et al. KOS-862 (epothilone D): Phase 1 dose escalating and pharmacokinetic (PK) study in patients (pts) with advanced malignancies [abstract]. ECCO, 2003, 12: 547.

[18]   Chou T C, Zhang X, Zhong Z Y, et al. Therapeutic effect against human xenograft tumors in nude mice by the third generation microtubule stabilizing epothilones. Proc Natl Acad Sci USA. 2008, 105: 13157-13162.

22 东方链霉菌—万古霉素—万星药物

背 景

抗革兰氏阳性病原菌药物的研制是永恒的主题，是细菌为逃逸药物的杀伤发生变异之故。自 20 世纪 60 年代出现耐甲氧西林金黄色葡萄球菌（MRSA）以后，万古霉素当时被认为是治疗 MRSA 感染的王牌药物，成为治疗细菌感染的最后一道防线。然而应用万古霉素具有起效慢和某些组织（例如肺部）难以进入的缺点，而且也出现了耐万古霉素金黄色葡萄球菌（VRSA）和耐万古霉素肠球菌（VRC）。因而需要研制优于万古霉素的新药物。

万古霉素的发现和化学

礼来公司 E. Kornfeld 等在 1952 年从印尼土壤中的东方链霉菌（*Streptomyces orientalis*）的发酵液中分离出代号为 05865 活性物质，对包括 MRSA 在内的大多数革兰氏阳性菌都有抑制活性，对某些厌氧菌如梭状芽孢杆菌也有效果。这就是在三年后上市的万古霉素（**1**, vancomycin）。

万古霉素是含有糖基的寡肽药物（糖肽），寡肽由 7 个氨基酸组成，可视作骨架结构，其中 6 个氨基酸分别以二肽同两个二苯醚或联苯酚构成三个特殊的环肽，1 个氨基酸（取代的亮氨酸）在环外。结构中还有一个二糖片段，以糖苷键连接在中央的苯环上。万古霉素分子量为 1500，难溶于水。

作用机制和耐药性

细菌的细胞壁是由多层的肽聚糖构成，肽聚糖的多糖骨架是由 *N*-乙酰胞壁酸（NAM）与 *N*-乙酰氨基葡萄糖（NAG）交替连接，NAM 经羧基连接出 L-Ala-D-Gln-L-Lys-(L-Ala)肽链，其中的 L-Lys 还连接有二肽片段 D-Ala-D-Ala，在转肽酶催化下，脱去末端的一个 D-Ala，同另一个 NAM 末端相连的 L-Ala 偶联，形成由寡肽交叉连接成的片层网络结构[图 22.1（a）和（b）]。

万古霉素与靶标的结合模式是分子中的骨架肽链与 NAM 的 C 端肽链上的 D-Ala-D-Ala 形成 5 个强力结合的氢键，该牢固的氢键网络结合阻断了细菌的转肽基反应，终止了胞壁的形成[图 22.2（a）]。然而万古霉素的耐药菌株为了逃逸这种结合，胞壁酸连接的肽链末端的 D-Ala-D-Ala 变异成 D-Ala-D-Lac，丙氨酸变异成乳酸，缺失了一个氢键给体—NH—，降低了结合作用。图 22.2（a）是万古霉素与 Lys-D-Ala-D-Ala 的结合方式（5 个氢键），图 22.2（b）是与发生变异的 Lys-D-Ala-D-Lac 的结合（4 个氢键）。此外万古霉素分子的两个糖片段经氢键结合形成二聚体，更强化了抑制细胞壁的生成。

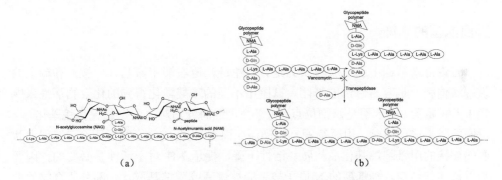

图 22.1 万古霉素抑制敏感菌细胞壁的生物合成

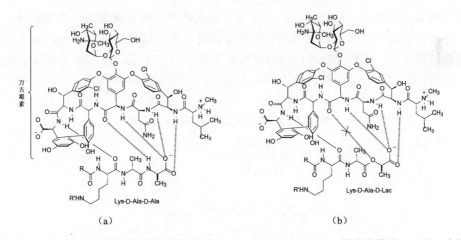

图 22.2 （a）万古霉素与合成细胞壁前体 NAM-L-Lys-D-Ala-D-Ala 的结合模式，形成 5 个氢键；（b）万古霉素与变异的肽链 NAM-L-Lys-D-Ala-D-Lac 发生 4 个氢键结合

万古霉素的上市

　　万古霉素分子量 1500，口服不能被胃肠道吸收，只能注射应用。万古霉素对大多数革兰氏阳性菌（包括 MRSA）有强效抑制作用，MIC≤1～4 μg/mL，半衰期 $t_{1/2}$ = 4～8 h，礼来公司以盐酸盐形式开发，经临床实验，于 1958 年被批准上市。

我国学者李群等1959年在贵州土壤中的 *A. orientalis* 发现 *N*-去甲基万古霉素，与万古霉素的结构区别只是在右端氨基酸 1 的 N 上少一甲基，杀菌作用与万古霉素相同，由于技术原因误认为是万古霉素，称作 Van-23，于 1967 年在国内上市。后来澳大利亚也发现了 *N*-去甲基万古霉素，抢先申请了专利[1]。

万古霉素的结构改造

游离氨基的修饰

万古霉素结构中的七肽可认为是骨架主链，链右端甲氨基（仲胺）和糖上的氨基（伯胺）是容易修饰的基团。试图用不同的羧酸酰化得到的化合物活性未能优于万古霉素，提示不是修饰位点。礼来公司继而分别对这两个位置作烷基化（与不同的醛生成西佛碱，用氰基硼氢化钠还原而得），合成化合物近百个，发现七肽右端连接的甲氨基烷基化成叔胺，活性下降，提示 NH 对于活性是必要的，因而须保持仲胺结构。氨基糖的 N 原子被亲脂性烷基或芳烷基取代，部分化合物的抑菌活性超过万古霉素。

构效关系表明，氨基糖上 *N*-烷基取代提高活性，随着碳链的增加而提高，以 C10 活性最高。含有支链或氧原子不利于活性。苄基取代以及对位有烷基取代的苄基活性很强，而且大鼠药代动力学性质也优于万古霉素。表 22.1 列出了活性高于万古霉素的化合物结构、体内外抗菌活性和主要药代参数[2]。

表 22.1   *N*-烷基万古霉素的结构与活性

化合物	R	MIC(μg/mL)			ED$_{50}$(mg/kg)×2, sc			Serum(iv, rat)	
		S.A.1[a]	S.Py[b]	S.Pn[c]	S.A.1	S.Py	S.Pn	$t_{1/2}$/h	5′(mg/mL)[d]
1	H(vancomycin)	0.5	0.5	0.5	1.8	0.8	0.9	0.75	160
2	*n*-C$_{10}$H$_{21}$	0.13	0.06	0.13	1.8	0.65	0.68	3.4	203
3	C$_6$H$_5$CH$_2$	0.06	0.06	0.015	0.8	1.0	0.9	1.84	89

续表

化合物	R	MIC(μg/mL)			ED$_{50}$(mg/kg)×2, sc			Serum(iv, rat)	
		S.A.1[a]	S.Py[b]	S.Pn[c]	S.A.1	S.Py	S.Pn	$t_{1/2}$/h	5′(mg/mL)[d]
4	p-BuC$_6$H$_5$CH$_2$	0.125	0.125	0.125	0.7	0.4	0.8	5.4	156
5	p-BuOC$_6$H$_5$CH$_2$	0.125	0.06	0.06	0.7	0.5	0.6	2.4	205

a. S.A.1: 苄基青霉素敏感型金黄葡萄球菌 X.1.1; b. S.Py: 化脓性链球菌 C203; c. S.Pn: 肺炎链球菌 Park; d. 静脉给药 5 分钟后的血药浓度

主链七肽的构效关系

从右端的 N-甲基亮氨酸编号为氨基酸 1 向左依次编号，考察氨基酸 1~7 的变化对活性的影响。

氨基酸 1 是取代的亮氨酸，是非常必要的片段。去除后活性丧失，提示该残基对结合和活性的重要性。氮原子上的甲基有无或变化，对活性影响不大，但不得 N, N-二取代。

氨基酸 2 是取代的苯丙氨酸，链上的 α-羟基是重要基团，没有该羟基的万古霉素也在天然存在（M43E），活性只是万古霉素的一半。去除芳环上的氯原子也使活性降低。

氨基酸 3 是天冬酰胺。变换成谷氨酰胺自然界也存在（M43G），但活性低于万古霉素 1 倍。将酰胺变成天冬氨酸（M43A），活性降低 10 倍，原因是游离羧基的负电荷引起构象变化，不利于同 D-Ala-D-Ala 结合。天冬酰胺换成异天冬酰胺活性完全失去。

氨基酸 4 是取代的苯基甘氨酸，经糖苷键连接二糖的位置，依次为 D-葡萄糖和氨基万古糖。除去氨基万古糖的活性降低 2~5 倍，再去除葡萄糖虽然恢复体外活性，但体内小鼠抗菌活性低于万古霉素 5 倍。

氨基酸 6 是取代的羟基苯丙氨酸，环上的氯原子的有无对活性影响不大，不像氨基酸 2 的苯环上失去氯原子活性降低 10 倍之多[3]。氨基酸 5 和 7 的天然产物或人工改构物很少。游离羧基是修饰万古霉素的一个位点。俄国学者将氨基酸 6 苄基的 α-羟基连接氨基葡萄糖，氨基酸 7 的间苯二酚经曼尼希反应芳环引入亲脂性的烷胺甲基链，活性虽然低于万古霉素，但对万古耐受菌有一定活性（MIC = 16 mg/mL）[4]。

特拉万星的研制

引入两性片段的策略

基于引入亲脂性链可提高抗菌活性的构效关系[5]，并对耐万古霉素肠球菌产生活性的事实，Theravance 公司注意到增加亲脂性可提高化合物活性，但也带来吸收分布代谢排泄（ADME）的不利性质，例如消除半衰期的延长和组织内的蓄积。化合物 **6** 的抗菌谱显著强于万古霉素，但蓄积在肝肾组织难以排泄，有潜在的不良反应。设想再引入亲水性片段，以保持抗耐药活性的同时改善组织分布和排泄的能力，因而实施了对万古霉素作双位点修饰的策略，即在万古霉素结构中同时引入亲脂性和亲水性片段。

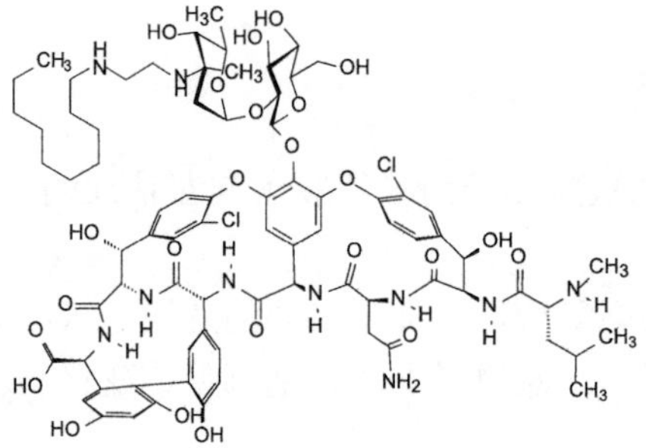

6

化合物首轮设计

以化合物 **6** 为模板，在氨基酸片段 7 处引入亲水性片段，利用羧基连接出极性基团或在间苯二酚的亲核性强的位置（两个酚羟基之间）经曼尼希反应连接出极性侧链。首轮合成的代表性化合物列于表 22.2。引入的亲水性片段可带正电荷，或负电荷，或中性的多羟基基团。连接位点可在羧基上（化合物 **7～12**），或在间苯二酚上（**13～17**），或同时在这两个位点上（**18**）。目标化合物用 5 种菌株的最低抑菌浓度（MIC）评价活性，即甲氧西林敏感株金黄葡球菌 ATCC 13709，甲氧西林耐药株金黄葡球菌 ATCC 33591，万古霉素耐药株粪肠球菌 ATCC 51575，万古霉素耐药株粪肠球菌 KPB-01，万古霉素耐药株粪肠球菌 MGH-01。

结果表明，表 22.2 中所列的化合物仍然保持与万古霉素相当的活性，而且对耐受万古霉素的粪肠球菌也有较好抑制活性（MIC 0.1～9.4 µg/mL），而万古霉素无效 MIC＞50 µg/mL。其中带有负电荷的化合物 **11** 活性尤为突出，对多种万古霉素耐药菌株都呈现强抑制活性。带有碱性氨基化合物 **7** 和 **17** 的抑菌作用低于化合物 **6**，提示引入正电荷的片段对活性是不利的。

进而研究了上述带有不同电荷数量的活性化合物在大鼠体内的分布，一次静脉注射 10 mg/kg 化合物测定在肝、肾和尿中的百分含量，列于表 22.3 中。结果表明，净电荷为零的化合物 **12** 从尿中排泄量最大，肝和肾脏中的含量较低，预示有较少组织内蓄积；而分子中有 3 个正电荷的化合物 **7** 和 **18** 尿中排泄量最少。虽然这些化合物没有显示突出的活性与药代的优势，但净电荷为零的化合物 **12** 的尿排泄主要与万古霉素相同，为进一步结构优化提示了依据。

表 22.2 *N*-癸氨基乙基万古霉素的羧基和间苯二酚基取代的化合物结构与活性

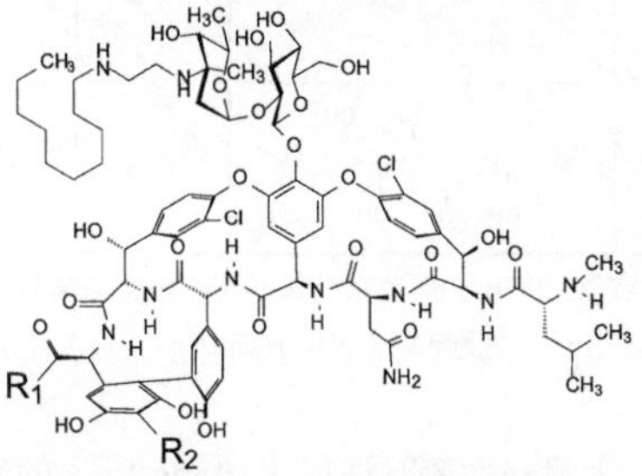

化合物	R₁	R₂	MIC(μg/mL)				
			*S.a.*1[a]	*S.a.*2[b]	*E.f.*1[c]	*E.f.*2[d]	*E.f.*3[e]
1	vancomycin		0.7	1	>50	>50	>50
6	OH	H	0.5	0.7	1	2.5	2.8
7	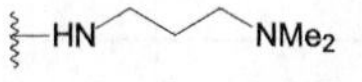 —HN⁓NMe₂	H	1.2	1.5	1	3.1	3.9
8	—N(CH₂CH₂OH)₂	H	0.8	1.2	4.7	2.3	3.1
9	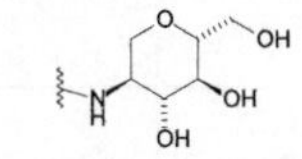	H	0.5	0.8	0.8	2.6	3.5
10	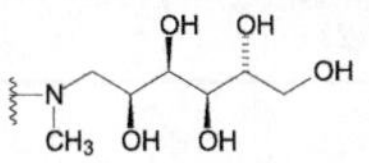	H	0.1	0.2	1.6	3.1	3.1
11	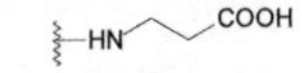 —HN⁓COOH	H	<0.05	0.2	0.1	3.1	2.3
12	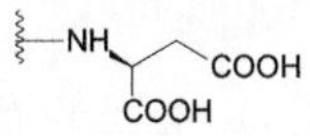	H	0.3	0.5	1.1	6.7	5.3
13	OH	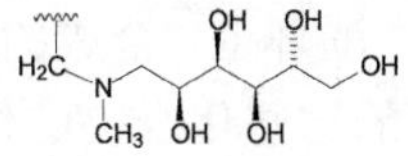	1.5	1.2	2	4.5	6.8
14	OH	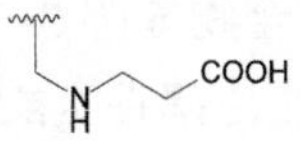	0.1	0.3	0.8	6.3	4.7
15	OH	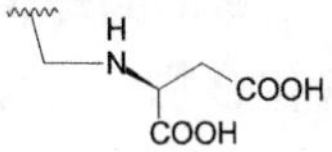	0.2	0.5	1	13	9.4
16	OH	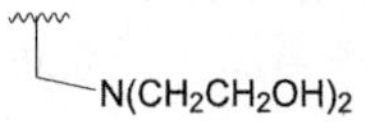 —N(CH₂CH₂OH)₂	0.1	3.3	0.8	4.7	3.1

续表

化合物	R₁	R₂	MIC(μg/mL)				
			*S.a.*1 [a]	*S.a.*2 [b]	*E.f.*1 [c]	*E.f.*2 [d]	*E.f.*3 [e]
17	OH	（NH—(CH₂)₃—NMe₂）	3.1	3.1	3.1	6.3	6.3
18	（氨基糖结构）	（氨基多羟基结构）	0.2	0.1	0.3	1.6	3.1

a. 甲氧西林敏感株金黄葡球菌 ATCC 13709; b. 甲氧西林耐药株金黄葡球菌 ATCC 33591; c. 万古霉素耐药株粪肠球菌 ATCC 51575 (VanB); d. 万古霉素耐药株粪肠球菌 KPB-01(VanA); e. 万古霉素耐药株粪肠球菌 MGH-01 (VanA)

表 22.3　大鼠一次静脉注射（10 mg/kg）的组织分布

化合物	取代位置	静电荷	组织分布(%)[a]		
			尿	肝	肾
1	—	+1	65	<1	<1
12	羧基	0	67	11	6
6	—	+1	16	16	6
9	羧基	+2	23	30	9
13	间苯二酚(R)	+2	23	10	3
7	羧基	+3	<1	28	6
18	羧基＋间苯二酚	+3	5	23	16

a. 静脉给药 10 mg/kg 后 24 小时的化合物百分含量

进一步结构优化

基于上述的构效关系，下一步是减少分子中的正电荷，引入带有负电荷的片段，使连接在氨基酸 7 的羧基或间苯二酚环上，合成的代表性化合物列于表 22.4。

表 22.4 的结果提示，带有负电荷的这些化合物的体外抗菌活性很高，其中化合物 **23** 对 MSSA 和 MRSA 的活性比化合物 **6** 强 3～5 倍。与羧基连接有双膦酸基的化合物 **25** 和与间苯二酚相连的氨基葡萄糖谷氨酸片段的化合物 **27** 的体外活性略弱。然而所有这些化合物对耐受万古霉素的肠球菌的活性都不如化合物 **6**。

进而选择了化合物 **21**、**24** 和 **27** 等化合物评价体内分布和排泄性质。大鼠静脉注射 50 mg/kg 后 24 小时测定组织内分布和尿排泄量。表 22.5 的数据表明，这三个化合物与化合物 **6** 相比，由于分子中加入了负电荷基团，显著提高了尿排出率和降低了在肝肾中的分布。

表 22.4 连接在化合物 6 的羧基或间苯二酚有负电荷的化合物及结构和抗菌活性

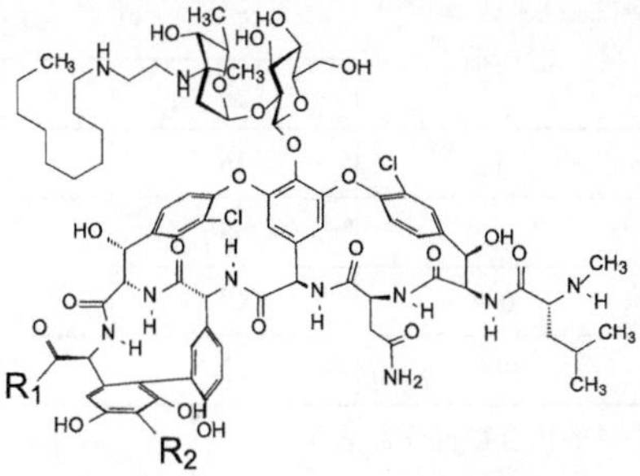

化合物	R₁	R₂	MIC(μg/mL)				
			S.a.1	S.a.2	E.f.1	E.f.2	E.f.3
6	OH	H	0.5	0.7	1	2.5	2.8
19	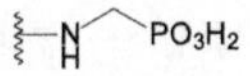 (—N—PO₃H₂)	H	0.3	0.4	1.6	6.3	6.3
20	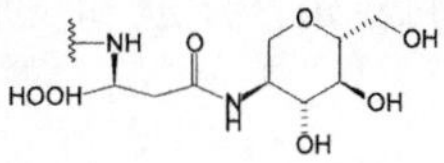 (结构)	H	0.5	0.4	1.2	6.3	4.7
21	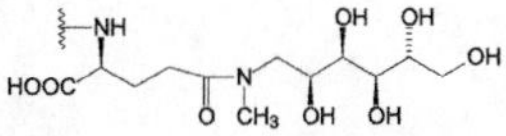 (结构)	H	1.0	0.6	1.6	6.3	9.4
22	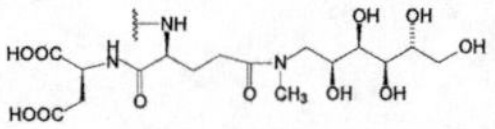 (结构)	H	1.2	0.8	1.6	13	13
23	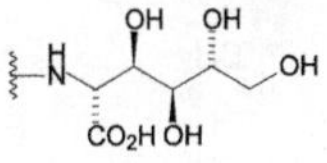 (结构)	H	0.1	0.2	0.9	6.3	4.7
24	OH	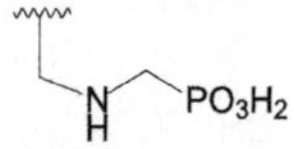 (结构)	0.6	0.8	1.6	6.3	9.4
25	OH	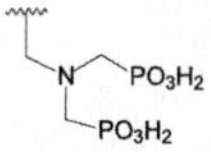 (结构)	2.3	3.9	4.7	13	9.4
26	OH	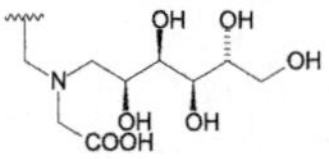 (结构)	1.2	0.8	1.6	6.3	6.3
27	OH	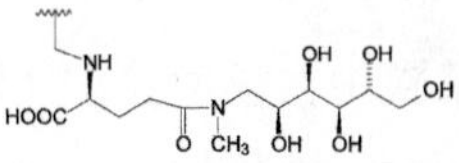 (结构)	3.1	2.3	4.7	13	13
28	OH	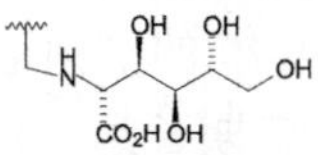 (结构)	0.4	0.8	1.2	9.3	6.3

表 22.5 大鼠一次静脉注射（50 mg/kg）代表性化合物的组织分布

化合物	取代位置	静电荷	组织分布(%)[a]		
			尿	肝	肾
6	—	+1	16	16	6
21	羧基	+1	58	6	3
24	间苯二酚	0	40	5	2
27	羧基	+1	72	4	1

a. 静脉给药 50 mg/kg 后 24 小时的化合物百分含量

比较这些具有较好体外活性和体内分布和排泄性质的化合物，Theravance 公司对化合物 **24** 进一步进行了体内药代和药效的实验，**24** 对 MSSA，MRSA 和万古霉素中度耐药金黄葡菌（VISA）有强效速效杀菌作用，遂确定为候选化合物，定名特拉万星（**24**, telavancin），经临床前和临床研究，证明可治疗甲氧西林敏感和耐药的金黄葡菌、化脓性链球菌和粪肠球菌等引起的复杂性皮肤和皮肤组织的感染，于 2009 年 FDA 批准上市[6]。

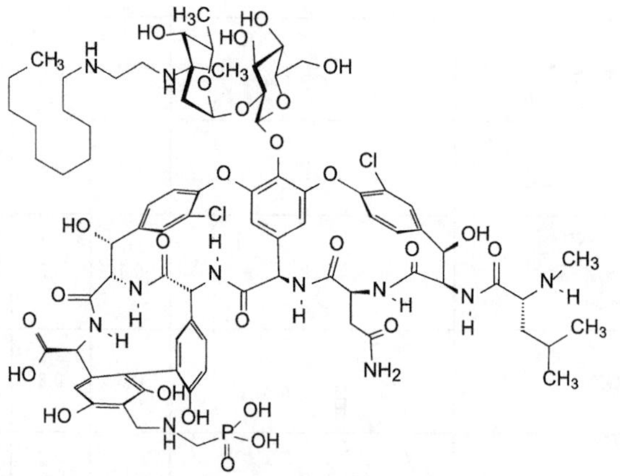

24, 特拉万星

达巴万星

在天然的万古霉素类糖肽家族中，替考拉宁（**29**, teicoplanin）是个重要成员，1975 年首次发现，是放线菌 *Actinoplanes teicomyetius* 的一组脂糖肽产物，含有不同脂肪酸链的万古霉素类化合物群，**29** 的抗菌谱和强度强于万古霉素，于 1988 年首先在欧洲许多国家上市，因其半衰期长达 30 小时，每日输注或肌肉注射一次，临床用于治疗金黄葡球菌和链球菌所致的严重感染[7]。化合物 **29** 的代号为

A40926，对淋病奈瑟氏球菌（*Neisseria gonorrhoeae*）非常有效[8]，被开发成药物，通用名为替考拉宁（**29**, teicoplanin）。替考拉宁的结构骨架与万古霉素相同，区别在于两个糖片段的结构和位置不同，以及氨基糖有 *N*-十烷酰化的长脂肪链。

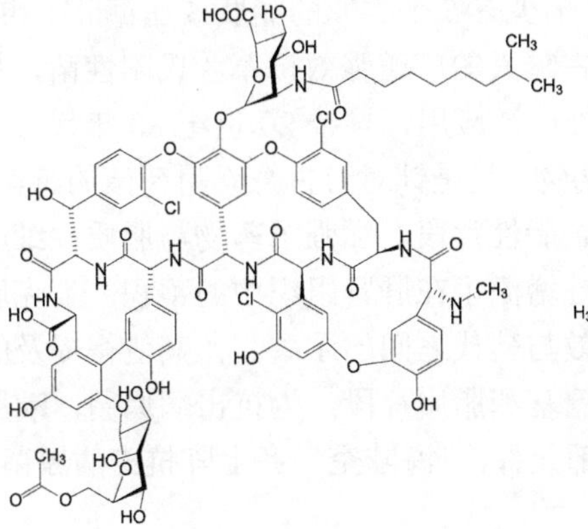

29 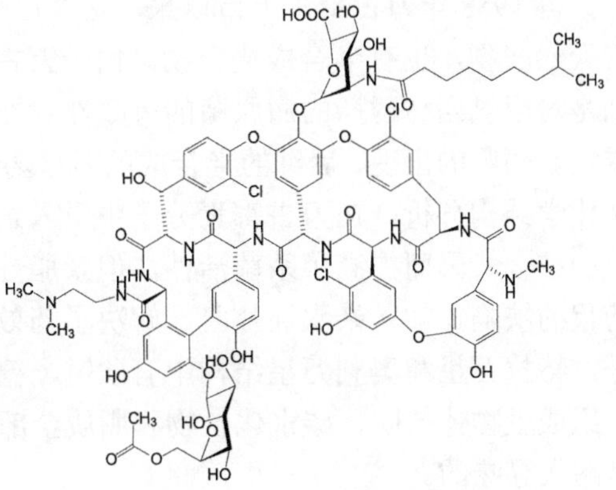　　　　　　　　　**30**

辉瑞公司对替考拉宁作结构优化，将左端的游离羧基修饰成二甲氨基乙胺的酰胺，以盐酸盐形式，称作达巴万星（**30**, dalbavancin），于 2014 年 FDA 批准上市[9]。

奥利万星（**31**, oritavancin）是万古霉素的半合成衍生物，由 Melinta Therapeutics 公司研发，于 2014 年批准上市。从奥利万星的化学结构分析研发理念，是在二糖的氨基上连接疏水性片段 *p*-氯代联苯基，以提高抗万古霉素耐药菌的活性，同时在氨基酸 6 的 *α*-羟基连接亲水性片段 4-*epi*-万古糖胺，以维持亲脂-亲水的平衡，起到优化药效和药代（组织分布与排泄）的双重作用。奥利万星对 VRE（耐受万古霉素肠球菌）的杀菌能力强于其他万星，而且半衰期长达 300 小时，静脉输注一次（1200 mg）可清除包括 MRSA 在内的革兰氏阳性菌严重感染[10]。

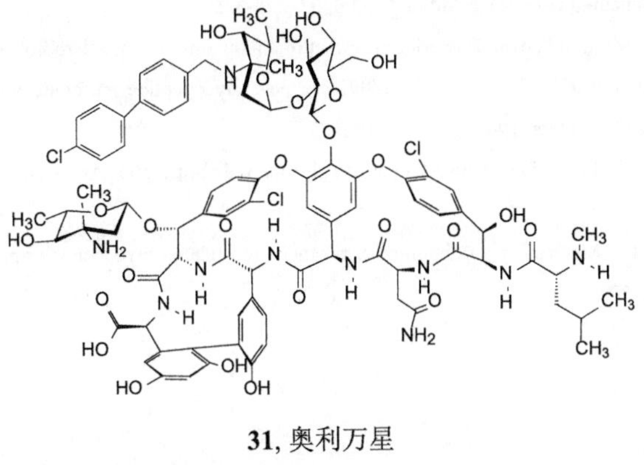

31, 奥利万星

后 记

  自 1958 年万古霉素上市以来，迄今已至少有 5 个类似的糖肽或脂糖肽上市，有天然产物，也有半合成化合物。由于万古霉素的广谱强效抗革兰氏阳性菌，特别是对甲氧西林耐药的病原菌的有效性曾被广泛应用，导致 20 世纪 80 年代万古霉素耐药菌的出现，后继的半合成的万星药物，就是针对万古霉素耐药菌的感染。从化学结构分析，在万古霉素分子中引入亲脂性片段，加强了药物与脂质性细胞膜的结合，因而提高了杀菌活性，但亲脂性增添了在肝肾组织中的蓄积。为克服药代的缺陷，加入亲水性片段，解决了药效与药代之间的矛盾。尤其值得提及的是，特拉万星和奥利万星结构中有肽链、糖基和脂质片段，为抗击病原菌，动用了组成生物体的肽、碳水化合物和脂质全部元件，"海陆空"齐上阵抗击病原菌，是耐人寻味的。

参 考 文 献

[1]   Boeck L D, Mertz F P, Wolter R K, et al. *N*-Demethylvancomycin, a novel antibiotic produced by a strain of Nocardia orientalis. Taxonomy and Fermentation. J Antibiot, 1984, 37: 446-453.

[2]   Nagarajan R, Schabel A A, Occolowitz J L, et al. Synthesis and antierial activity of 7V-acyl vancomycins. J Antibiotics, 1988, 41: 1430-1438.

[3]   Nagarajan R. Structure-activity relationships of vancomycin-type glycopeptide antibiotics. J Antibiot, 1993, 46: 1181-1195.

[4]   Pavlov A Y, Lazhko E I, Preobrazhenskaya M N. A new type of chemical modification of glycopeptides antibiotics: Aminomethylated derivatives of eremomycint and their antibacterial activity. J Antibiot, 1997, 50: 509-513.

[5]   Allen N E, LeTourneau D L, Hobbs Jr J N. The role of hydrophobic side chains as determinants of antibacterial activity of semisynthetic glycopeptide antibiotics. J Antibiot, 1997, 50: 677-684.

[6]   Leadbetter M R, Adams S, Bazzini B, et al. Hydrophobic vancomycin derivatives with improved ADME properties: Discovery of telavancin (TD-6424). J Antibiot, 2004, 57: 326-336.

[7]   Chmara H, Ripa S, Mignini F, et al. Bacteriolytic effect of teicoplanin. J Gen Microbiol, 1991, 137: 913-919.

[8]   Goldstein B P, Selva E, Gastaldo L, et al. A40926, a new glycopeptide antibiotic with anti-Neisseria activity. Antimicrob Agents Chemother, 1987, 31: 1961-1966.

[9]   Bailey J, Summers K M. Dalbavancin: A new lipoglycopeptide antibiotic. Am J Health Syst Pharm. 2008, 65: 599-610.

[10]   Allen N E, Nicas T I. Mechanism of action of oritavancin and related glycopeptide antibiotics. FEMS Microbiol Rev, 2003, 26: 511-532.

23　构巢曲霉菌—棘白菌素 B—卡泊芬净等药物

背　景

致病性真菌感染对于免疫机能低下的患者构成严重的疾病，例如艾滋病患者、癌症和器官移植的化疗和血液疾病等，常常因真菌感染而危及生命。其中侵袭性真菌病（IFD）年发病率约 27.2 例/10 万例，病死率较高，而且不同菌种所致 IFD 病死率存在一定差异。在 21 世纪前，抗真菌药只有唑类、聚烯和氟胞嘧啶等，图 23.1 是一些代表性抗真菌药物，它们往往伴有肝肾功能损伤和其他不良反应，还发生耐药性，亟须新作用机制的药物。

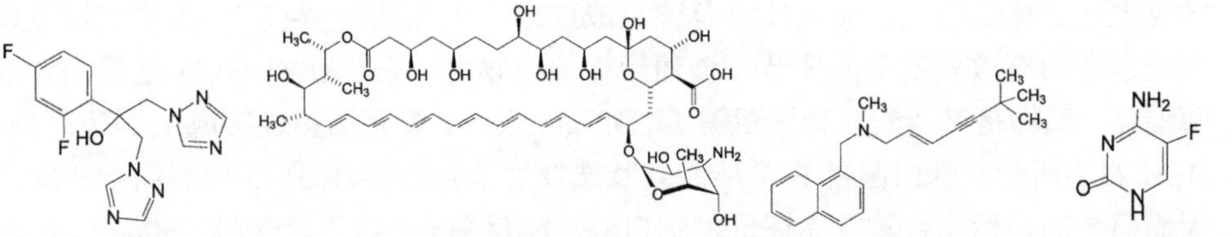

Fluconazole	Amphotericin B	Terbinafine	Flucytosine
氟康唑	两性霉素 B	特比萘芬	氟胞嘧啶

图 23.1　代表性的抗真菌药物

1974 年发现了构巢曲霉菌（*Aspergillus nidulans var. echinulatus*）的一种代谢产物称作棘白菌素 B（**1**, echinocandin B），具有抗真菌作用[1]。其结构是由 6 个氨基酸组成的环肽，其中两个是 L-苏氨酸，其余 4 个都是非人体氨基酸，形成的

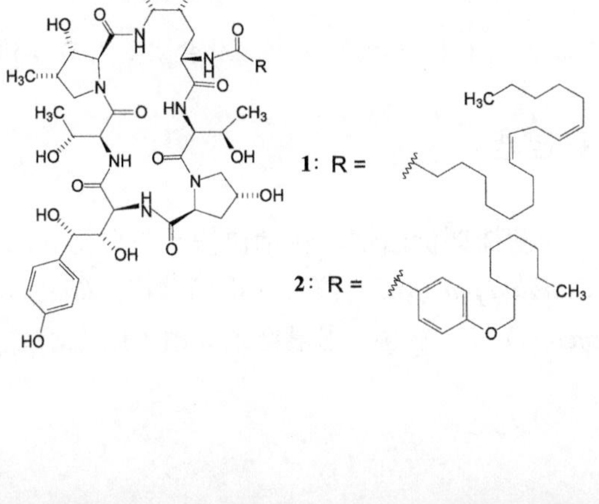

环肽上还缀合了 C_{18} 脂肪链。**1** 的作用靶标是抑制葡聚糖合成酶，阻断真菌细胞壁的合成。抑制过程须锚合在真菌的细胞上，所以该疏水链也是必要的药效基团[2]。然而 **1** 有严重的溶血现象，不能药用。最早的结构改造是半合成物西洛芬净（**2**, cilofungin），虽然保持了抗真菌活性，也降低了溶血性，但仍不适于临床应用，未能上市。**2** 的有效性提示疏水链可以变换。

卡泊芬净的研制

活性评价

体外抑酶活性

真菌的细胞壁是由 β-(1, 3)-D-葡聚糖、β-(1, 4)-D-葡聚糖、β-(1, 6)-D-葡聚糖、α-葡聚糖、甲壳质、甘露聚糖和多种糖蛋白等组成，其中尤以 β-(1, 3)-D 葡聚糖在细胞壁所占比例较大，而人体没有该组成成分，因此抑制 β-(1, 3)-D-葡聚糖生成是抗真菌的有效和安全的环节。该葡聚糖的生物合成是由 β-(1, 3)-D-葡聚糖合成酶催化，底物是二磷酸尿苷葡萄糖（UDP-glucose），将葡萄糖连接成 1, 3-葡聚物，如图 23.2 所示。棘白菌素 B 类环脂六肽选择性地抑制 β-(1, 3)-D-葡聚糖合成酶，因而研制的目标化合物首先评价抑制白假丝酵母菌（即白色念珠菌）的 β-(1, 3)-D-葡聚糖合成酶活性。用半数抑制浓度 IC_{50} 表示（方法从略）。

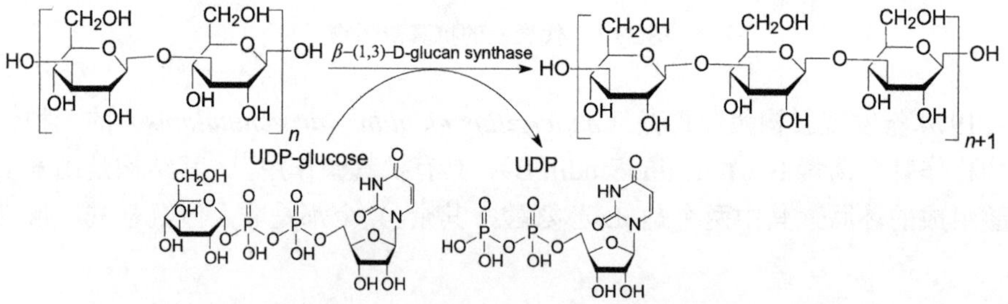

图 23.2　β-(1, 3)-D-葡聚糖合成酶催化合成 β-(1, 3)-D-葡聚糖

体外抑制真菌生长活性

化合物用多种真菌菌株评价活性，包括白假丝酵母菌（*Candida albicans*）、近平滑假丝酵母菌（*Candida parapsilosis*）、念珠菌（*Candida tropicalis*）、假念珠菌（*Candida pseudotropicalis*）等致病菌，用最低杀真菌浓度（MFC, mg/mL）表示活性。

体内抗真菌活性

用三种动物模型评价：①TOKA 是小鼠靶器官肾脏实验，评价化合物阻止真菌在肾脏克隆形成菌落。方法是将 50%致死量的白假丝酵母菌感染天生免疫缺陷的 DBA/2 小鼠后，每日腹腔注射受试物 2 次，连续 4 天，感染后的第 7 天解剖动物，与对照组比较达到克隆数减少 99.9%的剂量（$ED_{99.9}$, mg/kg）。②用曲霉菌（*Aspergillus fumigatus*，又称烟曲霉）感染 DBA/2 小鼠，0～4 天腹腔注射受试物，到第 28 天与对照组计算 50%小鼠存活的剂量（ED_{50}, mg/kg）。③PCP 模型是用地塞米松造成大鼠免疫缺陷，此时卡氏肺孢子菌引起肺部感染，与对照组比较测定 90%大鼠存活的化合物剂量（ED_{90}, mg/kg）。

先导物纽莫康定 B_0 的结构

构巢曲霉菌属的次级代谢产物脂环肽具有多样性结构，1992 年发现的另一个抗生素称作纽莫康定 B_0（**3**, pneumocandin B_0），也是疏水链修饰的环脂六肽[3]。为了便于阐述修饰的位置，本文将 **3** 的母核氨基酸编号，缀合脂肪链的氨基酸为#1，#1 是 4-羟基鸟氨醛的半缩胺（sp^3 杂化碳经单键连接了羟基和仲胺），这是很特殊的结构；#2 是 3-羟基-4-甲基脯氨酸；#3 是 3-羟基谷氨酰胺；#4 是二羟基高酪氨酸（hTyr）；#5 是 3-羟基脯氨酸；#6 是 L-苏氨酸。所以纽莫康定 B_0 的环六肽中只有一个是人体天然氨基酸，5 个"异常氨基酸"对于抗真菌活性是非常重要的。形成大环结构，稳定了分子的构象，有助于化合物的抗真菌活性。

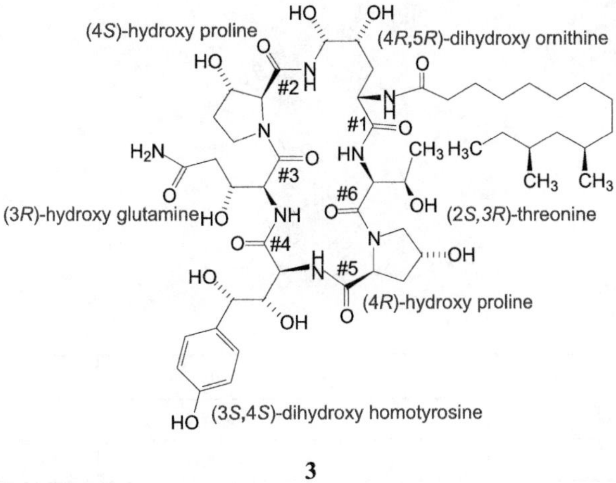

3

纽莫康定 B_0 的物化性质

纽莫康定 B_0 分子尺寸较大，分子量 MW = 1065.21，结构中缺少助溶基团和片段，水溶性低（<0.1 mg/mL），因而改善溶解性和吸收性是演化成药的主要内容。此外，#1 的半缩醛胺化学上是不稳定的，pH>8 的碱性环境下，大环在半缩醛胺处开环，生成亲电性的醛基与#1 的酰胺 N 原子发生加成反应，生成新的五元吡咯烷环。在 pH<5 的酸性条件下，生成酰亚胺的中间体，通过分子内加成或 H^- 离子还原生成新的大环肽。图 23.3 是上述酸或碱催化反应的简图。表 23.1 为初步半合成化合物的化学结构。

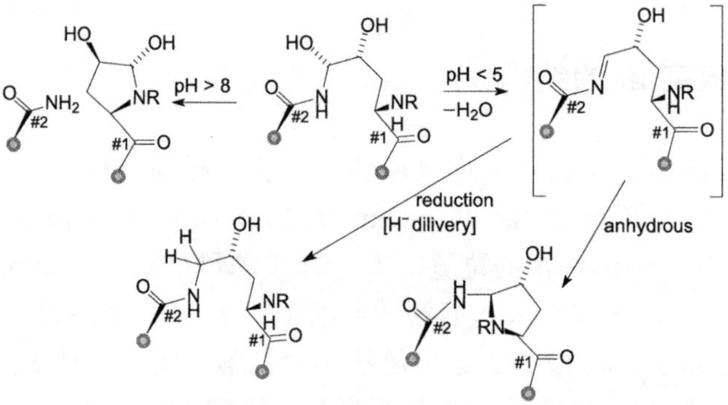

图 23.3　纽莫康定 B_0 在酸性和碱性条件下降解过程

表 23.1　初步半合成化合物的化学结构

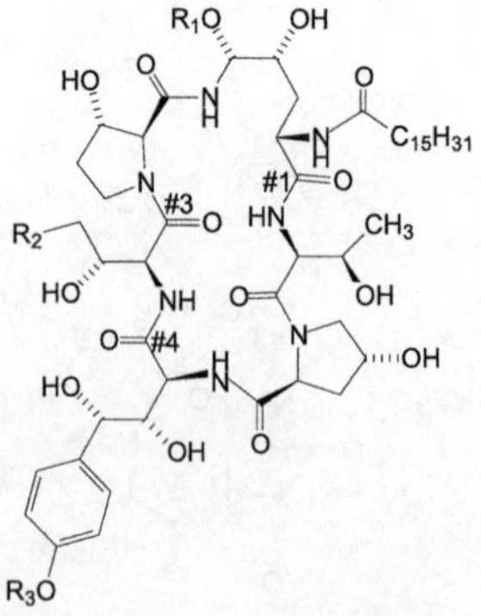

化合物	R_1	R_2	R_3
3	H	$CONH_2$	H
4	H	$CONH_2$	$PO_3H^+Na^+$

续表

化合物	R_1	R_2	R_3
5	$CH_2CH_2NH_2$	$CONH_2$	H
6	H	CN	H
7	H	CH_2NH_2	H
8	$CH_2CH_2NH_2$	CH_2NH_2	H

结构初步修饰

起初的结构变换，是探索不同位置的可修饰性，分别是#1 的半缩醛胺的羟基引伸出氨乙基，碱性氮原子以提高分子的溶解性，#3 的酰胺变换成氰基（分子内脱水）或还原成脂肪胺（增强碱性成盐），#4 的酚羟基磷酸酯化，制成可溶性前药等。

表 23.2 列出的活性提示，三个水溶性的化合物（**4** 为磷酸酯钠盐，**7** 为盐酸盐，**8** 为二盐酸盐）抑制真菌的葡聚糖合成酶的活性强于纽莫康定 B_0（**3**）7 倍（化合物 **4** 和 **7**）和 70 倍（**8**）。化合物 **8** 对多株真菌的体外抑制活性更为显著。**8** 含有两个碱性氨基，体外细胞和抑酶活性强于单个氨基化合物。

表 23.2　纽莫康定 B_0（3）和氨基衍生物 4, 7 和 8 体外活性比较

化合物	β-(1, 3)-D-葡聚糖合成酶 IC_{50}(nmol/L)	*C. albicans* MFC(μg/mL)	*C. tropicalis* MFC(μg/mL)	*C. parapsilosis* MIC(μg/mL)	*C.pseudotropicalis* MFC(μg/mL)
3	70	0.25	0.125	2	1
4	11	0.125	0.25	1	1
7	10	<0.06	<0.06	0.125	0.125
8	1	<0.06	<0.06	0.125	<0.06

下一步是评价含有游离氨基的化合物 **5**，**7** 和 **8** 体内抗真菌活性，表 23.3 中列出了对三种动物模型活性。结果表明，对曲霉菌感染的小鼠只有化合物 **5** 和 **8** 有治疗作用，而 **3** 和 **7** 没有。**8** 的活性最强，与体外高细胞活性是一致的[4]。

表 23.3　纽莫康定 B_0（3）和氨基衍生物 5, 7 和 8 对小鼠感染念珠菌病、曲霉病和假念珠菌肺炎模型的体内活性

化合物	TOKA/ED_{99}(mg/kg)	Aspergillosis/ED_{50}(mg/kg)	PCP[a]/ED_{90}(mg/kg)
3	6.0	>20	0.15
5	0.78	0.06	0.037

续表

化合物	TOKA/ED$_{99}$(mg/kg)	Aspergillosis/ED$_{50}$(mg/kg)	PCP^a/ED$_{90}$(mg/kg)
7	0.375	>20	0.037
8	0.09	0.03	0.019

a. 地塞米松造成大鼠免疫缺陷模型

#3 谷氨酰胺片段的变换

前已述及，#1 的半缩醛胺在碱性环境下是不稳定的，为减低合成反应的复杂性，首先合成了双去羟基化合物 **9**，是天然产物 **3** 的#1 去羟基（半缩醛胺变成酰胺）和#4 的二羟基高酪氨酸去除 α-羟基。这样就形成两个母核系列的化合物：**9** 为起始物的序列 A，**3** 为起始物的序列 B。表 23.4 列出了 A 和 B 系列的化合物结构和活性。构效关系简述如下：

（1）**9** 与 **3** 虽然有两个羟基的差别，但抑制酶和细胞活性相近，没有显著性差异；

（2）化合物 **12** 和 **13** 与 **6** 和 **7** 分别是 A 和 B 系列的氰基和氨甲基，活性也相近，也提示这两个羟基的有无对活性影响不大。

表 23.4   二去羟基纽莫康定 B$_0$（A 系列）和纽莫康定 B$_0$（B 系列）化合物的抗菌活性

化合物	R	β-(1, 3)-D-葡聚糖合成酶 IC$_{50}$(nmol/L)	C. albicans MFC^a(μg/mL)	C. parapsilosis MFC^a(μg/mL)	TOKA/ED$_{99.9}$ (mg/kg)
A					
9	CONH$_2$	0.07	O, 25	2	>6
10	CO$_2$CH$_3$	0.18	**0.5**	4	>6
11	CO$_2$H	0.4	0.25	8	>6

续表

化合物	R	β-(1, 3)-D-葡聚糖合成酶 IC_{50}(nmol/L)	*C. albicans* MFC^a(µg/mL)	*C. parapsilosis* MFC^a(µg/mL)	TOKA/$ED_{99.9}$ (mg/kg)
A					
12	CN	0.1	1	4	—
13	CH_2NH_2	0.01	0.125	—	1.5
14	CH_2NOH	0.08	0.25	4	6
15	CH_2NHNH_2	0.11	4	8	—
16	CH_2OH	0.2	1	8	—
17	$CSNH_2$	0.12	0.25	4	>6
18	$CONH(CH_2)_4NH_2$	0.038	0.5	—	>6
19	$CONH(CH_2)_5CO_2Me$	0.25	4	128	—
20	$CONH(CH_2)_5CO_2H$	0.9	2	64	—
B					
3	$CONH_2$	0.07	0.25	1	6
6	CN	0.1	2	2	—
7	CH_2NH_2	0.01	<0.06	0.125	0.375
21	CH_2NHAc	0.3	4	8	12
22	$CH_2N(CH_2CN)_2$	>2	4	8	>1.5(0.94)^b
23	CH_2NHMe	0.007	2	2	0.375
24	CH_2NMe_2	0.005	1	2	1, 5
25	$CH_2NMe_3^+$	0.009	0.125	0.5	0.375
26	$CH_2NH(=NH)NH_2$	0.007	<0.06	0.5	1.5

a. MFC 最低杀真菌浓度均值

b. 该剂量下菌落形成单位降低的对数

（3）含有碱性氨基的化合物如 **7**，**18**，**23**～**26** 的活性都强于 **3** 和 **9**，而且活性强弱大体与碱性强弱呈正相关性。其中含有胍基的 **26** 活性强于 **3** 大约 28 倍，比 **7** 的活性强 10 倍。

（4）化合物 **7** 乙酰化物 **21** 的活性低于 **3**，提示此处的酰基不利于活性。

（5）对抑制真菌生长的功能性评价表明，虽然与抑酶活性不完全平行，但 B 系列的碱性化合物 **7**，**25** 和 **26** 的活性强于化合物 **3**。氮原子甲基化或二甲基化都使抑菌作用减弱。

（6）体内抗真菌活性与抑酶活性大体平行。化合物 **7** 活性强于 **13**，提示 B 系列优于 A 系列，二去氧化合物的结构不利于体内抗菌作用，佐证了天然产物为抑制其他真菌所构建结构的"严格性"。

（7）化合物 **7** 和 **25** 是体内活性最强的分子[5]。

#3 还原成 3-羟基鸟氨酸的结构修饰

先导物 **3** 的#3 号氨基酸是 3-羟基谷氨酰胺，将酰胺还原成伯胺，则#3 成为
3-羟基鸟氨酸，化合物 **7** 活性提高，推测是酰胺变成伯胺增加碱性的缘故，因为
被乙酰化成 **21** 后活性锐减，也证明游离氨基与酶结合的重要性。下面是在乙酰基
上引入不同长度的氨烷基，或多氨基结构，以优化溶解性和活性。合成的化合物
列于表 23.5。构效关系简述如下：

（1）这些化合物抑制葡聚糖合成酶的活性与抑制真菌的功能活性没有平行关
系，推测是过膜吸收或未知因素所致。

（2）**27** 是在 **21** 的乙酰基上连接烷氨基，恢复了活性，提示碱性对于活性的
重要性。

（3）随着氨烷基碳链的延长，活性下降。

（4）含有两个氨基特别是三个氨基（在#1 的半缩醛胺引入伯氨基如化合物
37~40）抗真菌活性显著提高。**39** 是化合物 **8** 缀合了鸟氨酸（碱性很强），体外
和体内抗真菌作用都很强而且安全性也较好[6]。

表 23.5　变换片段的链长和碱性对抗真菌活性和毒性的影响

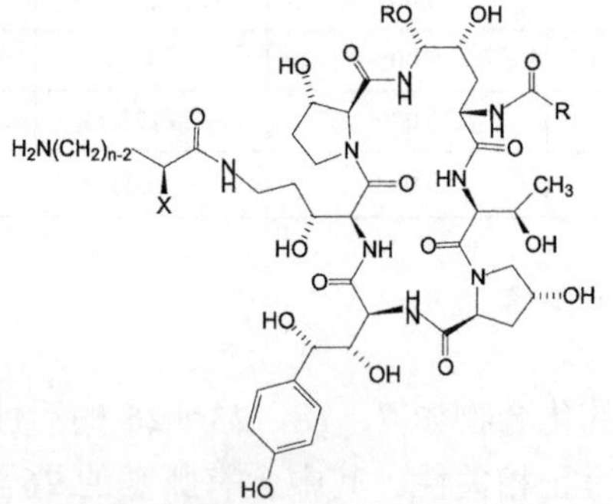

化合物	n	R	X	β-(1, 3)-D-葡聚糖合成酶 IC$_{50}$(nmol/L)	TOKA		感染曲霉病 ED$_{50}$(mg/kg)	急性毒性 (mg/kg)
					ED$_{99.9}$ (mg/kg)	无真菌感染小鼠（%）		
7			—	10	<0.06	70	>20	100
21				300	—	0	—	>250
27	2	H	H	15	0.5	20	—	250
28	3	H	H	25	0.125	100	—	250
29	4	H	H	50	<0.06	40	—	>100

续表

化合物	n	R	X	β-(1,3)-D-葡聚糖合成酶 IC_{50}(nmol/L)	TOKA		感染曲霉病 ED_{50}(mg/kg)	急性毒性 (mg/kg)
					$ED_{99.9}$ (mg/kg)	无真菌感染小鼠（%）		
30	5	H	H	20	0.5	0	—	250
31	6	H	H	90	0.5	0	—	250
32	7	H	H	—	2	0	—	250
33	3	H	NH_2	3	1	100	>1.25	>250
34	4	H	NH_2	60	0.25	60	—	>250
35	5	H	NH_2	30	<0.06	20	—	>200
36	6	H	NH_2	10	<0.06	20	—	150
8		—		1	0.25	80	0.03	30
37	3	$H_2N\!\!\sim$	NH_2	4	1	100	0.07	>100
38	4	$H_2N\!\!\sim$	NH_2	6	0.5	0	—	100
39	5	$H_2N\!\!\sim$	NH_2	1.5	<0.06	70	0.03	80
40	6	$H_2N\!\!\sim$	NH_2	3	0.125	0	0.02	60

半缩醛胺片段的变换

在酸性条件下 **3** 与甲醇发生交换反应生成甲醚 **41**，体内外活性虽然低于 **3**，但对曲霉菌感染 DBA/2 小鼠的体内活性显著强于 **3**，遂改换其他烷氧基化合物，表 23.6 列出代表性目标物。结果提示，乙氧基（**42**）和羟乙氧基（**43**）抑制葡聚糖合成酶的活性显著降低，对真菌的抑制活性（细胞生长或感染动物）都非常低，而氨乙氧基化合物 **5** 的抑制酶、细胞和感染动物的活性显著强于 **3** 和 **41**，这对上一节的构效关系作了一定程度的补充解释。

双胺类化合物——同时修饰#1 和#4 的化合物—卡泊芬净上市

纽莫康定 B_0（**3**）的#1 半缩醛胺和#4 的 3-羟基谷氨酰胺同时变换成含有游离氨基的化合物，表明比单一处的变换活性更强，提示多个氨基存在对活性贡献有叠加作用。表 23.7 比较了天然产物 **3** 与各里程碑化合物和含有三个氨基的化合物 **44** 的活性。

表 23.6 纽莫康定 B_0 的半缩醛胺化合物的抗真菌活性

化合物	R	β-(1, 3)-D-葡聚糖合成酶 IC_{50}(nmol/L)	$C.\ albicans$ MIC(μg/mL)	TOKA/ED_{99} (mg/kg)	感染曲霉病 ED_{50}(mg/kg)
3	H	70	0.25	3	＞20
41	CH_3	100	2	＞6	1.8
42	CH_3CH_2	800	4	—	—
43	$HOCH_2CH_2$	400	2	—	—
5	$H_2NCH_2CH_2$	10	0.125	0.03	0.06

表 23.7 纽莫康定 B_0（3）与半合成的衍生物的活性比较

化合物	R_1	R_2	β-(1, 3)-D-葡聚糖合成酶 IC_{50}(nmol/L)	$C.\ albicans$ MIC(μg/mL)	$A.fumigatus$ MIC(μg/mL)	TOKA/ED_{99}(mg/kg) (%MB 治愈)	感染曲霉病 ED_{50}(mg/kg)
3	OH	$CONH_2$	70	0.25	1	6(20%)	＞20
5	$OCH_2CH_2NH_2$	$CONH_2$	10	0.125	0.015	0.75(80%)	0.06
7	OH	CH_2NH_2	10	0.125	2	0.375(70%)	＞20
8	$OCH_2CH_2NH_2$	CH_2NH_2	1	＜0.06	0.015	0.015(80%)	0.03
44	$NHCH_2CH_2NH_2$	CH_2NH_2	0.60	0.125	0.008	0.027(90%)	0.05

化合物 **44** 是将 **8** 的#1 处氨乙醚基变换为氨乙胺基，结构中有 3 个碱性氨基，增强了溶解性、抑酶和体内外活性，显著强于或相当于化合物 **8**，**44** 的安全性也优于 **8**（LD$_{50}$ 分别为 50 mg/kg 和 30 mg/kg）。综合评价各里程碑化合物，确定 **44** 为临床候选物，定名为卡泊芬净（caspofungin），默克公司经三期临床试验研究证明对感染曲霉菌患者有治疗作用，于 2001 年经 FDA 批准上市。从 1990 年开始立项，1992 年合成出本品，1995 年开始临床研究到，历时 11 年上市[7]。

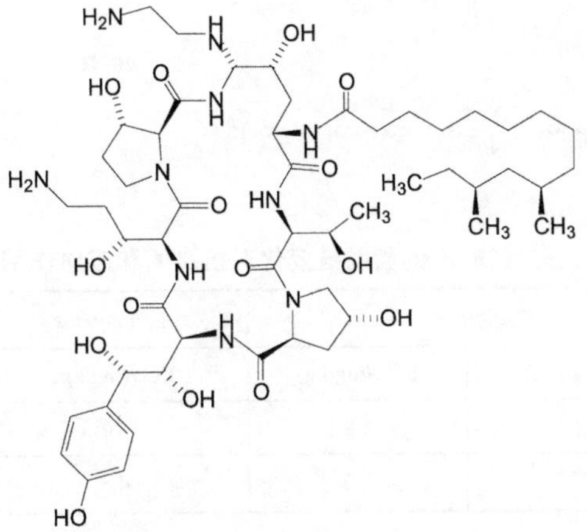

卡泊芬净

米 卡 芬 净

先导物 FR901379

日本 Astellas 公司从 6000 培养液中发现了一组脂肽，属于棘白菌素类抗生素，其中 FR901379（**45**）抗真菌作用最强[8]，**45** 与纽莫康定 B$_0$（**3**）的结构相似，只是在环六肽中#1 的脂肪链为正十六烷酸（棕榈酸）；#2 的羟脯氨酸上多一个 4-*S*-甲基；#4 的苯环上多一个羟基，而且成硫酸半酯化的钠盐，因而 **45** 水溶性很强（50 mg/mL），是先天的优点。水解掉硫酸基，溶解度降到 1 mg/mL，而抗菌活性不变，提示该硫酸基对改善物理化学性质非常有利。**45** 的作用靶标也是真菌合成细胞壁的关键酶 β-(1, 3)-D-葡聚酶，IC$_{50}$ = 0.2 μg/mL。然而 **45** 有显著的溶血作用。为消除此不良反应，结构修饰的位点是#1 处的脂肪链，参照并移植了西洛芬净（**2**）的侧链。合成了化合物 **46**，活性和溶血作用列于表 23.8。

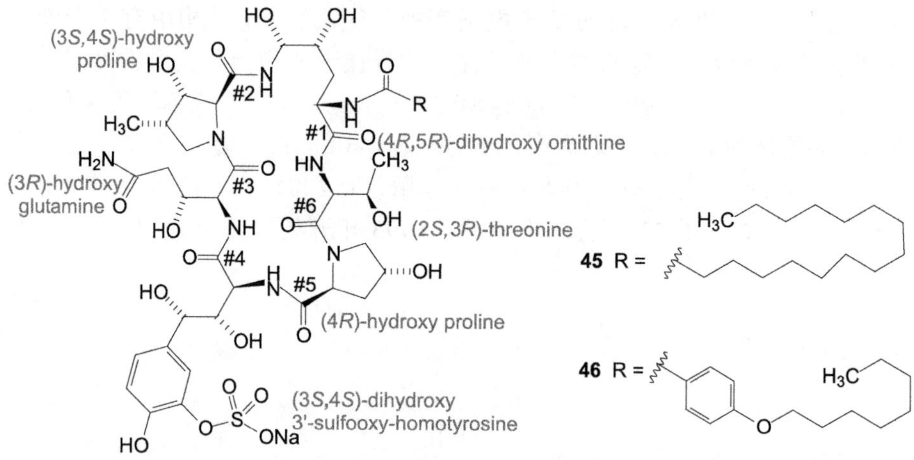

表 23.8　先导物 45 的脂肪链变化对抗真菌和溶血作用的影响

化合物	C. albicans		A. fumigatus	溶血作用
	MFC(μg/mL)	EC$_{50}$(mg/kg)	EC$_{50}$(mg/kg)	LC$_{30}$(mg/kg)
45	0.2	1.8	70	0.456
46	0.78	3, 7	4.3	>8

　　表 23.8 的数据提示，46 对白色假丝酵母菌的活性与 45 比较虽然有所减弱，但对烟曲霉菌的活性显著提高，而且对小鼠的溶血作用也大幅度降低，提示加入芳香环可能是优化的方向。

萘氧烷基链的变换

　　将 46 的苯环换作 2-萘基，并于 6 位连接烷氧基，调节链长度以探索结构-活性-溶血性之间的关系。表 23.9 列出了合成的化合物和相应的生物学性质。

　　表 23.9 的构效关系显示，随着脂肪链碳数的增加，体外抗真菌活性增强，C$_8$ 的活性最强，再加长碳链，由于疏水性超过最适值而使活性下降（$Clog P$ 值可作为化合物疏水性量度）。图 23.4 是 47~52 对感染小鼠的体内抗菌活性与 $Clog P$ 作图，曲线呈倒置的抛物线关系，从 $n = 3$ 开始，随着碳原子数的增加而活性提高，$n = 8$ 达到最大值，再增长碳链，活性下降。曲线方程的相关系数 R^2 值 0.97，呈良好的相关性。此外，溶血作用与侧链碳数呈正相关，提示亲脂性（或疏水性）越强，溶血作用越甚，所以进一步结构优化需要找到侧链的结构与活性/溶血性之间的最适配关系。

表 23.9 侧链为萘氧烷基的化合物结构与活性

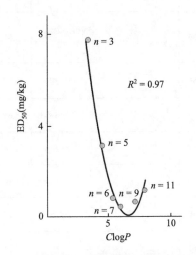

化合物	n	*C. albicans* MFC(mg/mL)	溶血作用 (%)(2mg/mL)
47	3	12.5	1
48	5	0.78	5
49	6	0.39	—
50	7	0.1	34
51	9	0.2	100
52	11	0.78	100

芳链烷基和联芳基

以化合物 **46** 为新的起始物,增加两个碳原子 *ClogP* 值为 5.80,疏水性提高了 1 个对数单位,即亲脂性提高 10 倍,抗白色假丝酵母菌的活性(*C. albicans*)和体内活性都提高,反映在 MFC 和 EC_{50} 与 **46** 的比值都小于 1(表 23.10 括号内数值),但 **53** 对烟曲霉菌感染小鼠的治疗作用弱于 **46**,**55** 是萘-C8 醚,*ClogP* 值与 **53** 相同,对抗两种真菌感染的活性都显著增强。将萘环"拆开"成联苯(这是药物设计中经常实施的探索),化合物 **56** 的 *ClogP* 值降低 0.43,而抗菌活性基本未变,

图 23.4 化合物 **45** 的萘系列侧链的疏水性与体内抗真菌活性的关系

再增加一个苯基 **58** 是三联苯基丁醚,*ClogP* 值 6.14,体内外抗白色假丝酵母菌活性显著增强,与 **46** 的比值分别为 0.02 和 0.14,但溶血作用仍然显著。

表 23.10　化合物 46 的侧链修饰

Cnd	R	ClogP	C. albicans		A. fumigatus	溶血作用
			MFC(µg/mL)[a]	EC$_{50}$(mg/kg)[a]	EC$_{50}$(mg/kg)	LC$_{30}$(mg/kg)
46	—C$_6$H$_4$—O—(CH$_2$)$_7$CH$_3$	4.77	0.78 (1)	1.5-4.3 (1)	4.31	>10
53	—C$_6$H$_4$—O—(CH$_2$)$_9$CH$_3$	5.80	0.2 (0.26)	1 (0.7)	22.9	>10
54	—CH=CH—C$_6$H$_4$—O—(CH$_2$)$_9$CH$_3$	5.38	0.78 (1)	4.3 (1)	—	>10
55	naphthyl—O—(CH$_2$)$_7$CH$_3$	5.80	0.1 (0.13)	0.74 (0.23)	0.79	10
56	biphenyl—O—(CH$_2$)$_5$CH$_3$	5.37	0.2 (0.26)	0.66 (0.2)	—	1.74
57	—CH$_2$—CH=CH—biphenyl—O—(CH$_2$)$_3$CH$_3$	5.68	0.05 (0.06)	0.56 (0.3)	0.89	3.95
58	terphenyl—O—(CH$_2$)$_3$CH$_3$	6.14	0.0125 (0.02)	0.45 (0.14)	—	0.37
59	piperazine—C$_6$H$_4$—O—(CH$_2$)$_5$CH$_3$	6.16	0.78 (1)	4.3 (1)	0.53 (0.15)	<20
60	pyridyl-piperazine—C$_6$H$_4$—O—(CH$_2$)$_6$CH$_3$	6.29	0.1 (0.13)	0.742 (0.23)	—	<20
61	isoxazole—C$_6$H$_4$—O—(CH$_2$)$_4$CH$_3$	5.31	0.2 (0.26)	0.658 (0.2)	0.228 (0.06)	<20
62	isoxazole—C$_6$H$_4$—O—(CH$_2$)$_4$CH$_3$	5.31	0.05 (0.06)	0.563 (0.3)	—	38
63	thiadiazole—C$_6$H$_4$—O—(CH$_2$)$_4$CH$_3$	6.24	0.0125 (0.02)	0.447 (0.14)	—	82

a 括号内的数据是受试物的 MFC（EC$_{50}$）与 **46** 的 MFC（EC$_{50}$）比值

　　将 **58** 的三联苯中间的苯基换成脂杂环（**59, 60**）或芳杂环（**61~63**），多数化合物的抗菌活性相当于或优于 **58**，其中含异噁唑的三联芳基化合物 **61** 的 $ClogP$ 值 5.31，对白色假丝酵母菌和烟曲霉菌感染小鼠的抗菌活性很强，而且消除了溶血作用，而与 **61** 成区域异构的化合物 **62** 却有显著的溶血作用，显示出溶血的脱靶作用构效关系也很严格。

候选物的确定和米卡芬净的上市

　　综合高活性化合物的抗真菌谱、物化性质和安全性（溶血作用），**61** 的抗菌谱优于氟康唑（fluconazole），而且对氟康唑耐药的菌株仍有抑制活性（表 23.11），因而确定了化合物 **61** 为后选物，定名为米卡芬净（micafungin）[9]。

表 23.11　化合物 61 与氟康唑对念珠菌和曲霉菌感染中性粒细胞减少症小鼠的体内活性比较

菌株	$ED_{50}(mg/kg)^a$		
	61	氟康唑	两性霉素 B
C. albicans FP633	0.14	2.15	0.08
C. albicans 16010	0.21	4.51	0.12
C. albicans FP1839[b]	0.26	>20.0	0.18
C. glabrata 13002	0.30	6.27	0.11
C. tropicalis 16009	0.28	3.71	0.09
C. krusei FP1866	0.77	9.52	0.26
C. parapsilosis FP1946	1.00	10.9	0.06
A. fumigatus TIMM0063	0.25	>20.0	0.11
A. fumigatus IFM41209	0.50	>20.0	0.29

a. 感染 1 小时后给药，每日 1 次，连续 4 天；

b. 氟康唑耐药株

　　经三期临床研究，米卡芬净于 2002 年在日本上市，并于 2005 年和 2006 年分别在美国和我国获批上市，用于治疗由于曲霉菌和念珠菌感染引起的真菌血症、呼吸道真菌病、胃肠道真菌病。米卡芬净钠为冻干粉针剂，静脉滴注，半衰期 11~17 h，主要在肝中代谢，大约 40%在胆汁中以原形和代谢物的形式清除，被硫酸酚酯酶和儿茶酚-O-甲基转移酶以及细胞色素 P450 代谢，代谢产物 10 多种。

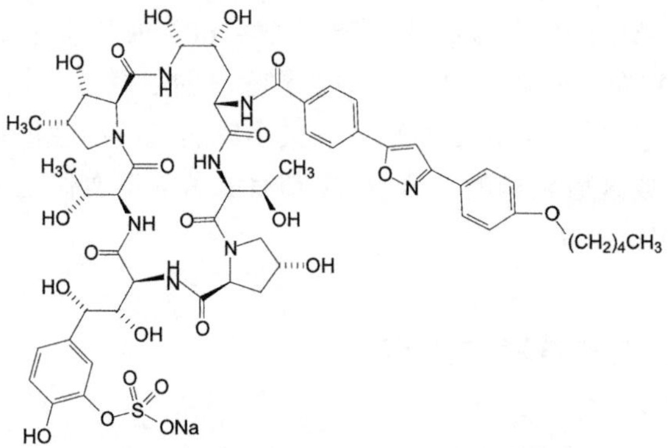

米卡芬净

阿 尼 芬 净

阿尼芬净（**64**, anidulafungin）是先导物棘白菌素 B（**1**）的半合成抗生素，只变换了一个位点，即#1 的脂肪酰基换成正戊氧基三联苯甲酰基。该药物早期研究是在礼来公司进行的，代号为 LY303366，2006 年由辉瑞公司生产，并通过了美国 FDA 授予的合格传染病产品（QIDP）认证，本品后来在韩国批准上市，用于治疗食管等部位的念珠菌感染[10]。

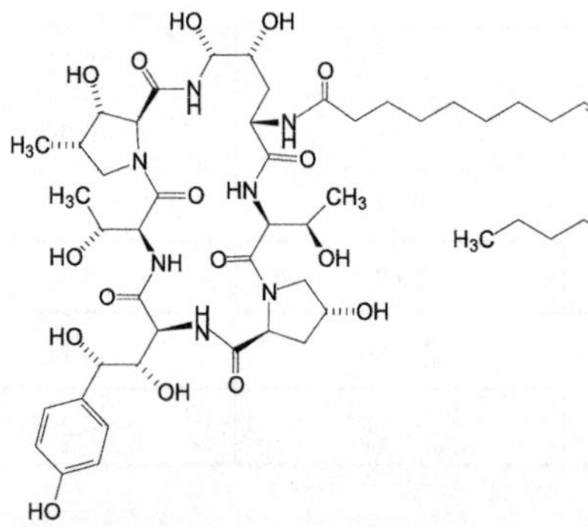

1 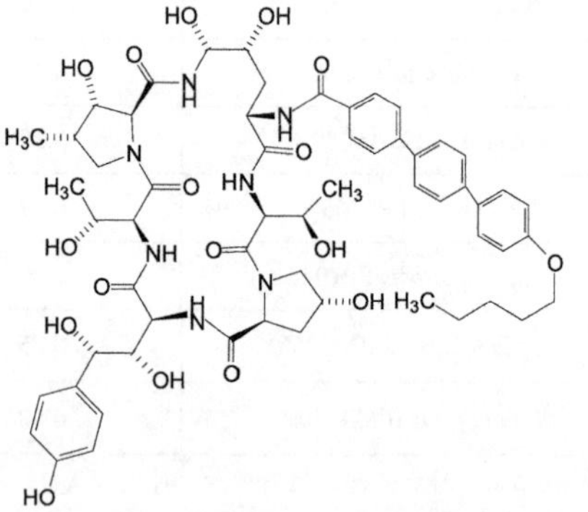   **64**

上述变换 **1** 的脂质链为三联苯基并非一蹴而就，而是经过烷酰基、烷芳酰基、芳烷酰基、联芳基等系统性研究，最后优化出三联苯基。图 23.5 列出了代表性的化合物。

阿尼芬净的特点是，由于分子的疏水性很强，与血浆蛋白的结合率很高，达到 99%，因而在人体内消除半衰期可长达 24～26 小时，每日用药一次。其非酶促代谢产物是肽环打开，自粪便中排出。阿尼芬净对曲霉菌感染有较好疗效[11]。

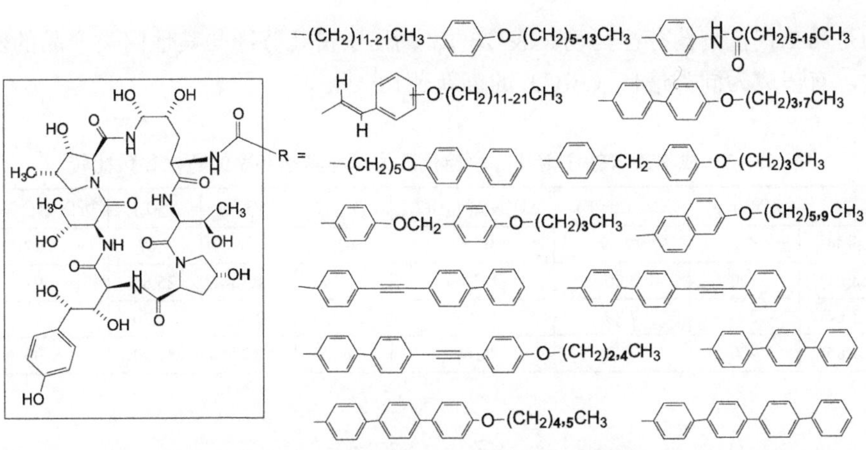

图 23.5   阿尼芬净结构演化中有代表性的侧链结构

雷 扎 芬 净

雷扎芬净（**65**, Rezafungin, CD-101）是 Cidara Therapeutics 公司研制的棘白菌素衍生物，在 2018 年 FDA 授予雷扎芬净合格传染病产品（QIDP）和快速通道地位，目前处在三期临床试验中。雷扎芬净的化学结构与阿尼芬净（**64**）只是一个基团之差。即在#1 的半缩醛胺的羟基被三甲铵乙基醚化，该季铵离子的引入与上述"芬净"有很大的区别，首先是良好的溶解性，在缓冲液中溶解度达到 45 mg/mL。化学和代谢稳定性强，半衰期 80 h（一次给药）和 150 h（持续给药），因而治疗过程是每周静脉输注一次。持久的季铵离子还体现在广谱抗真菌活性上，对念珠菌属、曲霉菌属、毛癣菌和小孢子菌都有较强的抑制活性，而且对耐药菌也有活性。雷扎芬净的安全性也较高，一次剂量高达 400 mg 未见不良反应，因而被业界

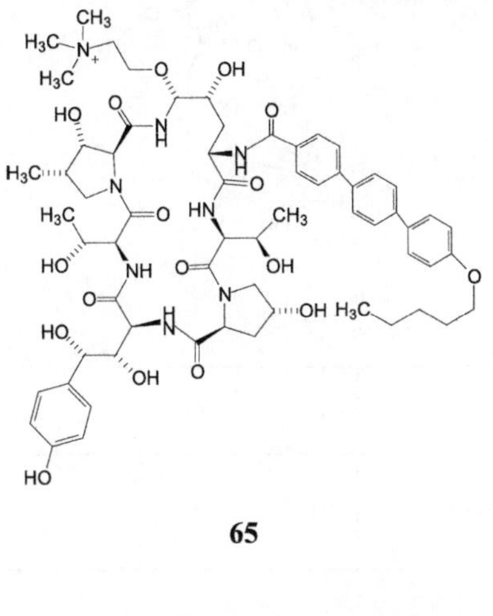

65

认为是第二代抗真菌芬净药物。表 23.12 列出了雷扎芬净与其他同类产品的药代参数，有望成为同类最佳（BIC）的创新药物[12]。

表 23.12　成年患者输注雷扎芬净药代动力学与其他芬净的药代参数比较

药物	剂量(mg)	C_{max}(mg/L)	AUC_{0-24}(mg h/L)	$T_{1/2}$(h)	Cl(L/h)	V_d(L)	蛋白结合率(%)
Casp(**44**)	70	12.09	97.63	9-11	0.63	9.67	97
Mica(**61**)	100	7.20	132.60	11-17	1.30	25.60	99
Anid(**64**)	200	7.20	110.30	24-26	0.96	35.20	99
Reza(**65**)	400	22.70	1160	129-133	0.23	35.90	99

后　记

许多抗生素是大环化合物，例如大环内酯类的红霉素和雷帕霉素，肽类如环孢菌素 A 和万古霉素等，功能大都是抵御微环境中的其他物种。大环结构的构象相对稳定，有利于维持活性构象，降低了熵耗费。本文讨论的棘白菌素类大环脂肽，结构类似而多样，多样性结构也是为自身生存演化而生成的。产生菌合成出结构大同小异的脂六环肽，其共性与差异性或许是为了抵御其他真菌所"应运而生"，因而作为先导物，可创制出不同结构和适应证的杀菌剂。本文讨论的药物来自不同的先导物，修饰的内容不同，研制出的药物也不断更新与优化，但这只是初步。表 23.13 列出了先导物和对应的药物，反映出分子设计上可有不同修饰内

表 23.13　天然环脂肽作先导物研制的抗真菌药物一览表

化合物序号	药物	R_1	R_2	R_3	R_4	R_5
1	echinocandin B 棘白菌素 B （天然）	OH	CH₃	CH₃	H	

续表

化合物序号	药物	R_1	R_2	R_3	R_4	R_5
64	Anidulafungin 阿尼芬净（药物）	OH	CH_3	CH_3	H	
65	Rezafungin 雷扎芬净（药物）		CH_3	CH_3	H	
3	Pneumocandin B_0 纽莫康定 B_0（天然）	OH	H		H	
44	Caspofungin 卡泊芬净（药物）		H		H	
45	FR901379（天然）	•OH	CH_3		OSO_3Na	
61	Micafungin 米卡芬净（药物）	OH	CH_3		OSO_3Na	

容和位点的组合。审视环肽结构，尚有多处可作化学修饰的位点与基团变换，例如季铵离子的引入开启了二代芬净，所以进一步探索或许能够研制出更加优良的药物。

参 考 文 献

[1] Benz F, Knusel F, Nuesch J, et al, Echinocandin B, ein neuartiges polypeptid-antibiotikum aus *Aspergillus nidulans var. echinulatus*: Isolierung und Bausteine. Helv Chim Acta, 1974, 57: 2459-2477.

[2] Patil A, Majumdar S. Echinocandins in antifungal pharmacotherapy. J Pharm Pharmacol, 2017, 69: 1635-1660.

[3] Hensens O D, Liesch J M, Zink D L, et al. Pneumocandins from Zalerion arboricola. III. Structure elucidation. The Journal of Antibiotics, 1992, 45: 1875-1885.

[4] Bouffard F A, Zambias R A, Dropinski J F, et al. Activity of novel cationic pneumocandin B0 derivatives. J Med Chem, 1994, 37: 222-225.

[5] Zambias R A, James C, Harmmond M L, et al. Antifungal lipopeptides: Structure-activity relationships of 3-hydroxyglutamine-modified pneumocandin B0 derivatives. Bioorg Med Chem Lett, 1995, 5: 2357-2362.

[6] Zambias R A, James C, Abruzzo G K, et al. Lipopeptide antifungal agents: Amine conjugates of the semi-synthetic pneumocandins L-731373 and L-733560. Bioorg Med Chem Lett, 1997, 7: 2021-2026.

[7] Balkovec J M, Hughes D L, Masurekar P S, et al. Discovery and development of fifirst in class antifungal caspofungin (CANCIDAS®)—A case study. Nat Prod Rep, 2014: 31, 15-34.

[8]   Iwamoto T, Fujie A, Sakamoto K, et al. WF11899 A, B and C, novel antifungal lipopeptides. J Antibiot, 1994, 47: 1084-1091.

[9]   Fujie A. Discovery of micafungin (FK463): A novel antifungal drug derived from a natural product lead. Pure Appl Chem, 2007, 79: 603-614.

[10]   Debono M, William W. Turner W W, et al. Semisynthetic chemical modification of the antifungal lipopeptide echinocandin B (ECB): Structure-activity studies of the lipophilic and geometric parameters of polyarylated acyl analogs of ECB. J Med Chem, 1995, 38:3271-3281.

[11]   Murdoch D, Plosker G L. Anidulafungin. Drugs, 2004, 64: 2249-2258.

[12]   Krishnan B R, James K D, Polowy K, et al. CD101, a novel echinocandin with exceptional stability properties and enhanced aqueous solubility. J Antibiot, 2017, 70:130-135; Garcia-Effron G. Rezafungin-mechanisms of action, susceptibility and resistance: Similarities and differences with the other echinocandins. J Fungi, 2020, 6:262. https://doi.org/10.3390/jof6040262.

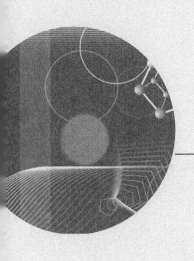

III 源于动物、内源物和维生素的药物

24　四氢叶酸—甲氨蝶呤—培美曲塞

研　究　背　景

20世纪50年代氨基蝶呤（**1**, aminoptrin）和甲氨蝶呤（**2**, methotrexate）用于治疗儿童急性淋巴白血病，开始了现代意义的肿瘤化学治疗。60多年来肿瘤化疗和靶向分子治疗有了长足发展，但至今甲氨蝶呤仍在临床应用。甲氨蝶呤作为叶酸（**3**, folic acid）的抗代谢物，是二氢叶酸还原酶（DHFR）抑制剂，DHFR催化二氢叶酸还原成四氢叶酸（**4**, THF），后者作为辅酶在细胞中的一碳转化反应起重要作用，参与体内胸苷酸、嘌呤、甲硫氨酸等的 *de novo* 合成以及丝氨酸-甘氨酸的相互转化。叶酸抗代谢物的实质性进展是2004年上市的培美曲塞。

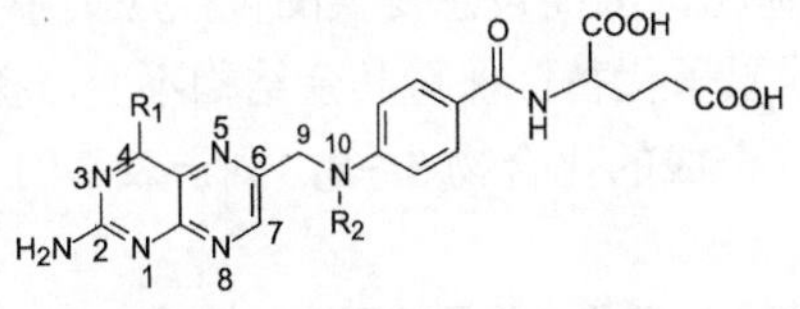

1: $R_1 = NH_2$, $R_2 = H$；　**2**: $R_1 = NH_2$, $R_2 = CH_3$；

3: $R_1 = OH$, $R_2 = H$

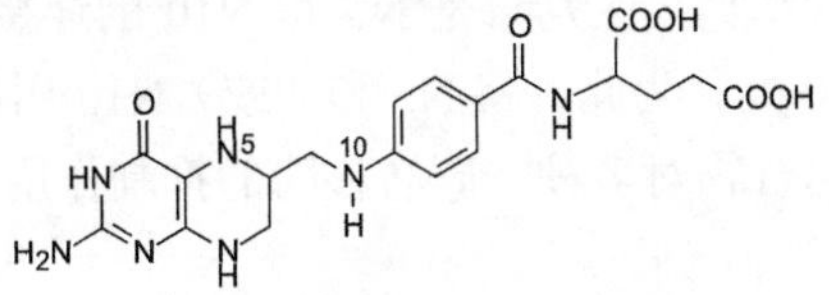

4

THF作为化学载体，在N5和（或）N10原子上连接了不同氧化态的被转移的一碳基团，形成不同形式的辅酶，参与叶酸途径转移一碳基团的各种生化反应，图24.1是不同的THF辅酶分子片段。

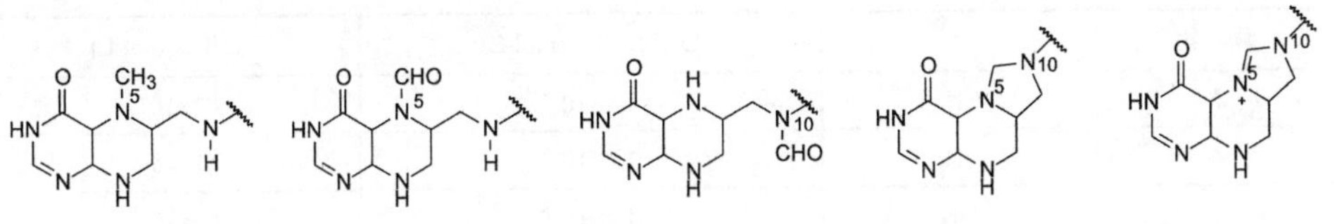

5-甲基THF　　5-甲酰基THF　　10-甲酰基THF　　5,10-亚甲基THF　5,10-次亚甲基THF

图 24.1　带有一碳基团的四氢叶酸辅酶结构（结构省略部分相同）

由于甲氨蝶呤对肿瘤细胞的选择性较差，临床呈现较强毒性（例如对小肠黏膜和骨髓等生长旺盛的组织），人们致力于提高叶酸抗代谢物的选择性作用，其中普林斯顿大学的有机化学家 Taylor 的研究组从辅酶的化学作用特征入手，成功地研制出培美曲塞。

5,10-去氮（四氢）叶酸的设计与合成

活性评价模型

用三种体外模型评价化合物活性：一是从牛肝脏中提取的二氢叶酸还原酶（DHFR）测定化合物的 IC_{50}，评价化合物对 DHFR 环节的作用强度；另一是从乳酸杆菌提取的胸苷酸合成酶（TS），评价化合物对 TS 的抑制活性 IC_{50}；再一是从小鼠肝脏提取的叶酸聚谷氨酸合成酶（FPGS），评价化合物作为 FPGS 底物的亲和力 K_M。这三个酶是在一碳基团生物合成和转化中的主要酶系。

化合物的设计与活性

Taylor 分析了参与转移一碳基团的上述辅酶分子都具有蝶啶-对氨基苯甲酸-谷氨酸的结构，区别只是 N5 和 N10 的连接基团，因而设想变换的位点应集中在 N5 和 N10 处。为此，将 N5 和（或）N10 用碳原子代替，保持其余结构不变，探索这样的化合物对多种一碳转移酶的抑制作用。合成的化合物 5~8，列于表 24.1 中。

表 24.1   N5, N10-去氮（四氢）叶酸化合物及其活性

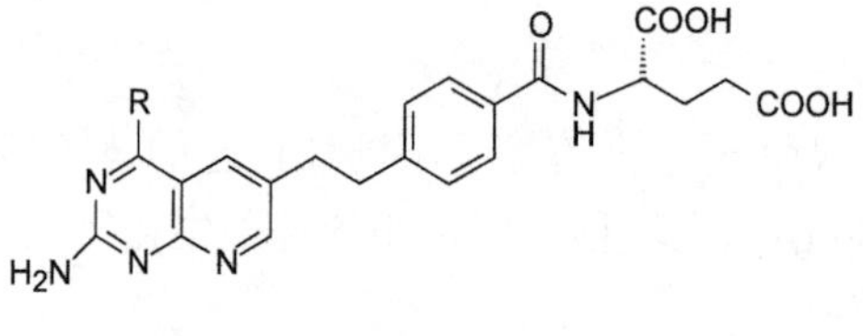

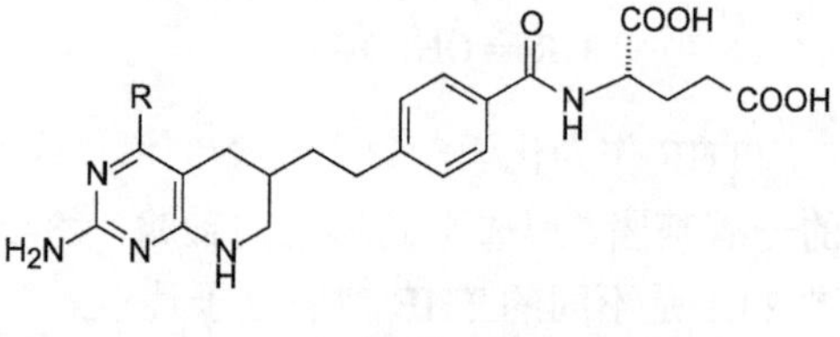

化合物	R	DHFR, IC_{50}(mol/L)	TS, IC_{50}(mol/L)
5	NH_2	4.3×10^{-8}	9.2×10^{-5}
6	NH_2	7.1×10^{-8}	9.2×10^{-5}
7	OH	4.9×10^{-5}	7.7×10^{-5}
8	OH	5.6×10^{-4}	$>1 \times 10^{-3}$
2	甲氨蝶呤	1.7×10^{-9}	1.9×10^{-4}

化合物 **5** 和 **6** 是将叶酸或四氢叶酸的 4-羟基换成氨基，对 DHFR 显示有高活性，而对 TS 无作用，**7** 和 **8** 对这两种酶都没有抑制作用，提示将叶酸或四氢叶酸的 N5 和 N10 氮原子换成碳的简单置换是无效的。用小鼠肝脏提取的叶酸聚谷氨

酸合成酶（FPGS）评价这四个化合物的的结合力（K_M）并与 FPGS 的底物 $H_4PteGlu$加以比较，结果列于表 24.2。表明这些 5,10-二去氮化合物都与 FPGS 结合，而且还原型的 **6** 和 **8** 比芳香性的 **5** 和 **7** 结合作用强。4-氧代化合物 **7** 和 **8** 比 4-氨基化合物 **5** 和 **6** 的活性强。**8** 的活性接近天然底物 $H_4PteGlu$ 的活性。

表 24.2 去氮蝶呤化合物与叶酸聚谷氨酸合成酶的结合作用

化合物	表观 K_M		相对 V_{max}	相对 V_{max}/K_d
	μmol/L	相对值		
PteGlu	234	1.0	1.0	1.0
5	200	0.86	0.35	0.40
6	47	0.23	1.61	7.10
7	157	0.68	0.90	1.33
8	9.7	0.05	1.24	27.1
1	17.6	0.21	1.50	12.4
$H_4PteGlu$	7.1（K）	0.051	1.31	30.0

用小鼠白血病 L-1210 细胞模型评价化合物 **5～8** 的抑制活性列于表 24.3。提示 **5,6** 和 **8** 对离体 L-1210 白血病细胞有较高的抑制活性。进而用移植 L-1210 细胞的 BDF1 小鼠模型，腹腔注射化合物 **5** 和 **6** 显示与甲氨蝶呤有相近的抑制活性（表 24.4）[1]。

表 24.3 化合物对 L-1210 细胞的抑制活性

化合物	L-1210, IC$_{50}$(mol/L)	化合物	L-1210, IC$_{50}$(mol/L)
5	$1.7×10^{-8}$	**8**	$5.9×10^{-8}$
6	$3.3×10^{-9}$	**1**	$2.1×10^{-8}$
7	$>10^{-4}$	**2**	$1..0×10^{-8}$

表 24.4 化合物对接种 L-1210 细胞小鼠的抑制作用

化合物	最适剂量(mg/kg)	存活数
5	4	4/21
6	1	5/22
2	4	0/10

上述有意义的初步结果促进了普林斯顿大学与礼来公司的合作，化合物评价

了更多的瘤株，表明 **8** 对多种人肿瘤细胞的抑制作用优胜于甲氨蝶呤，如表 24.5 所示。

表 24.5　化合物 8 与甲氨蝶呤对多种人癌细胞抑制作用的比较

化合物	LX-1 肺癌	CX-1 结肠癌	MX-1 乳腺癌	HC-1 结肠癌	GC-3 结肠癌	VRC-5 结肠癌
8	++	+	+	+++	+++	+++−
2	−	−	−	−	−	−

注：抑制作用：+++ = 95%～100%；++ = 80%～95%；+ = 60%～80%；−≤60%

化合物 **8**（N5, N10-二去氮四氢叶酸，DDATHF）对氨甲喋呤耐药细胞有较强抑制活性，提示二者可能有不同的作用环节，后来证明 **8** 抑制甘氨酰胺核苷酸甲基转移酶（GARFT），GARFT 是嘌呤 *de novo* 合成的第二步反应，因而 DDATHF 开辟了叶酸路径抗肿瘤药物的新环节[2]。进而以 DDATHF 为新的先导物进行优化。

5-去氮四氢叶酸及其衍生物

为了区分四氢叶酸的 N5 和 N10 被碳原子置换对活性的影响，将化合物 **8** 恢复 N10，合成了 5-去氮四氢叶酸及其衍生物，用离体人淋巴白血病细胞测定活性列于表 24.6 中。结果表明，化合物 **9**（为差向异构体混合物）的活性强于 **8**（DDATHF，也为差向异构体混合物），也强于 N10-取代物（**10**～**12**）4～60 倍，N10-甲基或 N10-甲酰基的活性略低于 **9**，但体积较大的乙酰基活性显著下降。当在白血病细胞的培养基中加入过量的次黄嘌呤时，可解除化合物 **9** 对细胞的抑制作用，而加入胸腺嘧啶不影响对细胞的抑制，提示 **9** 干预的环节是嘌呤的生物合成，与化合物 **8** 相同。化合物 **9**（和 **8**）的差向异构体分离后两个单体的活性相同，提示 C6 的构型对活性没有影响。

表 24.6　5-去氮四氢叶酸及其衍生物的活性

化合物	R	IC$_{50}$(μmol/L)	化合物	R	IC$_{50}$(μmol/L)
9	H	0.010	**8A**	差构体 A	0.005
10	CHO	0.050	**8B**	差构体 B	0.008

续表

化合物	R	IC$_{50}$(μmol/L)	化合物	R	IC$_{50}$(μmol/L)
11	COCH$_3$	0.600	**9A**	差构体 A	0.006
12	CH$_3$	0.040	**9B**	差构体 B	0.006
8	DDATHF	0.020			

化合物 **9** 对小鼠叶酸聚谷氨酸合成酶（FPGS）结合的米氏常数（K_M）低于 **8**，说明是更强的结合底物，一级速率常数是化合物 **8** 的 5 倍，表 24.7 比较了化合物 **9**、**8**、叶酸和氨基蝶呤对 FPGS 的活性参数。

表 24.7　化合物 9 对 FPGS 结合的活性

化合物	表观 K_M	V_{max}	k'
叶酸（3）	140	1.0	1.0
氨基蝶呤（1）	21	1.59	10.1
5-DATHF（9）	2	1.30	170
DDATHF（8）	5	1.26	32

化合物 **9** 对小鼠移植性乳腺癌和淋巴肉瘤的抑制剂量未显示显著毒性，提示具有选择性抗肿瘤作用[3]。

消除 C6 手性的化合物

化合物 **8** 的抗肿瘤作用机制是抑制甘氨酰胺核苷酸甲基转移酶，有别于甲氨蝶呤（MTX）抑制二氢叶酸还原酶，因而对耐受 MTX 的瘤株有显著抑制活性，**8** 对小鼠多种移植性人肿瘤有活性，通过临床前研究将 **8** 的差向异构体分开，表明(6R)-略优(6S)-异构体，遂将(6R)定名为 lometrexol 进入临床研究。与此同时，为避免分离手性异构体（因是在合成步骤的后期）以简化操作和降低成本，探索消除 C6 的手性。

消除手性的简单方法是将 C6 换成平面性的 sp^2 杂化的碳原子。合成了化合物 **13** 和 **14**，这两个化合物由于在空气中发生氧化脱氢，芳香化成化合物 **7**，因而该方法不能解决问题[4]。

另一个方法是去除 C5 原子，从而打开了四氢吡啶环，成为单环嘧啶经碳链与苯环连接，合成的代表性的化合物列于表 24.8。化合物 **15~20** 为变换嘧啶与苯环相连的长度，或引入炔键，或在嘧啶换上加入甲酰基等，**15~20** 的活性都低于

化合物 **8**（$IC_{50} = 0.02 \ \mu mol/L$），表 24.8 中活性最强的 **15**，其活性换算为摩尔浓度 $IC_{50} = 2 \ \mu mol/L$[5]。

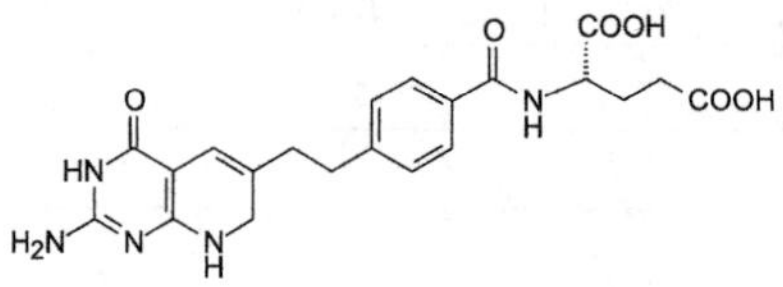

13 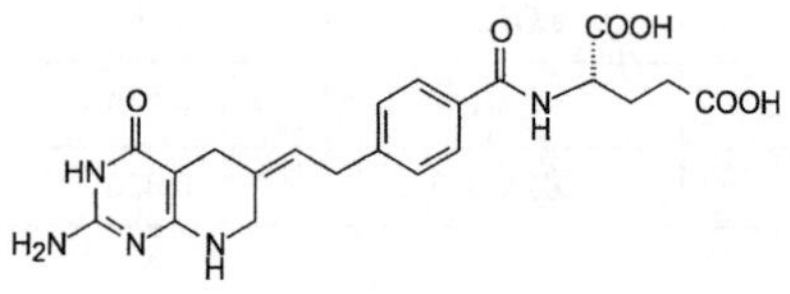　　　　　　　　　　　　　　　**14**

表 24.8　去除 C5 的开环化合物及其抑制 L1210 白血病细胞活性

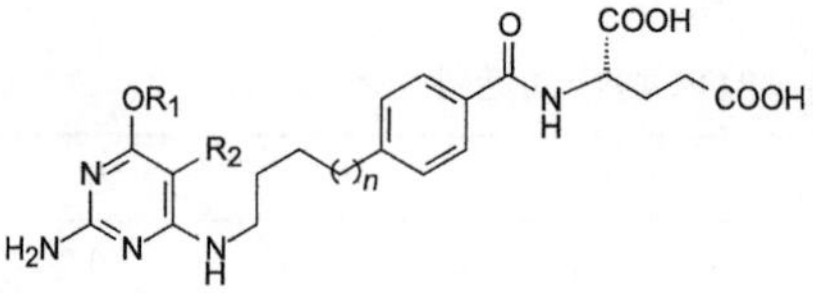

15～18 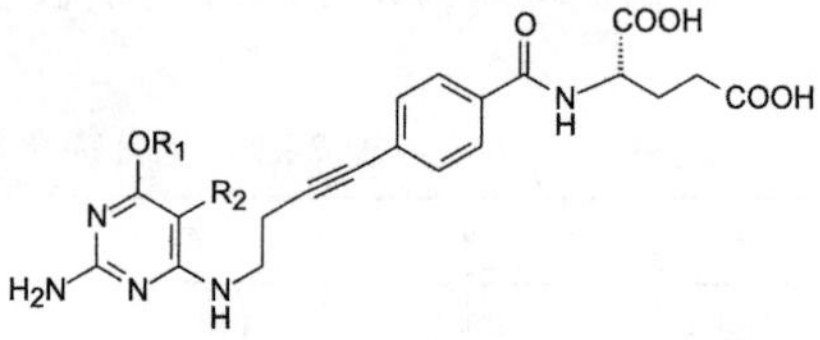　　　　　　　　　　　　**19，20**

化合物	n	R_1	R_2	$IC_{50}(\mu g/mL)$
15	0	H	H	0.9
16	1	H	H	2.3
17	0	CH_3	H	>20
18	1	H	CHO	>20
19	—	CH_3	H	>20
20	—	H	CHO	17.4

消除 C6 手性的另一方式是去除 C7 原子，合成了开环化合物 **21**，**21** 抑制 L-1210 细胞的活性 $IC_{50} = 0.132 \ \mu mol/L$，略低于 **8** 的活性，因而作进一步优化[6]。

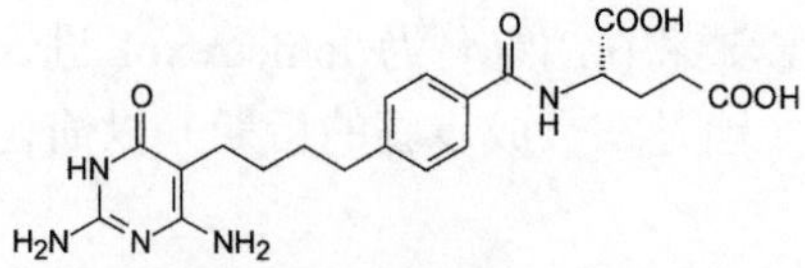

21

优化去除 C7 的开环化合物

以开环物 **21** 的结构为中心，变换取代基和片段，例如嘧啶的 4 位和 6 位基团变换以及苯环的变换，合成的代表性化合物结构和抑制 L-1210 活性列于表 24.9。

表 24.9　去除 C7 的开链化合物的结构变换

21～27　　　　　　　　　　　　28

化合物	片段	R_1	R_2	IC$_{50}$(μmol/L)
21	—⟨⟩—	OH	NH$_2$	0.132
22	—⟨⟩—	NH$_2$	NH$_2$	0.042
23	—⟨⟩—	OH	CH$_3$	2.33
24	—⟨⟩—	OH	OH	39.8
25	(噻吩)	OH	NH$_2$	0.059
26	(噻吩)	OH	NH$_2$	0.142
27	—(CH$_2$)$_5$—	OH	NH$_2$	>47.1
28	—	—	—	>44.0
8	—	—	—	0.016
9	—	—	—	0.198

化合物 **21** 抑制 L-1210 细胞作用与 **8** 相同。研究作用机制表明：①培养液中加入过量的黄嘌呤可逆转抑制作用，而加入胸腺嘧啶不能解除抑制，提示 **21** 的作用环节是阻断嘌呤合成。②**21** 对从 L-1210 细胞中分离的甘氨酰胺核苷甲基转移酶（GARFT）的抑制活性（$K_i = 0.38$ μmol/L）只低于化合物 **8** 活性的 3 倍，提示开链的 **21** 没有改变作用机制。

化合物 **22** 为 2, 4, 6-三氨基嘧啶环，抑制 L-1210 细胞活性强于 **21**，但机制研究表明其作用环节是抑制二氢叶酸还原酶，而不是 GARFT。

化合物 **21** 的 5-氨基分别用甲基（**23**）和羟基（**24**）替换，活性显著降低，说明 5 位氨基对于结合 GARFT 的重要性。

21 结构中的苯基被噻吩置换（**25** 和 **26**），仍然保持活性，而且作用环节仍是 GARFT，然而用五亚甲基连接（**27**）则失去活性。化合物 **28** 是 **21** 的末端谷氨酸被少一碳原子的天冬氨酸置换，活性丧失，提示末端的谷氨酸对于叶酸聚谷氨酸合成酶是非常重要的[7]。

构效关系小结

以天然配体叶酸为起始物，对蝶啶环和 N10 的连接基的变换，合成的化合物对肿瘤细胞生长抑制作用，以及叶酸通路中的作用环节，可概括为如下的构效关系：

（1）碳原子置换 N5 氮原子是抑制甘氨酰胺核苷甲基转移酶（GARFT）的关键因素。5-去氮四氢叶酸（**9**）与 5, 10-二去氮四氢叶酸（**8**）都是 GARFT 的良好抑制剂。去除 N10 的化合物对癌细胞和肿瘤小鼠的抑制没有影响，也不影响对生化反应的抑制作用。

（2）2-氨基嘧啶-4-酮是必需的母核。

（3）在四氢吡啶与苯环之间的连接基至少得有两个原子间隔。

（4）苯环可用五元或六元杂环置换，仍保持活性。

（5）刚性的双环是必要的片段，去除 C7 形成的柔性开链化合物虽然有抑制 GARFT 作用，但对动物体内肿瘤抑制作用减弱。

（6）去除 C5 的开链化合物失去活性。

（7）与嘧啶稠合的环不宜为芳香环。

（8）嘧啶环的 C6 连接的 NH_2 或稠合环的 NH 是必需的基团。

（9）化合物被聚谷氨酸化是抑制癌细胞的重要步骤，应是叶酸聚谷氨酸合成酶的良好底物[8]。

候选化合物的设计与确定

上述的构效关系是 Taylor 等从合成的 700 多个目标物总结出来的，也是研制这类药物的限制条件，有的要点之间互有矛盾（由结构不同所引起），因而须审视和分析某些约束条件。例如对第 7 项与嘧啶的稠合环不宜是芳香环作了结构分析。这个不宜是芳香环的结论是从 N5, N10-二去氮叶酸的无活性做出的。从有机化学的视角分析，并合的吡啶环具有缺电子性，偶极矩 2.2 D，负极在 N 端，亲电试剂与吡啶的 N 发生作用。而吡咯环作为芳香环具有富电子性，偶极矩 1.7 D，负极在 C 原子上，亲电基团与吡咯的 C 发生作用。吡咯与吡啶的性质有很大不同，对并合环不能认定芳香性一定不成。

Taylor 等因而设计了嘧啶并吡咯的杂环与乙苯甲酰谷氨酸片段相连，化合物 **29** 既保持了稠合环的刚性结构，也提供了参与结合的 NH 基团，还满足上述构效关系的要素。

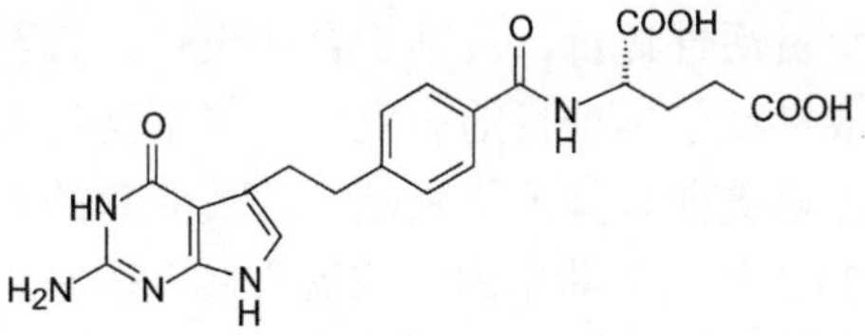

29

实验表明，化合物 **29** 具有多方面活性，其作用特点总结如下：

（1）对小鼠 L1210 细胞的抑制活性 $IC_{50} = 0.022\ \mu mol/L$，人 CCRF-CEM 淋巴白血病细胞 $IC_{50} = 0.016\ \mu mol/L$。机制研究表明，培养液中分别加入亚叶酸或者胸腺嘧啶与黄嘌呤（分别为胸苷酸和嘌呤核苷酸的前体）都能解除抑制作用，说明 **29** 的抗肿瘤作用是抑制叶酸代谢的结果。

（2）**29** 是胸苷酸合成酶竞争性抑制剂，$K_i = 0.34\ \mu mol/L$。

（3）不抑制 GARFT，因为加入黄嘌呤不能解除抑制。但聚谷氨酸化后是 GARFT 抑制剂。

（4）**29** 是叶酸聚谷氨酸合成酶的强效底物，$K_M = 0.2\ \mu mol/L$，显著低于氨基蝶呤的 $K_M = 21\ \mu mol/L$。一级速率常数相对值为 400（叶酸为 100），甲氨蝶呤为 0.9，氨基蝶呤为 10.1，化合物 8 为 32。因而是非常强效的胸苷酸合成酶抑制剂。

（5）聚谷氨酸化后是二氢叶酸还原酶抑制剂。

（6）聚谷氨酸化后是氨基咪唑酰胺核苷酸甲基转移酶（AICARFT）抑制剂。

（7）聚谷氨酸化后是 C1-四氢叶酸合成酶（C1-THF）抑制剂。

化合物 **29** 对缺失胸苷激酶和黄嘌呤-鸟嘌呤磷酸核糖转移酶的小鼠白血病腹腔注射 12.5～200 mg/kg，连续 8 天，显示有良好治疗效果和较宽的安全窗口。**29** 与已有的叶酸抗代谢药物不同，它同时抑制叶酸通路的 5 个酶，因而对肿瘤耐药株也呈现活性。礼来公司对化合物 **29** 深入开发研究，定名为培美曲塞（pemetrexed），经临床前和临床研究，表明是治疗恶性胸膜间皮瘤和非鳞状非小细胞肺癌的有效药物，于 2004 年在美国上市，成为自 20 世纪 50 年代甲氨蝶呤问世后，半个世纪以来 FDA 批准的一个叶酸抗代谢物[9]。

后记——研发启示

追溯培美曲塞的研制，始自于化学兴趣而研究，漫长的研究直到设计合成的培美曲塞，都是在普林斯顿大学进行的。早在 Taylor 作博士期间就出于对一种蝴蝶翅膀上黄色粉状物的兴趣，进行了对稠合的黄蝶呤杂环的化学合成与研究。后来，也出于兴趣与好奇，研究蝶啶和叶酸类似物的合成。由于娴熟的合成技巧，Taylor 研究组合成了数百个结构（母核）多样性的叶酸类似物，发展了杂环化学。

与之合作的礼来公司负责活性评价，反馈于合成设计，直至成功地开发了培美曲塞上市。杂环化学合成推动了本项目的研究，众多不同环系的化合物合成以及所揭示的构效关系为设计培美曲塞打下了基础。培美曲塞的设计与合成说明研发历程的复杂与艰辛，图 24.2 是培美曲塞的合成流程图。研制中大学与企业的互补性结合又是成功上市的保障。

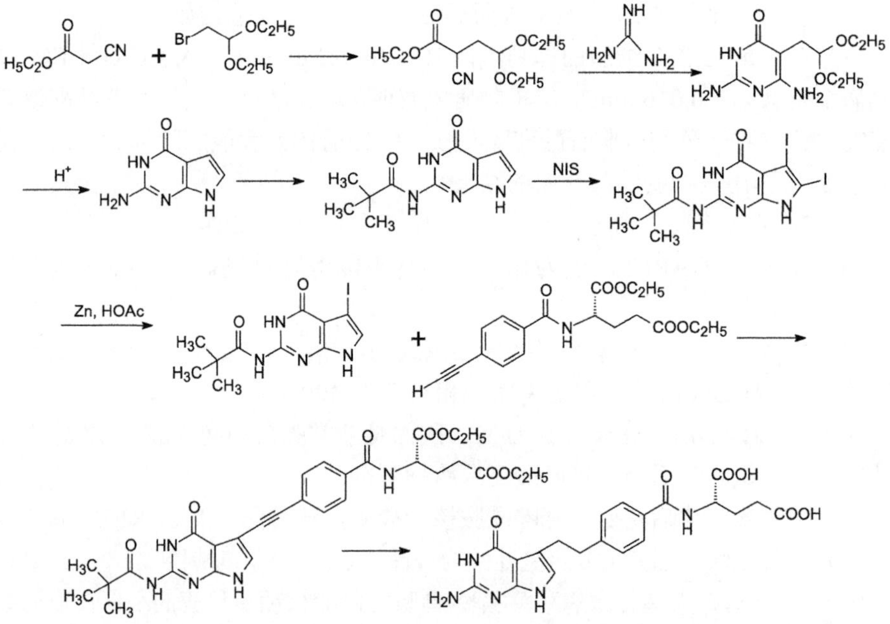

图 24.2　合成培美曲塞的流程图

参 考 文 献

[1] Taylor E C, Harrington P J, Fletcher S R, et al. Synthesis of the antileukemic agents 5, 10-dideazaaminopterin and 5, l0-dideaza-5, 6, 7, 8-tetrahydroaminopterin. J Med Chem, 1985, 28: 914-921.

[2] Beardslay G P, Moroson B A, Taylor E C, et al. A new folate antimetabolite, 5, 10-dideaza-5, 6, 7, 8-tetrahydrofolate is a potent inhibitor of de novo purine synthesis. J Biol Chem, 1989, 264: 328-333.

[3] Taylor E C, Hamby J M, Shih C, et al. Synthesis and antitumor activity of 5-deaza-5, 6, 7, 8-tetrahydrofolic acid and its N10-substituted analogues. J Med Chem, 1989, 32: 1517-1522.

[4] Taylor E C, Schrader T H, Walensky L D. Synthesis of 10-substituted "open-chain"analogues of 5, 10-dideaza-5, 6, 7, 8-tetrahydrofolic acid (DDATHF, Lometrexol). Tetrahedron, 1992, 48: 19-32.

[5] Taylor E C, Gillespie P, Patel M. Novel 5-desmethylene analogues of 5, 10-dideaza-5, 6, 7, 8-tetrahydrofolicacid as potential anticancer agents. J Org Chem, 1992, 57: 3218-3225.

[6] Taylor E C, Harrington P M, Shih C. A facile route to "open chain" analogues of DDATHF. Heterocycles, 1989, 28:

1169-1178.

[7]　Shih C, Gossett L S, Worzalla J F, et al. Synthesis and biological activity of acyclic analogues of 5, 10-dideaza-5, 6, 7, 8-tetrahydrofolic acid. J Med Chem, 1992, 35: 1109-1116.

[8]　Taylor E C. The discovery of Alimta (pemetrexed)//Fischer J, Rotella D P, Eds. Successful Drug Discovery, Vol 1. Weinheim, Germany: Wiley-VCH, 2015: 157-180.

[9]　Taylor E C, Kuhnt D, Shih C, et al. A dideazatetrahydrofolate analoguelacking a chiral center at *C*-6, *N*-[4-[2-(2-Amino-3, 4-dihydro-4-oxo-7H-pyrrolo[2, 3-*d*] pyrimidin-5-yl)ethyl]benzoyl]-L-glutamic acid, is aninhibitor of thymidylate synthase. J Med Chem, 1992, 35: 4450-4454.

25 维A酸—他米巴罗汀和贝沙罗汀

维生素A类化合物及其受体

维A酸

维生素 A（**1**, retinol）是人体必需的维生素，在体内依次氧化成视黄醛（**2**, retinal）和全反式维A酸（**3**, all-*trans*-retinoic acid, RA），各自履行不同的生理功能。维A酸作为信号分子在胚胎发育、细胞增殖和分化中起重要作用。维A酸在体内还可异构化为9-顺式维A酸（**4**, 9-*cis*-RA），与维A酸功能相似，但结合的受体不同。

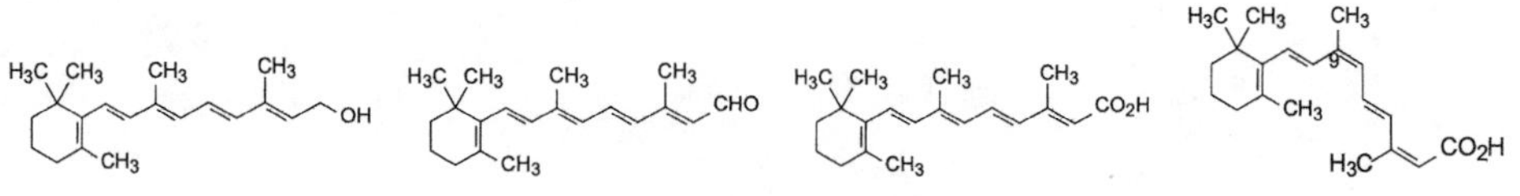

研究维A酸的构效关系表明，分子结构的一端为疏水性片段，另一端为极性基团，中间由共轭链连接，整体分子形成共轭结构，三个因素都是必需的。临床应用维A酸治疗牛皮癣等皮肤病和白血病，由于长链的共轭结构的不稳定性，容易发生聚合而变质，加之维A酸有强刺激性，限制了临床应用。

维A酸的调控作用

维A酸（RA）的信号转导通路是由胞内RA结合蛋白、RA受体、RA反应元件（RARE）和靶基因构成。RA进入靶细胞后，经RA结合蛋白输送到细胞核内，与核受体生成复合物，以同二聚体或异二聚体识别并结合DNA上的RA反应元件，调控DNA基因表达，参与细胞增殖和分化过程。

维A类受体

维A类受体是核受体家族的一个分支，又分成两类：维A酸受体（RAR）和维A类X受体（RXR），各自有三种亚型α、β和γ。RA结合并激活RAR受体，9-*cis*-RA结合并激活RXR受体 。但对于亚型缺乏选择性作用，因而以天然配体RA或9-*cis*-RA作为为先导化合物，研制具有较少刺激性和稳定性的合成维A类药物。

作用于RAR的他米巴罗汀

活性评价

评价受试物的活性用两种体外模型，一是对人早幼粒白血病HL60细胞诱导分化为成熟的粒细胞能力，形态学的变化是用Wright-Giemsa染色测定。另一是用硝基四氮唑蓝（NBT）还原反应测定细胞分化功能的标示物。实验表明这两种表征分化作用的指标相关性良好。受试物的诱导分化活性用ED_{50}表征，是用NBT还原反应测定受试物诱导50%人髓性白血病细胞HL60分化为成熟粒细胞的浓度计算而得。

维A苯甲酸类化合物的设计

东京大学首藤等基于罗氏公司上市治疗牛皮癣的依曲替酯（**5**, etretinate）和虽未上市但有强效细胞分化活性的芳维甲（**6**, arotinoid）结构，推断维A酸的共轭多烯结构可部分地用苯环替换，并且苯环可用参与共轭系统的非碳原子连接，设计了通式**7**的化合物模式。由于结构中含有苯甲酸片段，故名维A苯甲酸类（retinobenzoic acids）。

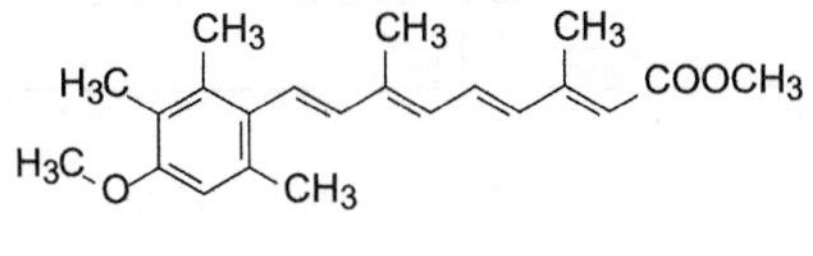

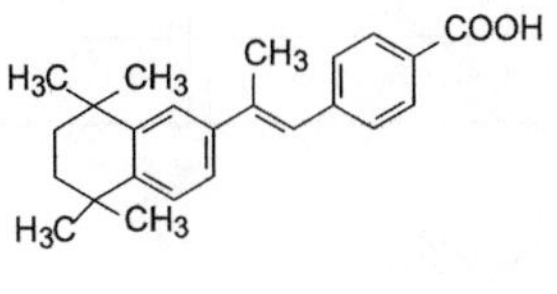

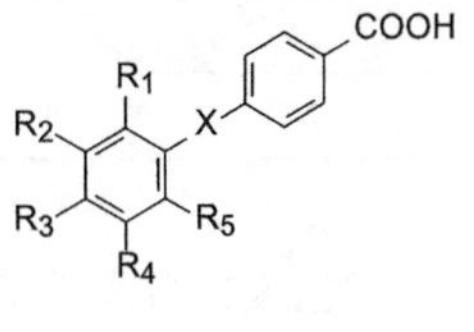

氨酰基连接的化合物系列

首先用氨酰基—NHCO—连接两个苯环，$R_1 \sim R_5$是不同位置的烷基或环烷基变换不同位置，单、双或三取代化合物结构与活性列于表25.1。

表 25.1 A 环单取代化合物的活性

化合物	R	$EC_{50}(\mu mol/L)$	相对活性
3	维 A 酸	0.0024	1
8	H	>1	—
9	3-CH₃	>1	—
10	3-C₂H₅	>1	—
11	4-CH(CH₃)₂	0.91	9.8×10^{-4}
12	3-CH(CH₃)₂	0.68	1.3×10^{-3}
13	2-CH(CH₃)₂	>1	—
14	3-N(CH₃)₂	>1	—
15	3-C(CH₃)₃	0.7	3.2×10^{-3}
16	4-C(CH₃)₃	≈1	$< 10^4$
17	3-苯基	>1	—
18	3-环己基	≈1	$< 10^4$
19	3-Br	>1	—
20	3, 4-(C₂H₅)₂	0.26	7.7×10^{-3}
21	3, 5-(t-Bu)₂	0.036	0.15
22	2, 6-(i-Pr)₂	>1	—
23	2, 5-(i-Pr)₂	>1	—
24	2, 6-(i-Pr)₂	>1	—
25	3, 5-(i-Pr)₂	0.038	4.2×10^{-2}
26	3, 4-(i-Pr)₂	0.0021	1.4
27	2, 4, 6-(t-Bu)₃	>1	—

表 25.1 的构效关系表明：

（1）苯环 A 上无取代基或 3-甲基或 3-乙基取代的化合物（**8～10**）都没有活性。

（2）R 为中等大小的烷基呈现弱活性，例如化合物 **11～15**，但都弱于维 A 酸。

（3）不同位置取代的异丙基和叔丁基呈现活性不同，处于 3 位的活性强于其他位置，例如化合物 **12** 和 **15**。

（4）体积大的 3-苯基（**17**）或 3-环己基（**18**）基本无活性。

（5）处于 3,4 或 3,5 位中等大小的二取代物如二异丙基或二叔丁基有较高的活性。3,4-二异丙基化合物 **26** 活性强于维 A 酸。

（6）在 2（或 6）位有取代基则失去活性，例如化合物 **22～24** 和 **27**。推测是邻位效应影响了化合物的构象。

综合上述构效关系，表明在 A 环的 3,4 位存在两个中等大小的烷基有利于活性。化合物 **25** 和 **26** 是两个位置异构体，活性相差近 20 倍。差异缘故可作如下分析：处于 3,4 位的两个异丙基拥挤的空间位阻会导致四个甲基朝向相反方向，形成较稳定的限制性构象，这种限制性构象可能有利于同受体结合，而 3,5-取代基仍可自由转动，对活性贡献的构象份额较少。这种推理，在后面叙述的成环方式得到了验证。

二异丙基的环合

设想 3,4-二异丙基的四个甲基呈面对面朝向（**26a**）用双环固定结构成 **28**；**26b** 固定成 **29**（增加两个碳原子），在环外有两个甲基；**26c** 的四个甲基背对背地朝外，环合成 **30**（增加两个碳原子）。这三个化合物的活性有很大的区别，列于表 25.2。

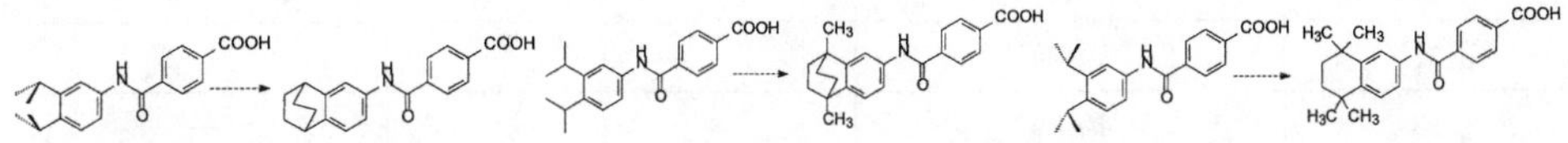

26a　　　　**28**　　　　**26b**　　　　**29**　　　　**26c**　　　　**30**

表 25.2　环合化合物的活性比较

化合物	EC$_{50}$(μmol/L)	相对活性
3	0.0024	1
26	0.0021	1.4
28	>1	—
29	0.068	5.9×10^{-2}
30	0.00079	3.5

化合物 **28** 与二异丙基的碳数相同，或许是环外没有甲基，失去了活性；双环的桥头各连接一甲基，恢复原来活性（仍低于未成环的 **26**）；**30** 是在苄基 α-碳上各有两个甲基，诱导分化的活性很高，是维 A 酸的 3.5 倍。**29** 也增加两个碳原子，与 **30** 的碳数相同，疏水性相近，但活性相差近百倍，推测是分子形状不同引起的活性区别。

逆向连接——酰胺化合物系列

上面合成的化合物是用—NHCO—连接两个苯环，下面以逆向的酰胺片段（—CONH—）连接，探索逆向连接对活性的影响。表 25.3 列出代表性的化合物，A 环无取代基或单取代的叔丁基化合物 **31**~**33** 也未呈现活性，而双叔丁基取代的化合物 **34** 和 **35** 活性显著提高，四甲基四氢萘化合物 **36** 活性高于维 A 酸 7.2 倍。以上表明正向胺酰基或逆向酰胺基连接的化合物构效关系是相同的。

表 25.3　酰胺基连接的化合物活性

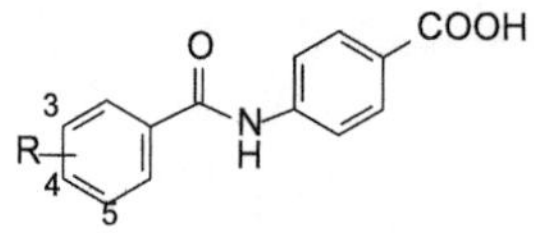

化合物	R	EC$_{50}$(μmol/L)	相对活性
3	维 A 酸	0.0024	1
31	H	>1	—
32	3-t-Bu	>1	—
33	4-t-Bu	>1	—
34	3, 5-(t-Bu)$_2$	0.048	5.6×10^{-2}
35	3, 4-(i-Pr)$_2$	0.068	4.0×10^{-2}
36		0.00034	7.2

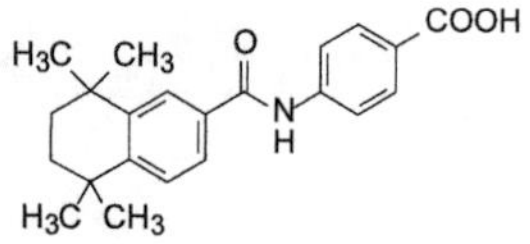

苯环和酰胺上的取代

四甲基四氢萘胺酰或酰胺成为优化的片段，化合物 **30** 和 **36** 的诱导分化活性强于维 A 酸。下一步是对骨架作取代基的变换，即考察在胺酰（酰胺）基的邻位和氮原子上的基团取代对活性的影响。表 25.4 列出了代表性的化合物。

表 25.4 的数据表明，在化合物 **30** 的连接基的邻位引入基团，使活性降低 2~3 个数量级，提示邻位效应不利于活性，可能是改变了分子构象和共面性而失活，这与前述的异丙基系列的邻位取代的效应是相同的。化合物 **41** 和 **42** 分别是高活性的 **30** 与 **36** 的 N-甲基衍生物，二者全无活性。究其原因，是甲基引起分子构象由伸展性变为弯曲状，并由 NMR 和 X 射线衍射证明，如化合物 **41** 有弯曲状构象[1]。

表 25.4   苯环上和 N 取代的化合物

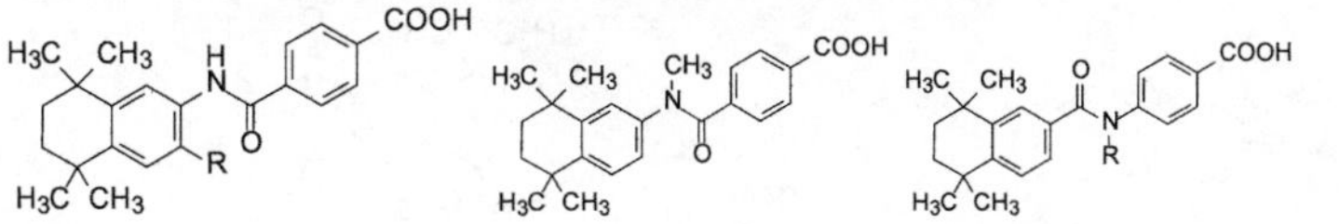

化合物	R	EC$_{50}$(μmol/L)	相对活性
3	维A酸	0.0024	1
30	H	0.00079	3.5
37	CH$_3$	0.35	6.0×10^{-3}
38	NO$_2$	>1	
39	NH$_2$	0.56	1.1×10^{-2}
40	Br	>1	
41	—	>1	
36	H	0.00034	7.2
42	CH$_3$	>1	

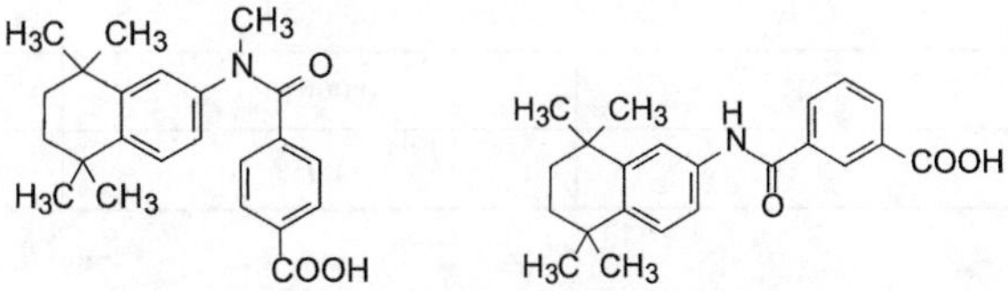

41   **43**

　　—NH—CO—以 *trans* 为稳定构象，使分子（例如 **30**）呈伸展形状，当甲基取代成—N(CH$_3$)—CO—，则 *cis* 更为稳定，以避免 *trans* 构象的甲基与苯环邻位氢原子的空间阻碍。弯曲形的分子与维A酸的伸展构型差异大，难以与受体适配，因而失去活性。

　　化合物 **43** 是将高活性化合物 **30** 的 *p*-羧基移至间位，活性下降 1000 倍，应是间位羧基缺乏参与共轭体系的缘故[2]。

查耳酮为骨架的构效关系

　　以化合物 **30** 和 **36** 为代表的化合物表明胺酰基或酰胺连接基对诱导分化活性的有效性，提示连接基的变换仍有空间。本节考察以丙烯酮（—CO—CH═CH—）为连接基的查耳酮骨架的活性。丙烯酮片段通过交叉共轭将两侧的苯环形成共轭体系。列于表 25.5 的化合物构效关系表明，苯环 A 的取代基变换对活性的影响与前述的 SAR 相同。

表 25.5　查耳酮类化合物 A 环取代基的变换

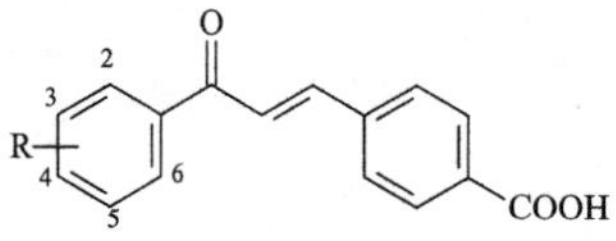

44～49 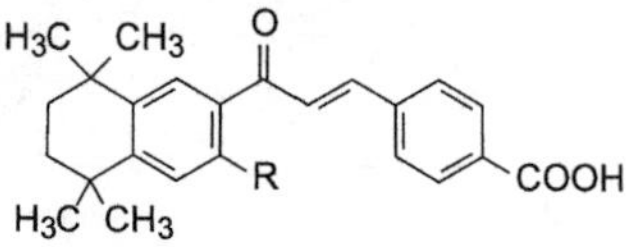　　　　　　　　　　**50～53**

化合物	R	$EC_{50}(\mu mol/L)$	相对活性
3	维 A 酸	0.0024	1
44	3, 4-$(C_2H_5)_2$	0.17	8.3×10^{-3}
45	3, 4-(i-Pr)$_2$	0.00082	1.8
46	4-t-Bt	0.028	3.9×10^{-2}
47	2, 5-(t-Bu)$_2$	0.045	2.1×10^{-2}
48	3, 5-(t-Bu)$_2$	0.00021	6.4
49	3-t-Bt	0.16	8.1×10^{-3}
50	H	0.00064	2.8
51	CH_3	0.00054	2.1
52	OH	0.00015	1.4
53	OCH_3	0.0039	0.35

　　表 25.5 的构效关系与前述的胺酰（或酰胺）系列的规律相似，二异丙基或二叔丁基取代苯（**45, 48**）的活性更高，四甲基四氢萘（**50**）也很高。而且在 6 位存在甲基或羟基的化合物（**51, 52**）活性也强于维 A 酸，而前述系列则不容有 6 位取代。这可能是查耳酮的交叉共轭允许单键作一定程度的扭动，既维持了活性构象，也避免了邻位基团的扰动。

　　查耳酮可存在不同的低能构象，如图 25.1 所示的酮基与双键成 *cis*(a)和 *trans*(b)的构象。若反式构象的碳原子 C3′用氧醚键与苯环 A 成环，即成黄酮结构（查耳酮是植物体内黄酮的生源前体物），可认为是将查耳酮的反式构象固定的骨架。为此考察了以黄酮为母核的维 A 化合物。

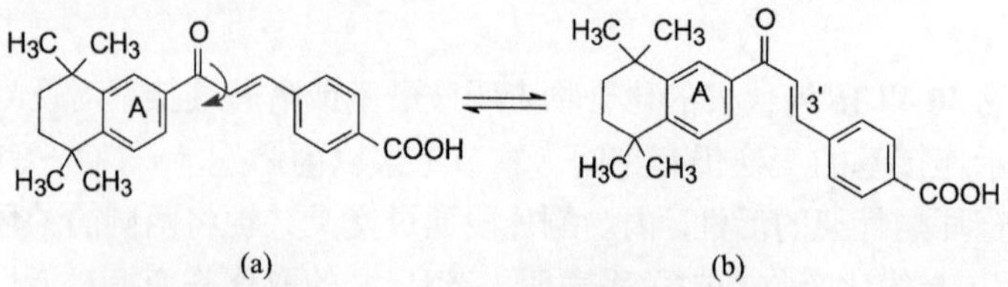

(a)　　　　　　　　　　(b)

图 25.1　查耳酮的两种低能构象

黄酮为母核的化合物

黄酮的并苯上取代烷基的大小、位置和数量对诱导分化作用的影响与前述的胺酰、酰胺连接的化合物以及查耳酮的构效关系相同（结构和数据省略），因而表 25.6 只列出四甲基四氢萘并吡喃酮为母核的代表性化合物。化合物 **54** 相当于 **30**、**36** 和 **50**，具有很强的活性，是维 A 酸的 27 倍。不过由于稠合三环的结构，物理化学性质和成药性上是不利因素，或许是未深入研究的缘故。有趣的是在黄酮的 3 位连接羟基或甲氧基仍保持有活性[3]。

表 25.6 黄酮类代表性化合物的活性

化合物	R	EC$_{50}$(μmol/L)	相对活性
3	维 A 酸	0.0024	1
54	H	0.000046	27.4
55	OH	0.0012	1.25
56	OCH$_3$	>1	—

蒎类化合物

反式二苯乙烯化合物（蒎类）是前述的胺酰或酰胺类化合物的电子等排体，区别是蒎类以 π 键连接两个苯基，酰胺是经 p-π 共轭连接。表 25.7 列出了代表性的化合物，苯环上烷基的个数和尺寸对活性的影响与前述的构效关系相同，例如二甲基化合物 **57** 没有活性，二乙基（**58**）和二丙基（**59**）的活性逐渐提高，3-叔丁基（**60**）的活性强于 4-叔丁基（**61**，**62**）。四甲基四氢萘化合物 **63** 的活性强于维 A 酸 1.6 倍，当乙烯基 α 位被甲基取代（**6**，芳维甲），活性有所降低，接近于维 A 酸。化合物 **65** 是 **63** 的双键被还原成单键，活性下降了近千倍，显然是失去双键破坏了分子整体共轭性的缘故[4]。

偶氮基—N═N—作为连接基（**66**）仍保持了反式构型，因而也有活性（EC$_{50}$ 0.0017 μmol/L），但可能在体内发生还原代谢而失活，有潜在的不稳定性。

表 25.7　蔗类化合物及其活性

57～62　　　　　6, 63～65

化合物	R_1	R_2	EC$_{50}$(μmol/L)	相对活性
3	维 A 酸		0.0024	1
57	2, 3-(CH$_3$)$_2$	CH$_3$	>1	—
58	2, 3-(C$_2$H$_5$)$_2$	CH$_3$	0.087	2.2×10^{-2}
59	2, 3-(i-Pr)$_2$	CH$_3$	0.013	1.5×10^{-2}
60	3-(t-Bu)$_2$	H	0.010	1.3×10^{-2}
61	4-(t-Bu)$_2$	H	>1	—
62	4-(t-Bu)$_2$	CH$_3$	>1	—
63	—	H	0.0005	2.6
6	—	CH$_3$	0.0025	0.9
64	—	CF$_3$	0.031	5.7×10^{-2}
65*	—	H	0.13	2.7×10^{-3}

*乙烯基被还原成—CH$_2$—CH$_2$—

候选化合物和他米巴罗汀的上市

　　东京大学首藤研究组对诱导细胞分化的维 A 苯甲酸类化合物进行了系统的结构变换和构效关系研究。从发表的文章清晰感知大学的研究方式与企业不同，例如探究两个苯环间不同的连接基（形成不同的骨架结构）的构效关系，都要合成 A 环上无取代或小尺寸烷基取代，并证明都是无效的，其实尝试一次就足够了，因为这与维 A 酸分子中三甲基环己烯的结构相距甚远，因而本文在解析研究历程时省略了许多化合物和数据。从研发新药的视角，过多合成显然无效的化合物是无意义的重复。不同骨架的优化结构都应聚焦于含有四甲基四氢萘的片段上，也就是表 25.8 列出的高活性化合物。

　　化合物 **30** 被确定为候选化合物，但从这些高活性化合物中选择的依据，在发表的文献中笔者未能找到例如对实验动物的活性、药代、安全性或物化性质等数据的比较，因而难以叙述这一环节。化合物 **30** 在大鼠体内的半衰期 $t_{1/2}$ 为 3.4～4.0 h，T_{max} 2～4 h，代谢产物主要是脂环上不同位置的羟基化。安全性实验表明，大鼠皮下注射 50 mg/kg 未见行为异常和死亡。**30** 由东光制药公司开发，定名为他米巴罗汀（tamibaroten）。经临床试验，表明口服可治疗急性早幼粒白血病，于 2005 年在日本和美国上市。

表 25.8 含有四甲基四氢萘片段的高活性化合物

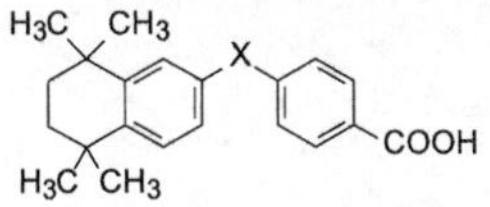

化合物	X	$EC_{50}(\mu mol/L)$	相对活性*
3	维A酸	0.0024	1
30	—NHCO—	0.00079	3.5
36	—CONH—	0.00034	7.2
50	—COCH═CH—	0.00064	2.8
54	吡喃酮	0.000046	27.4
63	—CH═CH—	0.00050	2.6
66	—N═N—	0.0017	1.3

*表中相对活性分别来自原文献数据，与 EC_{50} 未成比例关系

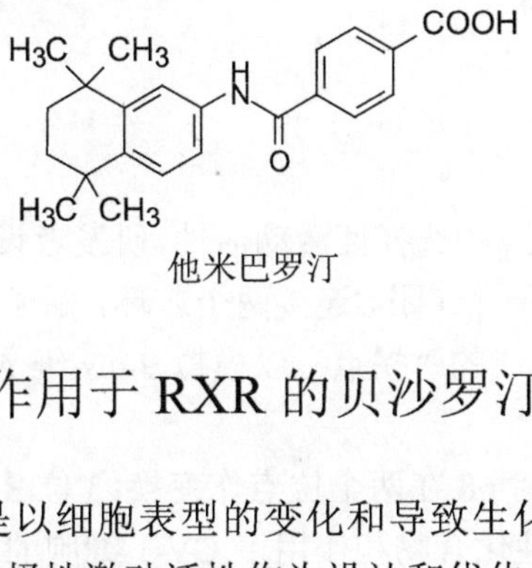

他米巴罗汀

作用于 RXR 的贝沙罗汀

他米巴罗汀的研制是以细胞表型的变化和导致生化反应的改变作为评价指标，没有从对核受体的选择性激动活性作为设计和优化目标。本节讨论的贝沙罗汀则是 Ligand 公司针对 RXR 受体进行研制的。读者从研制过程也可以了解到企业与当时大学研发新药的区别。

活性评价

化合物活性用两种体外模型评价，一是通过共转染（cotransfection）方法测定化合物对 6 个维A受体的作用和激活基因的能力；另一是分别用[³H]-维A酸和[³H]9-*cis*-维A酸作底物测定受试物对 6 个受体的竞争性结合力（affinity）。共转染实验是将两个基因导入 CV-1 细胞中：核受体在启动子的调控下合成蛋白，报告分子（reporter molecule）在激素反应元件的控制下被所测定的核受体识别，为此用荧光素酶作为测定的报告分子，其催化活性直接反映了酶的表达含量。EC_{50} 是产生最大效应的 50%所需受试物的纳摩尔浓度。

先导物的发现

研究发现，化合物 **6**（TTNPB）分子的 3 位甲基化（**67**）对 RAR 和 RXA 激动作用发生显著变化，**6** 对 RARα, β, γ 的活性 EC_{50} 为 1～30 nmol/L，**67** 对 RARα, β, γ 的 EC_{50} 为 180～340 nmol/L，而 **6** 和 **67** 对 RXRα, β, γ 的 EC_{50} 分别为 >10000 nmol/L 和 1175～1500 nmol/L。3 位用乙基或异丙基取代提高了对 RXRα, β, γ 活性。

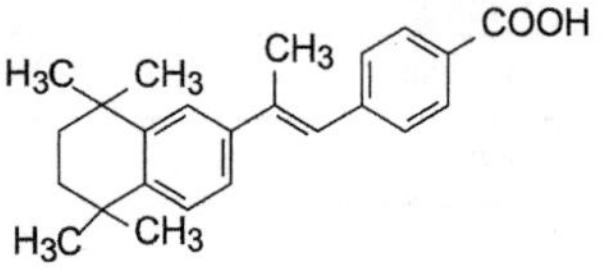

6 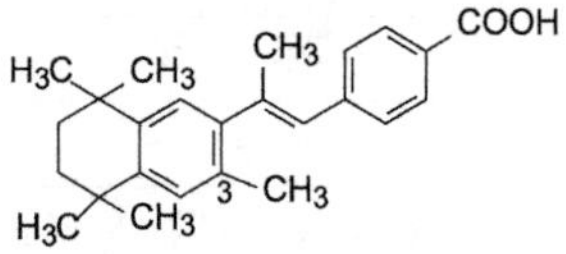　　　　　　　　　　　　**67**

结构优化

为了提高对 RXRα, β, γ 的选择性激动活性，研究发者设计了通式为 **68** 的化合物，笔者认为用 sp^2 杂化的单原子（团）连接两个苯环，赋予分子的结构以不同于维 A 酸的伸展型分子走向，形成的"拐点"以模拟 9-*cis*-维 A 酸的构象，拟合 RXR 受体结合域。

为了优化结构，设定对 **68** 在两个位点作变换：3 位 R 和连接两个苯环的 C＝X 基团。表 25.9 列出代表性化合物和作用于 CV-1 细胞的 6 种受体共转染数据。设计的成对化合物，是每变换 3 位取代基，要同时合成酮基 C＝O 和甲烯基 C＝CH₂ 化合物。

分析构效关系如下：

（1）化合物 **69** 对 RARβ, γ 和 RXRα, β, γ 只呈现微弱活性，EC_{50} 在 937～2971 nmol/L 之间，没有显示出对 RXR 的选择性活性；**79** 对 RARβ, γ 和 RXRα, β, γ 的活性虽然普遍强于 **69**，但也没有显示 RXR 的选择性。

（2）**70** 是 3-甲基取代的酮基化合物，甲基的引入消除了对 RAR 的激动作用，对 RXRα, β, γ 的活性提高了大约 4～10 倍；相应的甲烯基化合物 **80** 不仅消除了对 RAR 受体活性，还显著提高了对 RXRα, β, γ 的活性，EC_{50} 达到 24～33 nmol/L。

提示 3-甲基取代提升了 RXR 的活性和选择性。**80** 是对 RXRα, β, γ 活性和选择性最强的化合物。

表 25.9 化合物对 6 种维 A 受体的功能活性

68

化合物	R	X	EC$_{50}$(nmol/L)					
			RARα	RARβ	RARγ	RXRα	RXRβ	RXRγ
69	H	O	>10000	1388	2043	2971	937	2836
70	CH$_3$	O	>10000	>10000	>10000	379	213	246
71	Et	O	>10000	>10000	>10000	514	870	384
72	i-Pr	O	>10000	>10000	>10000	381	313	357
73	n-Pr	O	>10000	>10000	>10000	>100000	>10000	>100000
74	F	O	2856	395	1016	1820	1976	2246
75	Cl	O	>10000	>10000	>10000	294	262	225
76	Br	O	>10000	>10000	>10000	332	120	261
77	OH	O	>10000	>10000	>10000	>10000	>100000	>10000
78	OCH$_3$	O	>10000	>10000	>10000	2019	2200	2191
79	H	CH$_2$	>10000	304	266	409	486	404
80	CH$_3$	CH$_2$	>10000	>10000	>10000	33	24	25
81	Et	CH$_2$	>10000	>10000	>10000	115	145	136
82	i-Pr	CH$_2$	>10000	>10000	>10000	207	289	227
83	n-Pr	CH$_2$	>10000	>10000	>10000	>10000	>10000	>10000
84	F	CH$_2$	>10000	337	397	197	189	383
85	Cl	CH$_2$	>10000	436	1446	52	33	36
86	Br	CH$_2$	>10000	>10000	>10000	51	59	43
87	OH	CH$_2$	>10000	2238	>10000	455	202	558
88	OCH$_3$	CH$_2$	>10000	>10000	>10000	83	198	230

（3）两个系列的 3-乙基、3-异丙基、3-氯、3-溴和 3-甲氧基也都激活了 RXR，提高了基因表达量。然而酮基系列的 3-氟、3-羟基和 3-正丙基，以及甲烯基系列的 3-氟和 3-正丙基没有显示活性或没有选择性。

进而评价了这些化合物与 RARα, β, γ 和 RXRα, β, γ 的结合性能，方法是与[³H]-维 A 酸和[³H]-9-*cis*-维 A 酸竞争性结合 6 种受体的能力，结构和活性列于表 25.10。

表 25.10　化合物对 6 种维 A 受体的竞争性结合数据

化合物	R	X	EC$_{50}$(nmol/L)					
			RARα	RARβ	RARγ	RXRα	RXRβ	RXRγ
69	H	O	>1000	>1000	>1000	>1000	>1000	>1000
70	CH₃	O	>1000	>1000	>1000	138	191	299
71	Et	O	>1000	>1000	>1000	195	232	424
72	*i*-Pr	O	>1000	>1000	>1000	113	155	309
73	*n*-Pr	O	>1000	>1000	>1000	269	371	704
74	F	O	>1000	>1000	>1000	706	902	911
75	Cl	O	>1000	>1000	>1000	130	110	135
76	Br	O	>1000	>1000	>1000	105	150	150
77	OH	O	>1000	>1000	>1000	818	>1000	>1000
78	OCH₃	O	944	909	887	>1000	>1000	>1000
79	H	CH₂	>1000	>1000	>1000	150	199	290
80	CH₃	CH₂	>1000	>1000	>1000	14	21	29
81	Et	CH₂	>1000	>1000	>1000	31	44	59
82	*i*-Pr	CH₂	>1000	>1000	>1000	55	75	142
83	*n*-Pr	CH₂	>1000	>1000	>100	137	236	332
84	F	CH₂	>1000	>1000	>1000	69	108	94
85	Cl	CH₂	>1000	>1000	>1000	27	44	44
86	Br	CH₂	>1000	>1000	>1000	28	34	35
87	OH	CH₂	>1000	>1000	>1000	487	822	812
88	OCH₃	CH₂	>1000	>1000	>1000	96	191	113

表 25.10 中化合物与受体的选择性结合数据与表 25.9 的功能性数据有良好的相关性。连接基为酮基系列的化合物结合力和选择性弱于相应的甲烯基系列。3 位没有甲基的 **69** 对 RARα, β, γ 和 RXRα, β, γ 都没有结合作用，没有 3-甲基的甲烯基化合物 **79** 虽然只结合 RXRα, β, γ, 但活性弱。**80** 也是对 RXRα, β, γ 选择性结合作

用最强的化合物。有趣的是 3-正丙基化合物 **72** 和 **82** 的功能性实验没有呈现活性，但都能与 RXRα, β, γ 结合，推测有可能呈现 RXR 受体拮抗作用。

化合物 **77** 基本没有活性，是由于羟基与酮基发生分子内氢键结合，改变了分子的构象，如图 25.2 所示。^{1}H NMR 显示 **77** 和 **87** 在 DMSO-d$_6$ 中羟基的质子有不同的化学位移，**77** 向低场移动 1.4 ppm（二者分别为 10.29 ppm 和 8.89 ppm）。当然，化合物 **78**、**87** 和 **88** 不能形成分子内氢键，但活性也很低，可能还有其他原因。

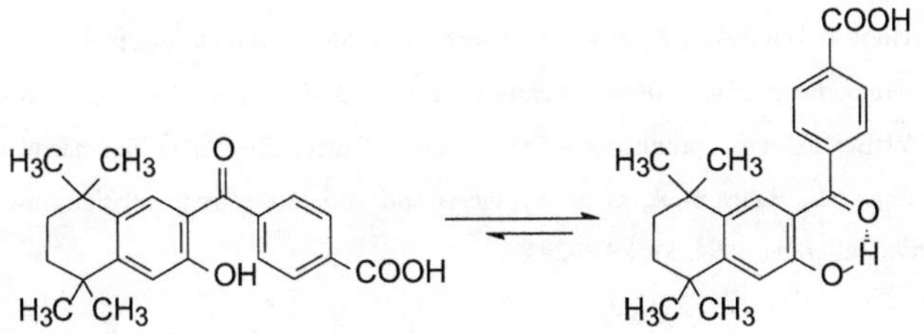

图 25.2　化合物 **77** 的优势构象

候选化合物和贝沙罗汀上市

化合物 **80** 对 RXRα, β, γ 有高度亲和力和促进 RXRα, β, γ 受体对 DNA 表达功能，进一步实验表明 **80** 可阻断肿瘤细胞周期，诱导细胞分化和凋亡，以及抑制血管形成和转移。Ligand 公司定名 **80** 为贝沙罗汀（bexarotene），经临床前和临床研究表明是治疗皮肤 T 细胞淋巴瘤的有效药物，美国 FDA 和欧盟 EMA 分别于 1999 年底和 2001 年批准上市[5]。

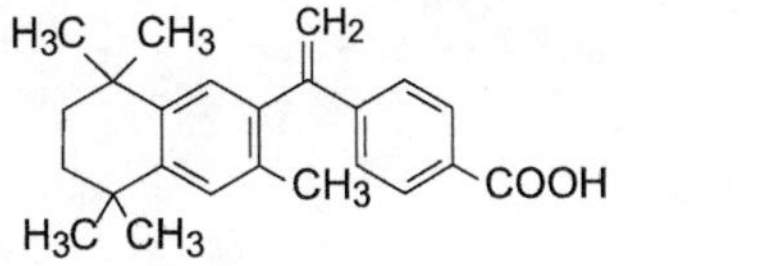

贝沙罗汀

贝沙罗汀的分子构象

贝沙罗汀在 3 位有甲基存在，使得对 RXR 选择性活性显著高于没有甲基的化合物 **69**，分子模拟能量优化后的化合物构象表明，没有 3-甲基化合物 **69** 的两个苯环处于一个平面，而贝沙罗汀低能构象为两个苯环处于垂直取向，经 QSAR 研究贝沙罗汀比没有甲基取代的化合物 **79** 构象熵损失 0.45 kcal/mol，提示 **79** 难以越过维持活性构象的能垒[6]。

参 考 文 献

[1] Kagechika H, Himi T, Kawachi E, et al. Retinobenzoic acids. 4. Conformation of aromatic amides with retinoidal activity. Importance of trans-amide structure for the activity. J Med Chem, 1989, 32: 2292-2296.

[2] Kagechika H, Kawachi E, Hashimoto Y, et al. Retinobenzoic acids. 1. Structure-activity relationships of aromatic amides with retinoidal activity. J Med Chem, 1988, 31: 2182-2192.

[3] Kagechika H, Kawachi E, Hashimoto Y, et al. Retinobenzoic acids. 2. Structure-activity relationships of chalcone-4-carboxylic acids and flavone-4'-carboxylic acids. J Med Chem, 1989, 32: 834-840.

[4] Kagechika H, Himi T, Namikawa K, et al. Retinobenzoic acids. 3. Structure-activity relationships of retinoidal azobenzene-4-carboxylic acids and stilbene-4-carboxylic acids. J Med Chem, 1989, 32: 1098-1108.

[5] Qiu L, Tang X W. Bexarotene: A promising anticancer agent. Cancer Chemother Pharmacol, 2010, 65: 201-205.

[6] Boehm M F, Zhang L, Badea B A, et al. Synthesis and structure-activity relationships of novel retinoid X receptor-selective Retinoids. 1994, 37: 2930-2941.

26　内啡肽—依卢多林

作用于阿片双靶标——μ 和 δ 受体

阿片受体是 G 蛋白偶联受体，分为 δ、μ 和 κ 等三类主要亚型，参与镇痛、抑制肠胃蠕动、呼吸抑制、心肌保护和免疫反应等生理活动。内源性配体（例如内啡肽）或药物（如吗啡和洛哌丁胺）作用于不同的受体，调节对疼痛的感觉和胃肠道的蠕动。研究表明，δ 和 μ 受体在结构和功能上可发生相互作用，形成异源二聚体，药物若同时调节这两个受体的活性可产生有益的效果，特别是激动肠道 μ 受体又同时抑制肠道 δ 受体，可成为治疗胃肠道功能紊乱的有价值药物。

苗头化合物——自内啡肽简化而来

内啡肽（**1**, enkephalin）是阿片受体的一个重要配体，依卢多林的研制是以这个五肽 Tyr-Gly-Gly-Phe-Leu 为起点的，首先剪切掉 Leu 成四肽并改构氨基酸为四氢异喹啉（Tic）成化合物 **2**（Tyr-Tic-Phe-Phe），**2** 仍保持如 **1** 的活性。进而简化为拟二肽（**3**），不仅减少了肽的性质，还提高了对 δ 受体的活性，提示四氢异喹啉的构象限制和简化成拟二肽的酰胺是有效途径[1]。然而 **3** 的化学稳定性低，是因为 **3** 的游离氨基对四氢异喹啉的酰基作分子内亲核进攻，生成取代的哌嗪二酮（**4**）而失去活性，这个现象在强生公司研制拟缩胆囊素（CCK）抑制剂（也是含有游离氨基的拟二肽）对这种环合失效作过深入的研究[2]。

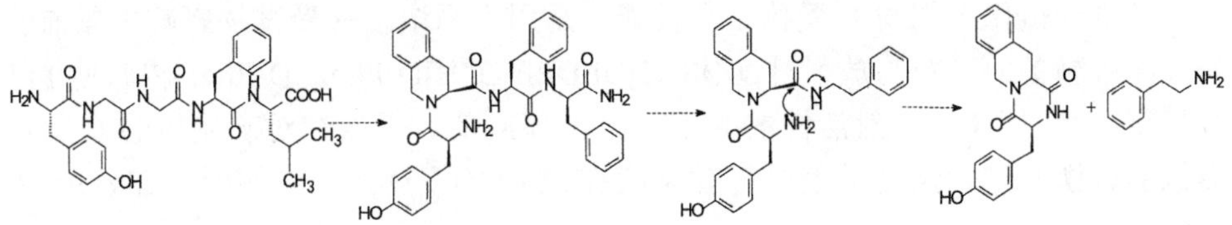

为了避免该环合裂解反应的发生，将四氢异喹啉的酰氨基用咪唑环替换，以维持酰氨基的平面结构，还保持了极性原子的分布，这个骨架迁越是结构变换的一个重要步骤。为此合成了一系列含有咪唑基的四氢异喹啉化合物，列于表 26.1 中的 **5**～**10** 是有代表性的化合物。

表 26.1　含咪唑基的拟二肽化合物的结构与活性

| | | | 5~8 | | 9，10 | 11 | |

化合物	R_1	R_2	结合活性 K_i		选择性 μ/δ	功能活性 EC_{50}	
			δ(nmol/L)	μ(nmol/L)		δ(nmol/L)	μ(nmol/L)
3	—	—	5.2	69	13	82	2120
5	H	Ph	0.9	54.7	63	25	2400
6	CH₃	Ph	0.30	20.7	75	1.4	＞10000
7	Br	Ph	0.11	11.6	105*	1.9	＞10000
8	CH₃	n-Pr	62.7	＞100	＞1	85	未测
9	CH₃	Ph	19.4	58.6	4	127	未测
10	CH₃	n-Pr	＞100	＞100	—	未测	未测
11	苯并咪唑		15.1	＞100	＞6	37	＞10000
洛哌丁胺	—	—	50.1	0.16	0.003	156	58

*文献报道比值为14，恐计算有误

活 性 评 价

　　评价受试化合物与 δ 受体结合性能，是用不同浓度的受试物影响大鼠前脑匀浆离心制备的颗粒与放射性配体[³H]DPDPE（[³H]D-Phe2, D-Phe5-内啡肽）结合程度，测定 ³H 的放射活性的变化，计算出 K_i 值。受试物对 μ 受体的 K_i 值用类似的方法测定，所用放射性配体是[³H]DAMGO（D-Ala2-MePhe4-Gly-ol5-内啡肽)。

　　评价受试物对 δ 和 μ 受体的功能实验，是用不同浓度的化合物分别刺激 NG108-15 和 CHOhγ 细胞膜与放射性配体[³⁵S]GTPγS（鸟苷-5'-O-(3-[³⁵S]硫代)三磷酸）结合的放射性活性，计算半数有效浓度 EC_{50}。

　　化合物的活性在体内用两种方法评价：一是用小鼠腹腔刺激实验评价镇痛作用，并以皮下注射和颅内注射两种给药途径评价化合物的穿越血脑屏障的能力；另一是用小鼠玻璃球排出试验和小鼠粪便排出试验，评价化合物对胃肠道功能的影响。

构效关系分析

分析表 26.1 中有代表性的化合物构效关系归纳如下：

（1）用咪唑环替换酰胺基保持并提高了结合活性，化合物 **5** 对 δ 受体的亲和力强于 **3**，而且也提高了选择性（比值增加），提示酰胺向咪唑环的骨架迁越是有效果的。

（2）咪唑环 4 位被甲基或溴原子取代，化合物 **6** 和 **7** 的活性和选择性进一步提高，说明这个位置增加亲脂性基团有利于提高对 δ 受体的亲和力。

（3）5 位用正丙基代替苯基，化合物 **8** 的活性显著下降，提示 5 位的苯基不宜变换。

（4）母核连接咪唑的手性碳原子为 S 构型的活性强，而相应的 R 构型的活性很弱。

（5）将 5 位的苯基与咪唑并合成苯并咪唑的化合物 **11** 失去了活性。

（6）化合物的细胞（膜）的功能性实验表明，对 δ 受体的激动作用与亲和性结合作用呈平行关系。

先导化合物的确定

上述由五肽经拟二肽到咪唑基四氢异喹啉化合物的过程是苗头向先导物的演化（hit-to-lead），化合物 **5** 可认为是先导物，但仍须经概念验证的体内实验。先导物优化并未进行。

用小鼠体内实验研究了化合物 **5** 的镇痛和对胃肠道蠕动的作用。实验结果表明，外周大剂量给化合物 **5** 未显示镇痛作用，而颅内注射有强镇痛效果，腹腔注射显示有较强的胃肠道作用。提示 **5** 在体内可与阿片受体结合，但难以穿越血脑屏障。

分子模拟计算表明，化合物 **5** 的最低能量构象有两种形式：如图 26.1 的构象 I（a）和 II（b）所示，都是由于形成了分子内氢键维持了低能构象状态。构象 I 的氢键给体是 NH_2，氢键接受体是咪唑环的 NH；构象 II 的氢键给体则是咪唑环的 NH，接受体为羰基氧原子。分子力学计算表明，构象 I 的稳定性强于 II，能量差值为 0.5 kcal/mol，量子化学计算方法也证明 I 为优势构象。分子模拟计算了化合物 **3** 的构象与 **5** 的构象 I 叠合，表明分子的空间走向与基团的分布具有很强的适配性，如图 26.1（c）所示[3]。

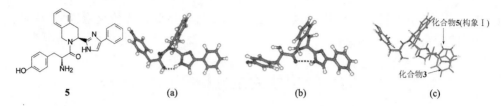

图 26.1　化合物 **5** 的低能构象体 Ⅰ（a）和 Ⅱ（b）以及 Ⅰ 与化合物 **3** 的叠合（c）

先导物的优化

苯酚环上取代基的变换

化合物 **5** 左下部的酪氨酸片段模拟了内啡肽的 N 端基 Tyr1，许多实例表明，药物分子中含有苯酚环常常因被 Ⅱ 相代谢（如葡醛酸苷）而呈现不利的药代性质。为此 **5** 的优化首先是对苯环的修饰，合成了化合物 **12～29**，结构和活性列于表 26.2。

表 26.2　化合物 **5** 和 **12～29** 的结构和活性

化合物	R_1	R_2	X	阿片受体结合常数 K_i		μ/δ 比值
				δ(nmol/L)	μ(nmol/L)	
5	H	H	OH	0.9	55	63
12	CH_3	H	OH	0.1	0.3	3.2
13	H	CH_3	OH	0.3	21	75
14	CH_3	CH_3	OH	0.1	0.3	3.2
15	H	H	H	266	443	1.7
16	H	CH_3	H	236	1835	8
17	H	CH_3	F	687	12800	19
18	H	CH_3	OCH_3	28	179	6.4
19	H	CH_3	NH_2	93	857	9
20	H	CH_3	NHAc	34	207	6
21	H	H	Cl	1130	5260	4.6

续表

化合物	R₁	R₂	X	阿片受体结合常数 K_i		μ/δ 比值
				δ(nmol/L)	μ(nmol/L)	
22	H	H	CN	752	1335	1.8
23	H	H	HNSO₂CH₃	342	356	1
24	H	H	CH₂OH	466	912	2
25	H	H	COCH₃	30	413	14
26	H	H	SO₂NH₂	174	592	3.4
27	H	H	COOH	5200	5800	1.1
28	H	H	CONH₂	1.3	23	18.4
29	CH₃	H	CONH₂	0.06	1.4	24

表 26.2 的构效关系可总结如下：

（1）在酪氨酸残基的苯环不同位置引入甲基，如化合物 **12～14**，都不同程度地提高了对 δ 和 μ 受体的活性，这与内源性内啡肽的 N 端酪氨酸被二甲基化（TMT）可提高受体结合的活性相一致[4]。

（2）将 4-羟基被其他基团取代，无论是亲脂性或极性基团大都降低对 δ 和 μ 受体的活性。例如 4 位为 H、F、OCH₃、NH₂ 或 NHAc 等化合物（**17～20**）的活性比相应的羟基化合物 **13** 显著降低。

（3）在咪唑环上被甲基取代，苯环上酚羟基用氯、氰基、甲磺酰氨基、羟甲基、乙酰基、氨磺酰基和羧基等取代的化合物，都没有活性或活性很弱。

（4）酚羟基被酰胺基取代，如化合物 **28** 仍然保持活性，酰胺基可视作羟基的电子等排体，在另一系列的阿片受体调节剂的研究中，也曾有酰胺代替羟基仍保持活性的报道[5]。甲氧基也可视作羟基的等排体（例如氢键接受体），但化合物 **18** 无活性，羟基既是氢键接受体也是给体，酰胺基含有这两个因素，反衬出活泼氢的重要性。可待因的镇痛和成瘾作用显著低于吗啡，是酚羟基被甲基醚化的缘故。

酰胺基取代的化合物苯环上同时被二甲基取代，化合物 **29** 对 δ 和 μ 受体的活性明显提高，例如对 δ 受体的活性提高了 15 倍，对 μ 受体提高了近 40 倍，再一次说明了含有酪氨酸片段的阿片受体调节剂二甲基化（DMT）可提高与受体的结合能力。

（5）表 26.2 中高活性化合物进行功能性评价，即评价化合物影响放射性配体[³⁵S]GTPγS 与细胞膜上 δ 和 μ 受体的结合能力。表 26.3 列出了化合物的结构与数据[6]。

表 26.3   代表性高活性化合物的功能性实验结果

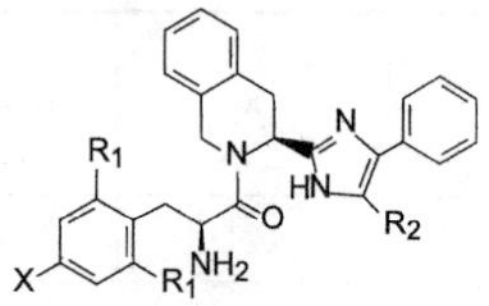

化合物	R₁	R₂	X	功能活性 EC₅₀	
				δ(nmol/L)	μ(nmol/L)
5	H	H	OH	19	2445
12	CH₃	H	OH	0.9	27
28	H	H	CONH₂	3	155
29	CH₃	H	CONH₂	22	161

四氢异喹啉的变换

本节讨论四氢异喹啉结构改造的内容，置于酪氨酸的苯环修饰之后，其实在时间上与优化酚基的研究同时或之前进行，原因是合成咪唑基四氢异喹啉的困难性，为探究其他位置的构效关系，需要付出的合成工作量太大。为简化合成，将通式 **30** 的四氢哌啶环的两个 C—C 切断，形成通式为 **31** 的化合物。R₁ 和 R₂ 为烷基或芳烷基，设计 R₁ 和 R₂ 均为烷基的化合物的根据，是四氢异喹啉用哌啶代替的一些化合物也有较强的活性。按照通式 **31** 合成的化合物及其活性列于表 26.4 中。

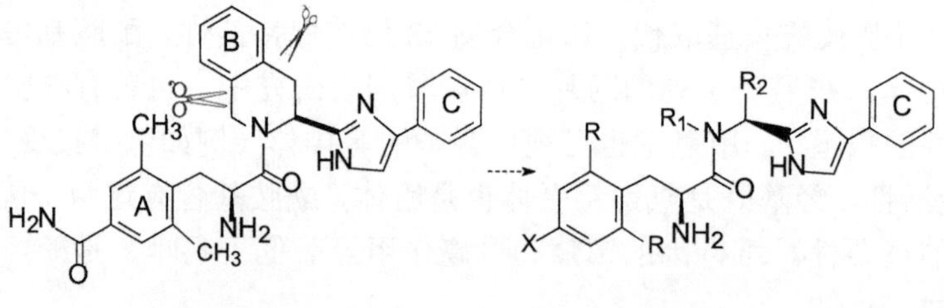

分析表 26.4 中化合物的构效关系，可归纳出以下的信息：

（1）苯环 A 上只有羟基取代的化合物（**32**）活性低于有间位二甲基取代的化合物，这与前述的四氢异喹啉系列的规律相同。新系列化合物仍以有二甲基取代为优选片段。

（2）R₁ 为 H 原子的化合物如化合物 **32～35** 与 N-烷基取代的相比，活性显著下降，可以解释为 N 上氢原子可互变异构转移到酰基氧上，形成烯醇化的羟基亚胺，无论是反式或顺式（反式占优）都不利于活性。含有活泼氢的酰伯胺采取"假烯醇"式，活性低于不发生互变异构的酰仲胺，因为酰化的仲胺没有活泼氢。

表 26.4 剖裂（苯并）哌啶环的化合物结构与活性

化合物	R	X	R_1	R_2	受体结合常数 K_i		功能活性 EC_{50}	
					δ(nmol/L)	μ(nmol/L)	δ(nmol/L)	μ(nmol/L)
32	H	OH	H	CH_3	5660	1260	未测	未测
33	CH_3	OH	H	CH_3	708	17	未测	未测
34	CH_3	OH	H	i-Pr	5198	121	未测	未测
35	CH_3	OH	H	H_2C—〇	255	13	未测	未测
36	CH_3	OH	CH_3	H	26	0.3	未测	未测
37	CH_3	OH	i-Pr	H	15	0.1	未测	未测
38	CH_3	OH	CH_3	CH_3	15	0.1	未测	未测
39	CH_3	OH	i-Pr	CH_3	1.4	0.03	103	未测
40	CH_3	OH	H_2C—〇	CH_3	1.5	0.03	20	未测
41	CH_3	$CONH_2$	H_2C—〇	CH_3	12	0.3	35	未测
42	CH_3	$CONH_2$	H_2C—〇-COOH	CH_3	0.5	1.0	>10000	61
43	CH_3	$CONH_2$	H_2C—〇(COOH,OCH₃)	CH_3	1.3	0.9	>10000	1.0

酰仲胺	假反式羟基亚胺	假顺式羟基亚胺

（3）R_1 为烷基，R_2 为氢原子（该碳原子失去手性），如化合物 **36** 和 **37** 活性

显著提升，与 R_1 和 R_2 都是烷基的化合物活性相近。当 R_2 和 R_1 分别是苄基和甲基时，如化合物 **40** 和 **41**，有较强的活性。

（4）A 环上的酚基被酰胺基取代，化合物 **41** 对 δ 和 μ 受体的活性均弱于 **40** 大约 10 倍。但在苯基上引入取代基，如化合物 **42** 和 **43** 对 δ 和 μ 受体的活性都明显提高。

（5）功能性实验意外地发现化合物 **42** 和 **43** 失去了对 δ 受体的激动作用，推测是苄基苯环上连接了羧基的缘故。但 **43** 用另外的功能性实验表明对 δ 受体反而有拮抗作用（$IC_{50} = 89$ nmol/L）。而仍对 μ 受体仍保持激动作用，尤其是化合物 **43** 引入甲氧基，活性比 **42** 高 60 倍。

化合物 **43** 对 μ 受体具有有强激动作用（$EC_{50} = 1$ nmol/L），对 δ 受体则为拮抗作用（$IC_{50} = 89$ nmol/L）；且对多种动物结肠的 κ 受体没有激动作用（$EC_{50} >$ 1 μmol/L）。化合物 **43** 是拮抗 δ/激动 μ 受体的双重调节剂，由于胃肠道吸收很少，因而口服给药不易进入血循环和穿越血脑屏障，所以降低了人体对化合物的成瘾依赖性，这样，**43** 成为有潜在研发价值的候选物[7]。

候选物的确定和依卢多林的上市

用半体内（*ex vivo*）和体内（*in vivo*）胃肠道功能实验表明，化合物 **43** 通过局部作用和较低的口服生物利用度，作用于胃肠道上皮细胞的阿片膜受体，因而适于作为治疗以腹泻为特征的激惹性大肠炎。

43 的二盐酸盐溶解度 >1 mg/mL，人肝微粒体温孵的半衰期 $t_{1/2} = 150$ min，具有代谢稳定性；对 P450 无抑制作用，$IC_{50} > 20$ μmol/L；对 *h*ERG 无抑制作用，$IC_{50} > 10$ μmol/L。基于良好的安全有效性，确定 **43** 的二盐酸盐为候选化合物，命名为依卢多林（eluxadoline）进入开发阶段。经临床试验表明可治疗腹泻型肠易激惹综合征，于 2015 年 5 月经 FDA 批准上市[8]。

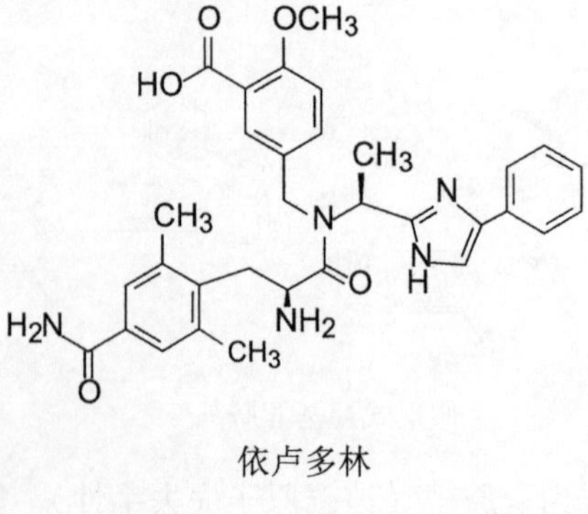

依卢多林

参 考 文 献

[1] Schiller P W, Nguyen T M D, Weltrowska G, et al. Differential stereochemical requirements of í vs ä opioid receptors for ligand binding and signal transduction: Development of a class of potent and highly ä-selective peptide antagonists. Proc Natl Acad Sci USA. 1992, 89: 11871-11875.

[2] Marsden B J, Nguyen T M D, Schiller P W. Spontaneous degradation *via* diketopiperazine formation of peptides containing a tetrahydroisoquinoline-3-carboxylic acid residue in the 2-position of the peptide sequence. Int J Pept Protein Res, 1993, 41: 313-316.

[3] Breslin H J, Miskowski T A, Rafferty B M, et al. Rationale, design, and synthesis of novel phenyl imidazoles as opioid receptor agonists for gastrointestinal disorders. J Med Chem, 2004, 47: 5000-5020.

[4] Bryant S D, Jinsmaa Y, Salvadori S, et al. DMT and opioid peptides: A potent alliance. Biopolymers (Pept Sci), 2003, 71: 86-102.

[5] Dolle R E, Machaut M, Martinez-Teipel B, et al. (4-Carboxamido)phenylalanine is a surrogate for tyrosine in opioid receptor peptide ligands. Bioorg Med Chem Lett, 2004, 14: 3545-3548.

[6] Breslin H J, Cai C Z, Miskowski T A, et al. Identification of potent phenyl imidazoles as opioid receptor agonists. Bioorg Med Chem Lett, 2006, 16: 2505-2508.

[7] Wade P R, Palmer J M, McKenney S. Br J Pharmacol, 2012, 167: 1111-1125.

[8] Breslin H J, Diamond C J, Kavash R W, et al. Identification of a dual d OR antagonist/l OR agonist as a potential therapeutic for diarrhea-predominant Irritable Bowel Syndrome (IBS-d) 2012, 22: 4869-4572.

27 胰高血糖素样肽-1—利拉鲁肽和艾塞那肽

研制背景和目标

胰高血糖素样肽-1

胰高血糖素样肽-1（glucagon-like-peptide-1，GLP-1）是肠内分泌的称作肠促胰素（incretins）的一种肽类激素，产生于人小肠黏膜的 L 细胞。GLP-1 具有多种生理功能：刺激胰岛的 β 细胞分泌胰岛素，抑制高血糖素的释放，延缓胃的排空，以及抑制食欲等，通过降低餐后血糖的漂移，控制外周血的葡萄糖水平。由于这些效应都是葡萄糖依赖性的，因而 GLP-1 是生理性降低血液中葡萄糖的内源性调节物质。糖尿病患者在消化食物时缺少 GLP-1 分泌，导致血糖升高。所以，只要维持一定水平的 GLP-1，理论上应是控制 2 型糖尿病的有效途径。

GLP-1 的结构与构效关系

GLP-1 发现于 1984 年，是含有 30 或 31 个天然氨基酸的肽类激素，即 GLP-1(7～37) 和 GLP-1(7～36) 酰胺[1]。图 27.1 是 GLP-1(7～37) 的结构图。最初认为全长 37 个氨基酸构成的 GLP-1 是活性成分，后来发现 N 端前 6 个氨基酸须经剪切后成为 7～37 的多肽才有活性，因而沿用了从 7 开始的编号。

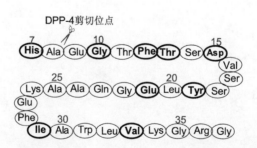

图 27.1　GLP-1 结构序列、代谢位点和与受体结合重要位点（粗体所示）的示意图

人体内所有激素的共同特点，是一旦分泌并履行生理功能后，就迅速被代谢失活，以维持内环境的稳态。GLP-1 也具有快速被降解的性质。在血浆内迅速被

二肽基肽酶（DPP-4）水解而失活（因而 DPP-4 抑制剂可减低 GLP-1 的失活，成为口服降糖药物的靶标），半衰期低于 2 min，剪切位点是 Ala^8-Glu^9，生成的代谢产物 GLP-1(9～37)和 GLP-1(9～36)酰胺与受体的亲和力很低，因而失去活性，甚至有拮抗作用。由于半衰期太短，GLP-1 不能作为控制糖尿病的药物。

丙氨酸扫描研究表明，组成 GLP-1 的某些氨基酸是与受体结合并激发功能的重要元件，例如 His^7、Gly^{10}、Phe^{12}、Thr^{13}、Asp^{15}、Tyr^{19}、Glu^{21}、Ile^{29} 和 Val^{33} 等关键位点（图 27.1 中用粗体标记），若被其他氨基酸置换，会降低或失去活性。这些氨基酸多集中在 N 端。结构中含有非关键型的极性氨基酸残基可作为修饰位点，以调节 GLP-1 的物化性质[2]。X 射线晶体学研究表明，GLP-1 存在两个 α 螺旋，N 端的 $Thr^{13}-Glu^{21}$ 和 C 端的 $Ala^{24}-Val^{33}$，C 端的螺旋与胞外的受体结合域形成稳定的结合，而 N 端螺旋未与胞外区结合，N 末端的 His^7-Phe^{12} 的极性片段，呈无规则的柔性卷曲链，深入到结合腔内，是激活受体的主要部分[3]。

胰高血糖素

胰高血糖素（glucagon, GCG）是体内另一个与糖代谢相关的二十九肽激素，由胰腺 α 细胞分泌。上述的胰高血糖素样肽-1（GLP-1）抑制 GCG 的分泌，二者名词相近，但功能相反。胰高血糖素结合于 GCG 受体，经一系列生化通路促进糖原分解和降低糖酵解，使血糖升高，因而 GCG 也与胰岛素的作用相反。图 27.2 是胰高血糖素的氨基酸组成，与 GLP-1 作比较，序列上 His^7、Gly^{10}、Thr^{11}、Phe^{12}、Thr^{13}、Ser^{14}、Asp^{15}、Ser^{17}、Tyr^{19}、Leu^{20}、Ala^{25}、Phe^{28}、Trp^{31} 和 Leu^{32} 二者是相同的，同源性为 48%，然而生理功能却完全相反。

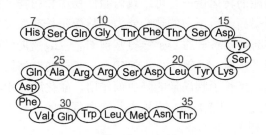

图 27.2 胰高血糖素的结构序列

生物学评价

评价 GLP-1 及其衍生物的生物学效果包括两个方面：受体结合的功能性实验和药代动力学以及稳定性实验。

受体功能实验

以化合物激动 GLP-1 受体所生成的 c-AMP 量作为受试物的活性指标。将克隆表达人 GLP-1 受体的幼仓鼠肾细胞在培养液温孵，匀浆制备细胞膜，加入不同浓度的受试化合物刺激，经亲和闪烁方法测定生成的 c-AMP，拟合量效曲线，计算受试物的活性值 EC_{50}。

药代动力学实验

成年猪灌胃受试物 0.5 nmol/kg（GLP-1 的灌胃剂量为 15 nmol/kg），给药前和给药后 2 h, 4 h, 6 h, 8 h, 24 h, 48 h 和 72 h 采集颈静脉血，用家兔多克隆抗体（抗体对有 GLP-1 活性的受试物呈特异性结合）放免法测定血样。同时用正常猪血浆混合 GLP-1 或受试物作为校准实验。温孵三日后加入[^{125}I]GLP-1(7-36)酰胺，再温孵。示踪液中加入活性炭悬浮液，分出结合态和游离态抗体。离心，上清液计数放射性，经四参数拟合曲线，计算受试物的浓度。浓度越高受试物的半衰期越长。

利 拉 鲁 肽

缀合长链烃提高与白蛋白的结合力

白蛋白是多功能的转运蛋白，可运载内源性物质和药物。被转运的分子上若连接长链脂肪酸可提高与白蛋白的结合能力，从而延长在血浆中的存留时间并降低被肾脏的清除。例如胰岛素的 $Lys^{29}\xi$-氨基被 $C_{10} \sim C_{16}$ 脂肪酸酰化，由于增加了与白蛋白非极性相互作用，结合力可提高 50 倍。长脂肪链修饰的胰岛素提高了与白蛋白的结合能力，延长了胰岛素的降血糖作用，酰化胰岛素与人、猪和家兔白蛋白的相对结合力为 1∶1.5∶35，提示人与猪白蛋白的结合力相近，所以前述的药代评价用猪作模型[4]。

优化目标和结构修饰

以 GLP-1 为起点和参比物，分别对氨基酸残基变换以及在不同位置缀合脂肪酸链，药效学的目标是，产物应保持或超越 GLP-1 的活性；在药动学上，提高产物的代谢稳定性和延长作用时间。优化过程通过衍生物的构效关系和试错实验

（trial and error），内容包括：①哪（些）氨基酸可优化出活性更强的多肽；②在 GLP-1 肽链的哪个残基可缀合脂肪链而不影响与受体的结合；③设计怎样的连接基（spacer）保障有效性和稳定性；④脂肪链长度的优化以确保较长的作用时间。

由于缺乏 GLP-1 受体的三维结构信息，实施的药物化学方法，依据 GLP-1 已知各个氨基酸残基的重要性（用丙氨酸扫描方法确定），重点在 C 端引入脂肪链，避免对参与受体结合和激发活性的 N 端作过多修饰。合成的化合物列于表 27.1 中。

表 27.1 合成的 GLP-1 衍生物及其活性

化合物	多肽结构	酰化位置	酰基*	EC_{50}(pmol/L)
1	GLP-1(7～37)	无	无	55
2	$Lys^8 Arg^{26,34}$GLP-1(7～37)	Lys^8	C_{16}-γ-Glu	1200
3	$Lys^{18} Arg^{26,34}$GLP-1(7～37)	Lys^{18}	C_{16}-γ-Glu	35.2
4	$Lys^{23} Arg^{26,34}$GLP-1(7～37)	Lys^{23}	C_{16}-γ-Glu	30.1
5	Arg^{34}GLP-1(7～37)	Lys^{26}	C_{16}-γ-Glu	61.0
6	$Lys^{27} Arg^{26,34}$GLP-1(7～37)	Lys^{27}	C_{16}-γ-Glu	36.3
7	Arg^{26}GLP-1(7～37)	Lys^{34}	C_{16}-γ-Glu	121
8	$Lys^{36} Arg^{26,34}$GLP-1(7～36)	Lys^{36}	C_{16}-γ-Glu	36.4
9	$Arg^{26,34}$GLP-1(7～38)	Lys^{38}	C_{16}-γ-Glu	53.0
10	GLP-1(7～37)	$Lys^{26,34}$	二-(C_{16}二酸)	7000
11	GLP-1(7～37)	$Lys^{26,34}$	二-(C_{16}-γ-Glu)	16700
12	GLP-1(7～37)	$Lys^{26,34}$	二-(C_{14}-γ-Glu)	3050
13	GLP-1(7～37)	$Lys^{26,34}$	二-(C_{12}二酸)	177
14	Arg^{34}GLP-1(7～37)	Lys^{26}	C_{16}二酸	154
15	Arg^{34}GLP-1(7～37)	Lys^{26}	C_{14}二酸	72
16	Arg^{34}GLP-1(7～37)	Lys^{27}	C_{18}-γ-Glu	194
17	Arg^{34}GLP-1(7～37)	Lys^{34}	C_{14}-γ-Glu	22.0
18	Arg^{34}GLP-1(7～37)	Lys^{26}	C_{12}-γ-Glu	27.3
19	去氨基 His7Arg^{34}GLP-1(7～37)	Lys^{26}	C_{16}-γ-Glu	687
20	Arg^{34}GLP-1(7～37)	Lys^{26}	C_{16}-GABA	84.4
21	Arg^{34}GLP-1(7～37)	Lys^{26}	C_{16}-β-Ala	113
22	Arg^{34}GLP-1(7～37)	Lys^{26}	C_{16}-*i*-Nip	410
23	去氨基 His7Arg^{26}GLP-1(7～37)	Lys^{34}	C_{16}-γ-Glu	2360
24	去氨基 His7Arg^{26}GLP-1(7～37)	Lys^{34}	C_8	236
25	去氨基 His7Arg^{26}GLP-1(7～37)	Lys^{34}	C_8-γ-Glu	169

续表

化合物	多肽结构	酰化位置	酰基*	EC$_{50}$(pmol/L)
26	Lys^{8}Arg^{26,34}GLP-1(7~36)	Lys^{36}	C$_{20}$二酸	210
27	Lys^{8}Arg^{26,34}GLP-1(7~36)	Lys^{36}	C$_{16}$二酸	7.89
28	Lys^{8}Arg^{26,34}GLP-1(7~36)	Lys^{36}	C$_{18}$-γ-Glu	116
29	Arg^{26,34}GLP-1(7~38)	Lys^{38}	C$_{16}$二酸	5.60
30	Arg^{26,34}GLP-1(7~38)	Lys^{38}	C$_{12}$二酸	4.19
31	Arg^{26,34}GLP-1(7~38)	Lys^{38}	C$_{18}$-γ-Glu	115
32	Arg^{26,34}GLP-1(7~38)	Lys^{38}	C$_{14}$-γ-Glu	54
33	Gly^{8}Arg^{26,34}GLP-1(7~38)	Lys^{38}	C$_{16}$-γ-Glu	328
34	Glu^{37}Arg^{26,34}GLP-1(7~38)	Lys^{38}	C$_{16}$-γ-Glu	27.2
35	Glu^{37}Arg^{26,34}GLP-1(7~38)	Lys^{38}	C$_{16}$-γ-Glu	135
36	Glu^{37}Arg^{26,34}GLP-1(7~38)	Lys^{38}	C$_{18}$-γ-Glu	213

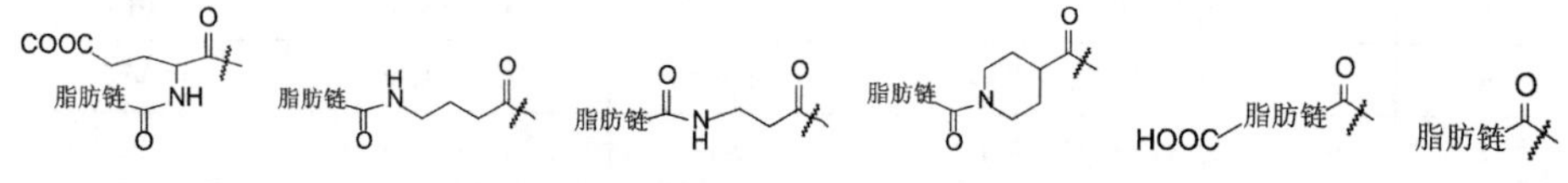

C$_n$-γ-Glu　　　　C$_n$-GABA　　　　C$_n$-β-Ala　　　　C$_n$-i-Nip　　　　C$_n$二酸　　　　C$_n$

表 27.1 的构效（构代）关系分析如下：

（1）赖氨酸侧链有 ζ-氨基，宜于作缀合位点。在 GLP-1 分子中仅有两个赖氨酸残基 Lys^{26} 和 Lys^{34}，而且不是关键的氨基酸，而其他位置的 Lys 都是合成的替换物。

（2）当 C 端连接长酰基链，仍保持高活性，例如化合物 **3~9** 的 EC$_{50}$ 值 30~121 pmol/L。化合物 **2** 的酰化在参与受体结合的 8 位，以致活性下降到 1260 pmol/L。

（3）将 GLP-1 的两个赖氨酸 Lys^{26} 和 Lys^{34} 同时被长链酸酰化（用二元酸或经 γ-Glu 连接的脂肪链）都使活性降低，如化合物 **10~13**。

（4）在 Lys^{26} 处缀合不同的长度的脂肪酸链（C$_{12}$~C$_{18}$）和不同的连接基（用二元酸或 γ-Glu 连接的脂肪链），得到的化合物活性比较接近，C$_{12}$，C$_{14}$ 的活性一般比 C$_{16}$ 和 C$_{18}$ 活性高。

（5）化合物 **19** 是将 His^7 残基的氨基去除与仍保持 His^7 的相应化合物 **5** 活性分别是 687 pmol/L 和 61 pmol/L，说明 N 端的结构变换（尤其是 His^7）对活性是不利的。

（6）在 Lys^{34} 处连接脂肪酸链的化合物活性一般弱于连接在 Lys^{26} 化合物，如化合物 **7** 的活性（121 pmol/L）弱于 **5**（61 pmol/L）2 倍。化合物 **23** 的 His^7 失去了氨基，活性降低 20 倍（2360 pmol/L）。

（7）将 Arg^{36} 变换成 Lys^{36} 并连接脂肪酸链，同时将 $Lys^{26,34}$ 变换为 $Arg^{26,34}$（赖-精变换），仍保持活性，活性的差异取决于脂肪链的长短，长链的活性弱于短链，例如化合物 **27**（C_{16}，7.89 pmol/L）活性强于 **26**（C_{20}，210 pmol/L），化合物 **8**（C_{16}，36.4 pmol/L）的活性强于 **28**（C_{18}，116 pmol/L），与前述的规律一致。

（8）GLP-1 肽链延长一个 Lys^{38} 并连接脂肪酸链，也保持较高活性，说明远离 N 端的结构修饰较少影响与受体的结合。但若同时变换关键性氨基酸则会使活性下降，例如化合物 **33**（$Gly^8Arg^{26,34}$）将 Ala^8 变换成 Gly^8，活性为 328 pmol/L，而相应 Ala^8 的化合物 **9** 的活性高（53 pmol/L）。但变换 C 端的氨基酸不影响活性，例如化合物 **34** 是将 Gly^{37} 换成 Glu^{37}，活性（27.2 pmol/L）高于化合物 **9**。

（9）与 Lys 相连的脂肪酸链，以 γ-谷氨酸连接基为最优，γ-氨基丁酸也是良好的连接基，如化合物 **20** 与 **5** 的活性相近。但 β-丙氨酸（化合物 **21**）和吡啶-4-羧酸（**22**）等连接基的活性减弱。

对表 27.1 中高活性化合物测定了药动学（半衰期和生物利用度），成年猪皮下注射 GLP-1 和受试物，表明 GLP-1 的 $t_{1/2}$ 1.2 h，经长链脂肪酸修饰的化合物 $t_{1/2}$ 都在 9 小时以上。表 27.2 列出了化合物的数据。此外，化合物的生物利用度都在 50% 以上（数据省略）。

表 27.2　GLP-1 和高活性缀合物的血浆半衰期

化合物	半衰期 $t_{1/2}$ (h)	化合物	半衰期 $t_{1/2}$ (h)
1(GLP-1)	1.2	**18**	15
4	20	**20**	31
7	14	**21**	8.8
8	12	**27**	13
8	12	**35**	11

候选化合物的确定和利拉鲁肽上市

丹麦诺和诺德公司基于构效关系分析和综合体外药效学和药代数据，选择化合物 **5** 为候选化合物，其结构是将 Lys^{34} 变换成 Arg^{34}，在 Lys^{26} 的 ε-氨基经谷氨酸连接基，再与十六烷酸连接，生成的 GLP-1 修饰肽，定名为利拉鲁肽（liraglutide），经临床前实验和临床研究，证明利拉鲁肽具有同 GLP-1 相同的生理功能，在血浆中因为发生自缔合（self association）并与白蛋白结合，显著提高了对 DPP-4 和内切酶的稳定性，半衰期 $t_{1/2}$ 11～15 h，患者每日用特制注射器自行皮下注射一次，可控制 2 型糖尿病患者的血糖，成为第一个改构的人 GLP-1 的降血糖药物，美国 FDA 于 2010 年批准上市。

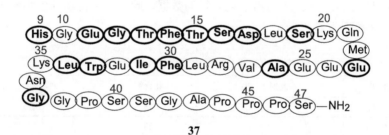

利拉鲁肽

艾 塞 那 肽

艾塞那肽（**37**, exenatide）是天然多肽，为毒蜥外泌肽（exendin-4）的合成品，由礼来公司研制，于 2005 年 FDA 批准为皮下注射治疗 2 型糖尿病药物。艾塞那肽作为 GLP-1 的类似物，是 GLP-1 受体完全激动剂，通过刺激胰岛素分泌，葡萄糖依赖性地调控血糖，由于具有代谢稳定性，是直接作为药用的未经改构的天然多肽合成品。

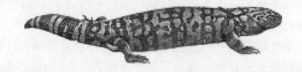

37

毒蜥外泌肽的发现

毒蜥外泌肽（exendin-4）是 John Eng 于 1992 年在美国退伍军人医学中心研究毒蜥中发现的，是生存于美国西南部的希拉毒蜥（*Heloderma suspectum*）（图 27.3）唾液分泌的三十九肽。这种毒蜥的独特习性是食量大，但进食次数少，每年仅四次，食物转化成脂肪，大量储存于体内以供不"食"之需。毒蜥在进食时，分泌的唾液中既含有毒蜥外泌肽，也含有 GLP-1，虽然尚不清楚何以同时分泌这两种激素，但发现都是激活胰岛中的 β 细胞，促进胰岛素分泌，控释葡萄糖和脂肪代谢[5]。

图 27.3　北美希拉毒蜥

毒蜥外泌肽来自爬虫，与来自哺乳动物的 GLP-1 在遗传基因上缺乏同源性，蛋白家族间无关联性，氨基酸的同源性 53%（化合物 **37** 与 GLP-1 序列相同的氨基酸用粗体标出），生理功能相同。

毒蜥外泌肽的结构特征和构效关系

毒蜥外泌肽的活性形式是 His^9-Ser^{47}-NH_2，原肽含有 47 个氨基酸残基，前 8 个须脱除而活化，故标号自 His^9 开始。毒蜥外泌肽是 GLP-1 受体的强效激动剂，结合强度和激动效应强于 GLP-1 大约 5～8 倍。作为外源性肽的另一特点是对 DPP-4 酶有较高的稳定性，这是毒蜥外泌肽未加修饰直接药用开发成艾塞那肽（以下称艾塞那肽）的原因。

生物物理学和药理学研究表明，艾塞那肽低能构象有以下特点：①N 端 His^9-Asp^{17} 氨基酸片段呈无规则的卷曲状态，是激活受体的主要区域。②分子中形成 α 螺旋的稳定性强于 GLP-1，是由于在 Glu^{24}/Glu^{25} 与 Arg^{28} 之间以及 Glu^{32} 与 Lys^{35} 之间形成了分子内氢键，使螺旋稳固化，而 GLP-1 没有相应的分子内氢键。③存在有显著的极性和非极性氨基酸，这种两性性质增强了与受体胞外域的结合强度。④艾塞那肽比 GLP-1 多 8 个氨基酸残基，NMR 研究表明，C 端的 Ser^{40}-Ser^{48} 围绕着 Trp^{33} 形成稳定的笼状构象，这种构象对受体的结合是有利的。

药代动力学性质

艾塞那肽与 GLP-1 的重要区别是 N 端第二位氨基酸不同，GLP-1 被 DPP-4 酶特异性水解，剪切位点是 Ala^8-Glu^9 之间的肽键，艾塞那肽相应的位点是 Gly^{10}-Glu^{11}，后者相应位点的氨基酸不同，降低了被 DPP-4 酶的识别和反应，因而半衰期明显延长。患者皮下注射 10 μg 2.1 h 后，达峰浓度 $C_{max} = 211$ pg/mL，生物利用度 65%～75%，显著长于 GLP-1。艾塞那肽主要经肾小球过滤清除，清除率为 9.1 L/h，半衰期是 2.4 h。

艾塞那肽的剂量和用法

礼来公司研制的艾塞那肽注射液（商品名 Byetta）用于改善 2 型糖尿病患者的血糖控制，当患者单用二甲双胍、磺酰脲类，或二甲双胍合用磺酰脲类，血糖仍控制不佳时，用特制的注射笔皮下注射艾塞那肽，开始剂量为每次 5 μg，每日两次。根据临床应答，在治疗 1 个月后剂量可增加至每次 10 μg，每日两次。

Amylin 公司研制的长效缓释艾塞那肽剂型（商品名 Bydureon）于 2012 年经

FDA 批准上市，为含有 2 mg 艾塞那肽的微球注射液，每周注射一次，控制血糖效果优于每日注射两次的 Byetta。

参 考 文 献

[1]　Thorens B. Expression cloning of the pancreatic b-cell receptor for the gluco-incretin hormone glucagon-like peptide 1. Proc Natl Acad Sci USA, 1992, 89: 8641-8645.

[2]　Knudsen L B. Glucagon-like peptide-1: The basis of a new class of treatment for type 2 diabetes. J Med Chem, 2004, 47: 4128-4134.

[3]　Runge S, Thøgersen H, Madsen K, et al. Crystal structure of the ligand-bound glucagon-like peptide-1 receptor extracellular domain. J Biol Chem, 2008, 283: 11340-11347.

[4]　Kurtzhals P, Havelund S, Jonassen I, et al. Albumin-binding of insulins acylated with fatty-acids characterization of the ligand protein-interaction and correlation between binding-affinity and timing of the insulin effect *in-vivo*. Biochem J, 1995, 312: 725-731.

[5]　Eng J, Kleinman W A, Singh L, et al. Isolation and characterization of exendin-4, an exendin-3 analogue from Heloderma suspectum venom: further evidence for an exendin receptor on dispersed acini from guinea pig pancreas. J Biol Chem, 1992, 267: 7402-7405.

28　长效降血糖药物塞马鲁肽的研制

研 发 背 景

治疗 2 型糖尿病的药物可针对不同的环节和靶标，其中包括胰高血糖素样肽-1（glucagon-like-peptide-1，GLP-1）受体激动剂。天然配体 GLP-1（7-37）（**1**）是内源性肽，具有控制血糖、改善 β 细胞功能、降低体重和心收缩压等功能。然而 GLP-1 在体内容易被代谢，在血液中迅速被二肽基肽酶（DPP-4）水解失活，水解的特异性位点是 Ala8-Glu9 肽键。

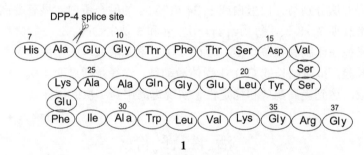

1

丹麦诺和诺德公司研制 GLP-1 受体激动剂，已有一些同类药物上市，表 28.1 列出了药物名称和结构特征以及用药特点。艾塞那肽（**2**, exenatide）是礼来上市的第一个 GLP-1 受体激动剂，为毒蜥外泌肽去掉前 8 个氨基酸而成的活性形式 His^9-Ser^{47}-NH$_2$，皮下注射，半衰期为 2.4 h，虽然长于 GLP-1，但每日须给药 2 次。

表 28.1　上市的 GLP-1 受体激动剂药物的组成和用法

药物	名称	化学组成	用法	上市时间
2	艾塞那肽	毒蜥 *Heloderma suspectum* 的天然三十九肽合成品	每日 2 次	2005 年
3	利拉鲁肽	Arg^{34}GLP-1(7-37)-Lys^{26}-γ-Glu-C16 acid	每日 1 次	2009 年
4	阿必鲁肽	2 个 Gly8GLP-1 融合于人白蛋白	每周 1 次	2014 年
5	杜拉鲁肽	Gly^{8}Glu^{22}Gly^{36}-GLP-1(7-37)-(Gly$_4$Ser)$_3$-Ala fused to Ala^{234,235}Pro^{228}-IgG4-Fc	每周 1 次	2014 年

利拉鲁肽（**3**, liraglutide）是诺和诺德 2009 年研制的肽类药物，半衰期 $t_{1/2}$ 11~15 h，患者用特制注射器可自行每日皮下注射一次，控制血糖于正常水平。其结构特征是将 GLP-1 的 Lys^{34} 变换为 Arg^{34}，并在 Lys^{26} 处共价连接出一个 γ-Glu，经棕榈酸酰化而成。长链的亲脂性有利于同白蛋白发生疏水性结合，提高了药物在血浆中的稳定性。

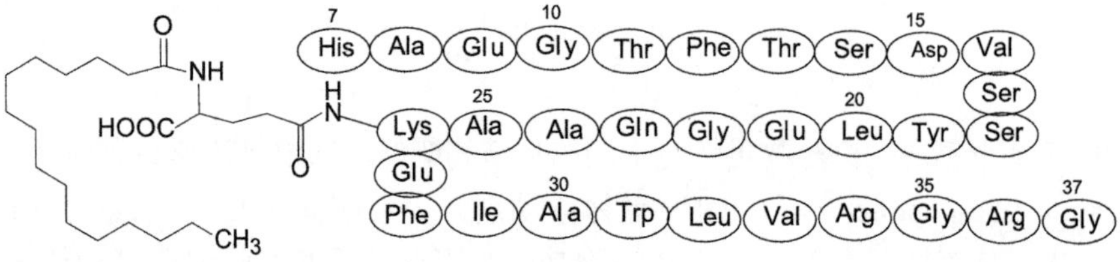

3，利拉鲁肽

GSK 研制的阿必鲁肽（**4**, albiglutide）和礼来的杜拉鲁肽（**5**, dulaglutide）是用基因工程方法分别与人白蛋白或 IgG4 重链 Fc 的融合蛋白，显著提高了产品的稳定性，半衰期 7~8 天，每周给药一次。**4** 和 **5** 是生物药。

诺和诺德在研制利拉鲁肽中，对 GLP-1 各氨基酸残基的作用和亲脂长链的特征积累了经验，拟研制长效 GLP-1 受体激动剂，途径是通过变化氨基酸残基和亲脂链的组成，达到提高药效和稳定性、实现每周用药 1 次的目标。

活 性 评 价

体外结合实验

用表达人 GLP-1 受体基因的幼仓鼠细胞（BHK cells）膜作为体外评价模型，以不同浓度受试物置换 ^{125}I-GLP-1 配体的能力，计算化合物与受体的结合强度。由于不同亲脂链与白蛋白的结合能力不同，对 GLP-1 的保护作用有差异，因此每个受试物的活性是在存在 2%白蛋白和没有白蛋白的条件下测定 IC_{50}，以表征亲脂链对目标物稳定性的影响。

体外功能实验

用表达人 GLP-1 受体和 CRE 荧光酶基因的幼仓鼠细胞模型，评价化合物对离体细胞的功能性活性，与不同浓度受试物温孵，经处理后用 TopCount NXT 仪测定荧光读数，经非线性回归计算化合物的 EC_{50}。

结 构 设 计

亲脂性链长对结合与功能的影响

研制长效激动剂目标是改善药代动力学性质，但不降低活性强度。基于研制利拉鲁肽积累的构效关系和经验性规律，将 Lys^{34} 变换为 Arg^{34}，并在 Lys^{26} 的 ξ-氨基经 Glu 酰化，后者连接出亲脂性脂肪酸链，合成的代表性化合物列于表 28.2。

表 28.2 代表性化合物的结构、体外结合作用和活性强度

化合物	Xxx^{34}	R	L	IC$_{50}$(nmol/L)		2%∶0%	细胞活性 EC$_{50}$(pmol/L)
				0% HSA	2% HSA		
1	Lys	无	无	0.16	0.10	0.5	16.2
6	Arg	无	无	0.25	0.14	0.6	7.6
3	Arg	C$_{16}$ 一元酸	γ-Glu*	0.11	4.78	43	8.5
7	Arg	C$_{18}$ 一元酸	γ-Glu	0.60	1.95	3	11.7
8	Arg	C$_{20}$ 一元酸	γ-Glu-2OEG**	0.16	0.97	6	3.7
9	Arg	C$_{16}$ 二元酸	无	0.87	74.0	85	70.9
10	Arg	C$_{18}$ 二元酸	无	2.83	295	104	238
11	Arg	C$_{18}$ 二元酸	γ-Glu-2OEG	0.38	148	527	3.8

表 28.2 的构效关系表明，化合物 **6** 是 GLP-1(7～37)（**1**）中 Lys^{34} 被 Arg^{34} 替换，与受体的结合性能没有影响，但激动功能提高 1 倍，因而以后的优化都制备 Arg^{34} 多肽。利拉鲁肽（**3**）是在化合物 **6** 的 Lys^{26} 经 γ-Glu 与棕榈酰基（C$_{16}$ 酰基）连接的分子，白蛋白显著影响了 **6** 与受体的结合，在有或没有白蛋白的存在下 IC$_{50}$ 比值为 43，系因亲脂性长链提高了利拉鲁肽与白蛋白的结合，**6** 的游离态分子减少，但其功能与 **3** 相当，是提高了稳定性的缘故，药代支援了药效。然而 C$_{18}$ 酰

基（**7**）的功能减弱，但 C_{20} 酰基若偶联亲水性的两个乙二醇（2OEG）片段（**8**），功能活性又显著提高，提示亲脂链的长度和结构特征都对功能有影响。

Aib[8],Arg[34]-GLP-1(7～37)脂肪链的变换

鉴于 GLP-1(7～37)被 DPP4 水解的位点是 His[7]-Ala[8] 肽键，为避免水解，将化合物 **6** 的 Ala[8] 变换成非天然的氨基异丁酸（Aib[8]，**12**），其结合性和功能保持不变。从而以 **12** 为母核[Aib[8], Arg[34]-GLP-1(7～37)]，连接不同的脂质链，考察侧链对活性的影响，如表 28.3 所示。

表 28.3　Aib[8],Arg[34]-GLP-1(7～37)与 C_{16}～C_{20} 一元酸或二元酸连接于不同的片段上的构效关系

化合物	R	L	IC$_{50}$(nmol/L)		2%：0%	细胞活性 EC$_{50}$(pmol/L)
			0% HSA	2% HSA		
6	—	—	0.25	0.14	0.6	7.6
12	无	无	0.17	0.08	0.5	6.2
13	C_{16} 一元酸	γ-Glu	0.32	5.05	42	19.2
14	C_{16} 一元酸	2OEG*	0.12	0.75	2.3	11.1
15	C_{16} 一元酸	γ-Glu-OEG**	0.16	3.40	21	14.7
16	C_{16} 一元酸	γ-Glu-2OEG	0.19	3.78	20	2.7
17	C_{16} 一元酸	γ-Glu-3OEG***	0.03	0.22	8.0	4.3
18	C_{18} 一元酸	γ-Glu-2OEG	0.04	1.99	50	3.2
19	C_{20} 一元酸	γ-Glu-2OEG	0.18	0.88	4.9	4.8
20	C_{12} 二元酸	γ-Glu-2OEG	5.16	4.75	0.9	42.6
21	C_{14} 二元酸	γ-Glu-2OEG	2.65	8.87	3.3	15.7
22	C_{16} 二元酸	2OEG	3.25	12.8	3.9	166
23	C_{16} 二元酸	γ-Glu-2OEG	0.94	20.5	22	8.6

分析构效关系如下：

（1）化合物 **6** 的 Ala^8 被氨基异丁酸替换为 Aib^8 成 **12**，对受体结合作用未变，激动功能略有提升。连接亲脂链的化合物 **13**，功能提高 2 倍多，但仍略逊于利拉鲁肽（**3**）。

（2）亲脂片段与激动剂之间的连接基（L）对结合力和功能有显著影响。例如化合物 **17** 与只用 γ-Glu 连接的 **13** 相比，功能提高了 4.5 倍，2%白蛋白的存在对结合力的影响降低了 23 倍，提示增加了稳定性。在白蛋白存在下，随着连接基的增长，化合物与受体的结合力为 **17**＞**16**＝**15**＞**13**。

（3）增长亲脂链对受体的结合作用有显著提升（无论白蛋白是否存在），例如化合物 **18** 强于 **16**，但功能活性变化不大，例如 **16,18** 和 **19** 的功能活性相近，都高于利拉鲁肽（**3**），提示延长连接基是有益的。

化合物 **20**～**23** 的亲脂链末端含有羧基（由二元酸合成），目的是存在负电荷提高与白蛋白的碱性基团结合，但末端羧基对结合性与功能没有改善，反而降低。化合物 **23** 的功能比 **16** 弱 2 倍。

二酸类和连接基的优化

以 Aib^8, Arg^{34}-GLP-1(7～37) 为核心骨架，在 Lys26 处经不同的连接基连接 C$_{18}$ 二元酸的亲脂链，合成的化合物列于表 28.4。功能实验表明，不同的连接基对活性的影响差异很大，例如较简单的连接基 γ-Glu、γ-Glu-OEG 或 γ-Glu-2OEG 的活性 EC$_{50}$ 为 5～10 pmol/L（**25**～**28**），而连接基 benzyl-βAla-2OEG（**30**）的活性减弱到 5990 pmol/L。连接基也影响对受体的结合能力，在没有白蛋白存在时 IC$_{50}$ 从 0.1 nmol/L 到 9 nmol/L，相差 70 倍，而加入 2%白蛋白的结合活性差距加大，比例的波动范围由 2 倍（**30**）到 940 倍（**28**），提示不同的连接基对白蛋白的结合力是不同的，提供了优化稳定性的方向。

不同的连接基和脂肪族二元酸连接于肽的不同位置对活性的影响

优化至此，获得了数个良好活性的化合物，其中尤以化合物 **28** 的活性和稳定性突出，不仅对细胞的功能活性和与受体的结合能力强，而且与白蛋白的结合作用也强（有或无白蛋白的结合作用相差近千倍，预示 **28** 的稳定性高）。然而这并没有证明 C$_{18}$ 二元酸连接于 Lys^{26} 为最佳的位置，为此，在 GLP-1(7～37) 肽链的不同位置用 Lys 替换氨基酸残基，经不同的连接基连接 C$_{18}$ 二元酸，合成的化合物列于表 28.5。

表 28.4　与不同连接基项相连的 $C_{18}\sim C_{20}$ 二元酸的化合物 Aib^8, Arg^{34}-GLP-1(7~37)结构与活性

化合物	L	IC_{50}(nmol/L)		2%：0%	细胞活性 EC_{50}(pmol/L)
		0% HSA	2% HSA		
24	无	1.86	27.0	14	269
25	γ-Glu	0.21	112	541	9.9
26	γ-Glu-OEG	0.17	79.9	477	4.8
27	γ-Glu-2OEG	0.13	30.0	230	7.1
28	γ-Glu-2OEG	0.38	357	940	6.2
29	γ-Glu-3OEG	0.71	6.17	8.6	27.7
30	γ-Glu-dPEG8*	5.31	11.4	2.1	47.3
31	(γ-Glu)_2-2OEG	0.25	19.5	77	27.8
32	(γ-Glu)_3-2OEG	0.36	15.2	43	67.0
33	Abu-(γ-Glu)_2-2OEG	1.77	16.8	9.5	70.3
34	Abu-2OEG**	0.20	8.80	44	21.2
35	Abu-γ-Glu-OEG	0.58	20.7	36	10.7
36	benzyl-βAla-2OEG***	9.19	51.7	5.6	5990

* γ Glu-dPEG8 = ;

** Abu = ;

*** benzyl-βAla-2OEG =

　　结果表明，功能活性在 10 pmol/L 以下的化合物有 **37~39, 41** 和 **46**，而且与受体结合的活性低于 0.5 nmol/L，然而这些化合物与白蛋白的结合作用不强，比值超过 100 的化合物只有 3 个，提示变换亲脂链的结合位置没有显示优势。

表 28.5　经 γ-Glu 和 OEG 将 C_{18} 二元酸连接到 GLP-1(7～37)结构和活性

化合物	氨基酸残基	L	酰化位置	IC$_{50}$(nmol/L)		2% : 0%	细胞活性 EC$_{50}$(pmol/L)
				0% HSA	2% HSA		
37	Arg^{26} Arg^{34} Lys^{36}	2OEG	Lys^{36}	0.11	14.5	127	7.0
38	Aib^8 Lys^{27}	γ-Glu-2OEG	Lys^{27}	0.06	5.39	98	4.6
39	Aib^8 Lys^{16}	γ-Glu-2OEG	Lys^{16}	0.50	25.5	51	9.9
40	Aib^8 Aib^{22} Aib^{35} Lys^{36}	OEG	Lys^{37}	0.77	19.3	25	409
41	Aib^8 Lys^{22}	γ-Glu-2OEG	Lys^{22}	0.06	17.7	280	2.7
42	Aib^8 Lys^{25}	γ-Glu-2OEG	Lys^{25}	1.13	41.6	37	41.8
43	Aib^8 Ar^{26} Ar^{34} Lys^{36}	无	Lys^{36}	0.52	23.0	45	159
44	Aib^8 Ar^{26} Ar^{34} Lys^{38}	无	Lys^{38}	0.31	7.55	24	87.3
45	Aib^8 Ar^{26} Ar^{34} Lys^{38}	2OEG	Lys^{38}	0.11	3.99	36	13.2
46	Aib^8 Ar^{26} Ar^{34} Lys^{38}	γ-Glu-2OEG	Lys^{38}	0.09	30.1	334	1.5
47	Aib^{8}Ar^{34} Lys^{38}	2OEG	Lys^{38}	0.27	6.73	25	67.5
48	Gly^8 Ar^{34}	2OEG	Lys^{26}	0.1	6.5	64	26.0

体内药代动力学和药效学评价

亲脂链对大鼠血浆暴露量的影响

研制利拉鲁肽已证实化合物体外与受体的结合能力当加入白蛋白降低得越多（比值高），体内血浆半衰期的时间越长[1]。为了证明在这个系列中也有这种相关性，评价了化合物 20（C_{12} 二元酸，γ-Glu-2OEG ）、21（C_{14} 二元酸，γ-Glu-2OEG）、23（C_{16} 二元酸，γ-Glu-2OEG）、28（C_{18} 二元酸，γ-Glu-2OEG）和 49（C_{20} 二元酸，γ-Glu-2OEG）的大鼠血浆半衰期。静脉注射测定 48 h 的血药浓度，结果表明，随着碳链的增长，曲线下面积增大，尤其是 28（C_{18}）和 49（C_{20}）的血浆暴露量显著高于 C_{12}～C_{16}，化合物 49 的体外比值 85，显著低于 28（940）。

Aib^8 对大鼠血浆暴露量的影响

配体 GLP-1(7～37)对 DPP4 的不稳定性是由于 Ala^8-Glu^9 是酶剪切的位点，为了考察肽中残基 Aib^8-Glu^9 对体内稳定性的影响，大鼠静脉注射利拉鲁肽（3，Ala^8-Glu^9，γ-Glu，C_{16}）11（Ala^8-Glu^9，C_{18}，γ-Glu-2OEG）和 28（Aib^8-Glu^9，C_{18} 二元酸，γ-Glu-2OEG）在 48 h 的血浆暴露量，结果表明，28 显著大于 3 和 11，3 与

11 的曲线下面积相同，说明 Aib^8 置换 Ala^8 残基提高了肽对 DPP4 酶的稳定性。基于化合物 **28** 的体内外活性和代谢稳定性，确定为候选物，定名索马鲁肽（semaglutide）[2]。

对微型猪的体内药代动力学评价

为了评价 **28** 是否为长效作用的 GLP-1 受体激动剂，与每日一次用药利拉鲁肽作比较，用微型猪作实验模型，给药途径是静脉和皮下注射，表 28.6 列出了这两种给药途径的药代动力学数据。

表 28.6 　Göttingen 微型猪给药索马鲁肽（28, 2 nmol/kg i.v.或 2 nmol/kg s.c.）和利拉鲁肽（3, 0.5 nmol/kg i.v.或 1.0 nmol/kg s.c.）的药代动力学

化合物	静脉给药			皮下给药		
	Cl[L/(h·kg)]	V_d(L/kg)	$t_{1/2}$(h)	T_{max}(h)	MRT(h)	F(%)
利拉鲁肽	0.0038	0.0674	12.4	7	23.0	66
索马鲁肽	0.0016	0.1019	46.1	12	63.6	94

结果提示，静脉注射利拉鲁肽的分布容积（V_d）0.067 L/kg（67 mL/kg），非常接近于微型猪的血液体积 65 mL/kg，并且提示利拉鲁肽药物浓度迅速在血液与外周组织达到平衡。利拉鲁肽的清除率（Cl）为 0.063 mL/(min·kg)[0.0038 L/(h·kg)]，半衰期（$t_{1/2}$）12.4 h。而索马鲁肽的 V_d 为 102 L/kg（0.102 mL/kg），比利拉鲁肽高 1.5 倍，说明游离的索马鲁肽在血液中有较低的浓度，是与白蛋白结合较多的缘故，索马鲁肽的清除率（Cl）为 0.0016 L/(h·kg)[0.027 mL/(min·kg)]，比利拉鲁肽低 2 倍，半衰期（$t_{1/2}$）长 3 倍。皮下注射的平均存留时间（MRT）索马鲁肽是利拉鲁肽的 3 倍，生物利用度（F）高达 94%。这些数据预示索马鲁肽的长效性显著强于利拉鲁肽。

对 db/db 小鼠的降血糖作用

db/db 小鼠是 2 型糖尿病动物模型，具有高血糖、高胰岛素血症和肥胖的生理生化特征。对一些高活性的化合物评价降血糖作用，表明索马鲁肽是最强的一个，其降糖水平和持续时间显著强于利拉鲁肽（数据从略）。

基于上述体内外药效和药代性质，索马鲁肽（28）进入临床研究，经三期试验，证明的是注射或口服治疗 2 型糖尿病的长效药物，每周用药一次，作为治疗糖尿病和减肥药物，于 2017 年 FDA 批准上市。

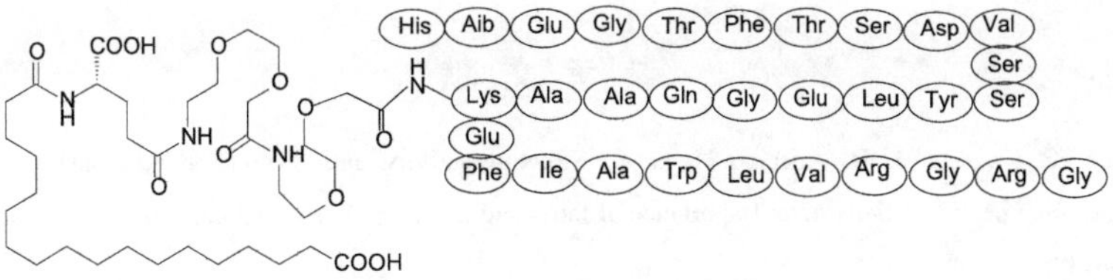

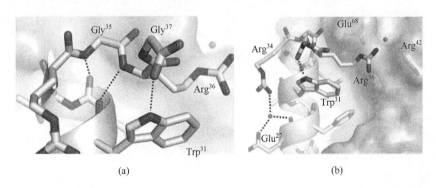

28, 索马鲁肽

索马鲁肽母核与 GLP-1 受体结合的晶体结构

索马鲁肽分子与 GLP-1 受体的胞外域的复合物晶体结构难以达到衍射分析的要求,因而制备了未经酰化的肽母核与受体胞外域的单晶。X 射线衍射分析(1.8 Å)提示,其结合方式与天然配体 GLP-1(7～37)OH 的模式完全相同,这是因为氨基酸序列高度一致[31]。Lys[26] 虽与受体的 Glu[128] 结合,但该结合位点对活性影响不大。基于以前的实验表明,将 Lys[26] 变换成其他氨基酸残基对受体结合的影响也很小,提示将其酰化并连接出亲脂链对于受体结合没有明显影响,这也是用没有亲脂链的肽母核制备单晶的依据。图 28.1 是索马鲁胺母核与 GLP-1 受体的胞外域复合物晶体部分结构图,结合特征如下:

(1)GLP-1(7～37)的 Lys[34] 没有参与同受体的结合,以柔性构象方式存在;而变换成索马鲁肽的 Arg[34] 采取了朝向 Glu[27] 的构象,是经过水分子介导相互结合,形成稳固的构象,这就是活性提高的原因。

(2)索马鲁肽的 Gly[35] 和 Arg[36] 分别与本身骨架上的 Leu[32] 和 Trp[31] 的羰基形成氢键 [图 28.1 (a)]。

(3)Arg[36] 的侧链取向于受体的 Glu[68] 和索马鲁肽的 Trp[31] 之间的裂隙处,在疏水相互作用中形成一个顶盖 [图 28.1 (b)]。

图 28.1 (a)索马鲁肽骨架(灰色)与 GLP-1 受体胞外域的复合物晶体结构,C 端氨基酸形成的氢键用虚线表示;(b)Arg[36] 靠近了 Trp[31] 和 Glu[68] 形成的疏水界面,Arg[34] 经结构水介导与受体的 Glu[27] 形成氢键结合

参 考 文 献

[1]   Madsen K, Knudsen L B, Agersoe H, et al. Structure-activity and protraction relationship of long-acting glucagon-like peptide-1 derivative: Importance of fatty acid length, polarity, and bulkness. J Med Chem, 2007, 50: 6126-6132.

[2]   Lau J, Bloch P, Schäffer L, et al. discovery of the once-weekly glucagon-Like peptide-1 (GLP-1)analogue semaglutide. J Med Chem, 2015, 58: 7370-7380.

[3]   Underwood C R, Garibay P, Knudsen L B, et al. Crystal structure of glucagon-like peptide-1 in complex with the extracellular domain of the glucagon-like peptide-1 receptor. J Biol Chem, 2010, 285: 723-730.

29　GIP 和 GLP-1—替尔泊肽

背　景

　　人体有多种生理环节调节糖和脂肪代谢，这些环节作为研制降低血糖和体重以及治疗 2 型糖尿病药物的依据。其中之一是胰高血糖素样肽-1 受体（GLP-1R）激动剂。作为药物已有数个上市应用，例如礼来公司 2005 年上市的艾塞那肽（**1**, exenatide），是从北美毒蜥体内分离的外泌肽（exendin-4）的合成品。丹麦诺和诺德公司 2010 年研制的利拉鲁肽（**2**, liraglutide）是从 GLP-1 出发，变换个别氨基酸，并且缀合脂肪链的药物，是每日注射一剂的降血糖药。2017 年诺和诺德又研制出长效产品索马鲁肽（**3**, semaglutide），进一步优化了药效与药代。每周注射一次，也可以每日口服用药。这三个肽类药物作用靶标相同，都是 GLP-1R 的完全激动剂。

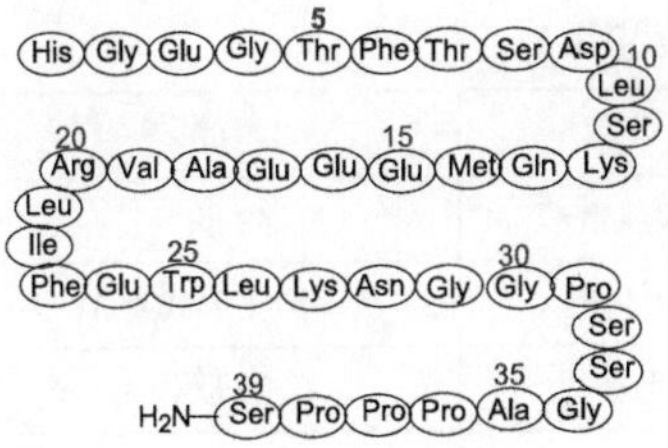

1 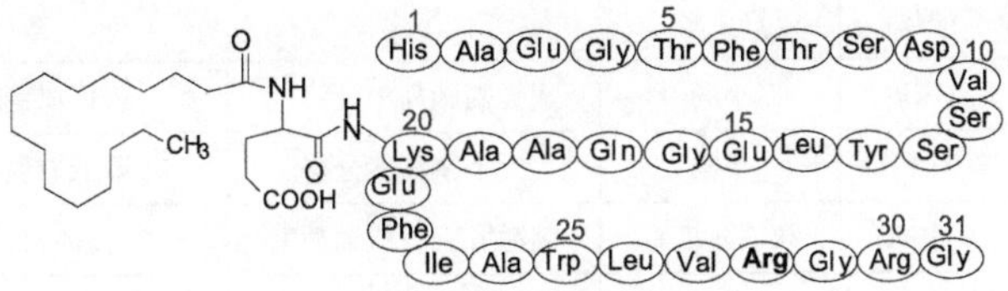　　　　　　　　　　　　　　　　　　　　　**2**

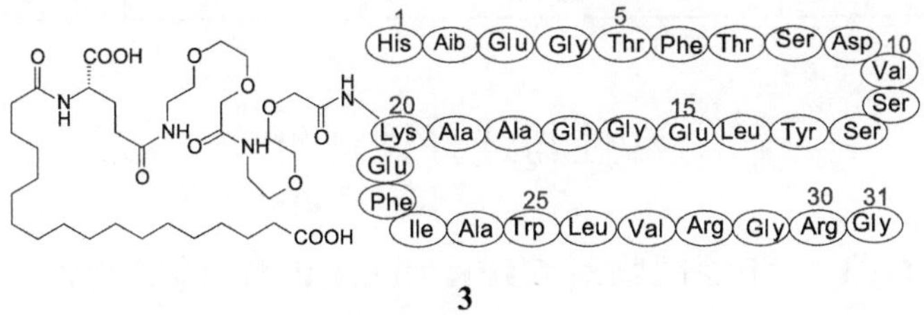

3

研制双靶标激动剂的依据

　　人体内调节糖、脂肪和能量平衡有多种肽类激素，除熟知的胰岛素外，还有葡萄糖依赖性促胰岛素释放多肽（**4**, Glucose-dependent insulinotropic polypeptide, GIP）

以及上述的胰高血糖素样肽-1（5, Glucagon-like peptide-1，GLP-1），GIP 和 GLP-1 又统称肠促胰岛素。此外还有胰高血糖素（6, Glucagon, GCG）也调节糖、脂肪和氨基酸代谢。这些多肽通过结合并激活相应的受体，维持体内糖、脂肪和能量平衡。GLP-1 的功能是刺激胰岛素分泌，保护胰腺 β 细胞，抑制胰高血糖素分泌、胃排空和纳食。GIP 是一种双功能激素，在高血糖下，促进胰岛素分泌，降低血糖；低血糖时刺激胰岛 α 细胞释放胰高血糖素，提高血糖水平，所以 GIP 是双向维持血糖稳态的激素。

目前研制 GIP 受体拮抗剂的报道较少，多是激动剂，因为激动 GIP 受体可增强 GLP-1 受体的活性，显示出治疗肥胖症和糖尿病方面的疗效。本项目不同于上述单一受体的三个肽类激动剂药物，而是 GIP 受体和 GLP-1 受体的双重激动剂。表 29.1 列出了调节糖、脂肪和能量代谢的重要肽类激素。

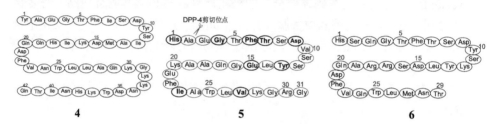

表 29.1　重要肽类激素的产生、效应和组成

配体	产生源	作用途径	效应	组成
4(GIP)	小肠	提高胰岛素分泌	降低血糖和体重	42 肽
5(GLP-1)	小肠	提高胰岛素分泌	降低血糖和体重	37 肽，活化形式为 31 肽
6(GCG)	胰脏 α 细胞	刺激肝脏释放葡萄糖	提高血糖水平	29 肽
GLP-2	胰脏 α 细胞	促进小肠上皮细胞增殖	潜在的癌变风险	32 肽
胰岛素	胰脏 βc 细胞	激活一系列激酶	增高葡萄糖利用和糖原合成	51 肽

活性与选择性评价

评价 GIP、GLP-1 和受试物对 GIPR 和 GLP-1R 的结合作用

评价化合物对离体 GIP 受体和 GLP-1 受体的亲和力是测定结合常数（K_i）是用中国仓鼠卵巢细胞（CHO）转染高表达人 GIP 受体的 cDNA，用 CHO 细胞膜进行的。 细胞溶解后，匀浆，反复离心，使上清液澄明，细胞膜颗粒置缓冲液中低温保存。GIP 用 ^{125}I-乳过氧化物酶作放射性碘标记，比活性 2200 C_i/mmol，用

无标记的 GIP 作同源竞争结合实验，闪烁接近试验测定 GIP 对 GIPR 的 K_d 值。化合物的结合性能是用不同浓度的受试物测定竞争性结合数据经非线性回归计算出 IC_{50} 值，再经 Cheng-Prusoff 方程换算成结合活性 K_i 值。

用类似的原理和方法在 293HEK 细胞高表达人 GLP-1 受体，测定 GLP-1 对 GLP-1 受体的 K_d 值。也按上述类似方法测定受试物的结合活性 K_i 值。表 29.2 列出了天然配体 GIP 和 GLP-1 对 GIPR 和 GLP-1R 的结合常数。表中列出的归一化因子（normalization factor）4.53 是两个天然配体结合常数的比值，其用途是将各个受试物激动双靶的摩尔比作归一化，作为受试物双活性的一种量度。

表 29.2　GIP 和 GLP-1 与受体的结合值

肽配体	K_d/GIPR(nmol/L)	K_d/GLP-1R(nmol/L)	K_d 比值	归一因子
4(GIP)	0.175	>175	>1000	4.53
5(GLP-1)	>100	0.793	<0.008	

评价 GIP、GLP-1 和化合物的功能活性

用 HEK293 细胞系分别高表达 GIPR、GLP-1R 和高血糖素受体（GCGR），评价 GIP、GLP-1 活性和受试物不同浓度下诱导细胞的环一磷酸腺苷（cAMP）生成量，并以 GIP、GLP-1 产生的最大量为基准，转化成%含量，经非线性回归计算出的半数有效浓度 EC_{50} 和最大激动效应 E_{max}（%）。表 29.3 列出了 GIP 和 GLP-1 对高表达上述单个受体诱导细胞产生 cAMP 的 EC_{50} 和 E_{max}（%）。

表 29.3　GIP, GLP-1 和 GCG 诱导 HEK293 细胞产生 cAMP 的功能活性

肽配体	hGIPR		hGLP-1R		hGCGR	
	EC_{50}(nmol/L)	E_{max}(%)	EC_{50}(nmol/L)	E_{max}(%)	EC_{50}(nmol/L)	E_{max}(%)
4(GIP)	0.135	100	—	—	—	—
5(GLP-1)	—	—	0.176	102	—	—
6(GCG)	—	—	—	—	0.0208	115

此外，为评价受试物的脱靶作用，还在 HEK293 细胞系克隆高表达 GLP-2R，GLP-2 诱导产生 cAMP 的 EC_{50} 值为 1.71 nmol/L，后面叙述的受试物对高表达 GLP-2R 细胞产生 cAMP 的活性都低于 100～1000 倍，表明对 GLP-2R 没有脱靶作用。

评价受试物激活 GLUTag 细胞产生 cAMP 的功能

小鼠小肠中有一种称作 GLUTag 细胞,其细胞膜上特异性表达 DIP 受体,但没有 GLP-1 受体。将 GLUTag 细胞与 DIP 或本项目的双功能激动剂温孵,细胞内可产生剂量依赖性的 cAMP,而 GLP 和 GLP-1 样功能的化合物对 GLUTag 细胞没有激活作用。该试验是测定受试物的单独对 GIPR 的功能。

评价受试物刺激胰岛分泌胰岛素的作用

在大鼠或小鼠的胰岛细胞中加入不同浓度的受试物温孵,测定产生的胰岛素量(阳性对照物是 30 nmol/L 的 GLP-1),经回归分析确定化合物促进胰岛素分泌指定量的半数有效浓度 EC_{50}。

评价受试物的免疫原性

由于多肽化合物可能有免疫原性,产生不良反应,本项目还评价受试物因免疫原性而可能引发的过敏反应。一种方法是用 Epivax 免疫信息软件预测,按照 9 个氨基酸组成的肽片段对人白细胞抗原(HLA)做虚拟结合,然后用这些 Epi-Bars 经外延矩阵(Epi-matrix)打分。低打分值的受试物预测有较低免疫原性。另一方法是用半体内(*ex vivo*)测定受试物的免疫原性,是从世界范围内的 50 个有代表性的健康人采集的 T 细胞与受试物温孵,测定 CD4+T 细胞的增殖和白细胞介素 2(IL2)的分泌量。

化合物的设计

GLP-1 和 GIP 都属于肠降血糖素,餐后经小肠分泌后,作用于各自的受体,导致胰腺分泌胰岛素,但二者的生理强度不同。患者服用 GLP-1 受体激动剂药物例如 **1,2** 和 **3** 出现的不良反应是恶心与呕吐,限制了用药剂量和疗效,而迄今还没有 GIP 的激动剂上市。

研制 GLP-1 和 GIP 受体双重激动剂的根据,从生理功能看,具有相同与相似性;从二者的氨基酸组成看,GLP-1 和 GIP 与各自受体的特异性结合主要处于 N 端,分析和比较 N 端的序列,有较多的相同的氨基酸残基(图 29.1)。

对比 1~31 氨基酸序列,在 N 端 Ala2~Ser11 片段中在相同位置有 8 个氨基酸是相同的，预示这些氨基酸所处的空间位置是相似的。基于以上考虑，并借鉴索马鲁肽提高稳定性的成功经验，设计了通式 **7** 的 39 肽，内容要点是：

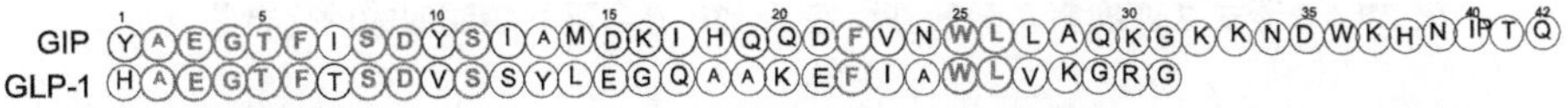

GIP ①YAEGTFISDYSIAMDKIHQQDFVNWLLAQKGKKNDWKHN①TQ
GLP-1 ①HAEGTFTSDVSSYLEGQAAKEFIAWLVKGRG

图 29.1 GIP 和 GLP-1 组成的比较。序列中相同的氨基酸用红色表示。

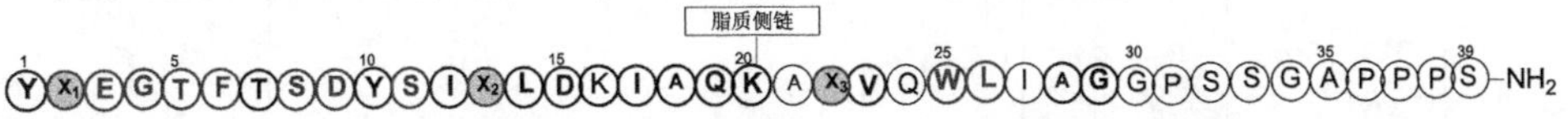

脂质侧链

①YXEGTFTSDYSIXLDKIAQKAXVQWLIAGCPSSGAPPS-NH₂

7

（1）保留了在 GIP 和 GLP-1 序列中相同位置有相同的氨基酸，如同红色标出的 9 个氨基酸，其中 7 个集中在 N 端。

（2）其余位置与 GIP 相同的 8 个氨基酸用蓝色标出，多数也出现在 N 端；与 GLP-1 序列相同的 5 氨基酸用粗体黑字母标出。所以设计的双重激动剂与 GIP 和/或 GLP-1 序列相同的氨基酸共有 22 个，在 39 肽中占比 56%，氨基酸一级序列的相似或相同预示二、三级结构和空间取向具有相似性。

（3）通式 **7** 的 C 端 Gly30 到 Ser39 的氨基酸完全"照搬"天然多肽艾塞那肽（**1**）的序列。这段序列对双靶标的活性贡献不得而知，但至少临床已证实有较低免疫原性，应是有益无害的。

（4）序列变换的位点有三处（X_1, X_2, X_3），用全红标出。旨在提高分子的代谢稳定性，尤其 Ala2-Glu3 是二肽基肽酶（DPP-4）的剪切位点。

（5）借鉴索马鲁肽的设计策略，修饰 Lys20 表明不影响与受体的结合，因而也在 Lys20 的 ζ-氨基处连接氨基醇和乙二醇片段（亲水性）再缀合长链脂肪二羧酸（亲脂性）。

化合物的活性和稳定性

目标化合物的设计

基于上述的整合设计原则，通式 **7** 变换的位点是将 Ala2 变换为 2-氨基异丁酸（Aib2），用非天然氨基酸避免了 DPP4 酶的位点识别和裂解；13 号氨基酸也换作 Aib13，还将 Phe22 的苯基变换为 1-萘基，探索增大体积和疏水性对活性的影响。此外，在 Lys20 的 ζ-氨基经亲水性片段缀合不同碳原子数的二元酸以及连接 1 或 2 个谷氨酸残基，目的是与血浆中白蛋白发生疏水性结合，也调节分子的溶解性，同时避免被 DPP4 酶裂解破坏。调节二元脂肪酸的长度的亲脂性/(乙二醇、乙醇胺和谷氨酸)的亲水性之间的比例，旨在优化肽分子的稳定性和溶解性。合成的目标化合物列于表 29.4。

表 29.4　通式 7 变换氨基酸残基和在 Lys20 缀合不同脂肪酸的肽化合物

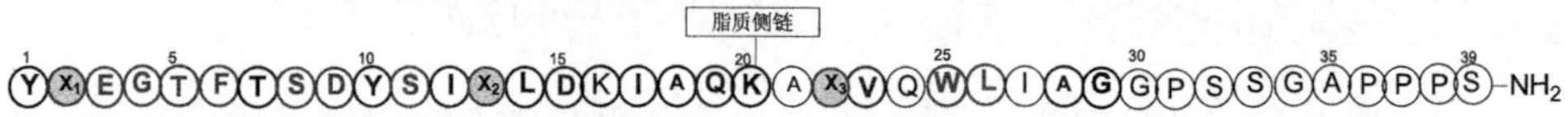

脂质侧链

Y X₁ E G T F T S D Y S I X₂ L D K I A Q K A X₃ V Q W L I A G G P S S G A P P P S -NH₂

化合物	X₁	X₂	Lys20-脂质侧链	X₃
8	H₃C CH₃ 结构	H₃C CH₃ 结构	脂质侧链结构 (18)	Ph 结构
9	H₃C CH₃ 结构	H₃C CH₃ 结构	脂质侧链结构 (18)	Naphth-1 结构
10	H₃C CH₃ 结构	H₃C CH₃ 结构	脂质侧链结构 (16)	Ph 结构
11	H₃C CH₃ 结构	H₃C CH₃ 结构	脂质侧链结构 (16)	Naphth-1 结构
12	H₃C CH₃ 结构	H₃C CH₃ 结构	脂质侧链结构 (18)	Ph 结构
13	H₃C CH₃ 结构	H₃C CH₃ 结构	脂质侧链结构 (18)	Naphth-1 结构
14	H₃C CH₃ 结构	H₃C CH₃ 结构	脂质侧链结构 (16)	Ph 结构
15	H₃C CH₃ 结构	H₃C CH₃ 结构	脂质侧链结构 (16)	Naphth-1 结构

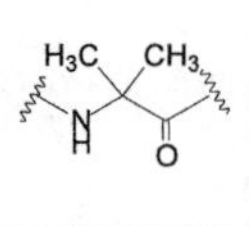

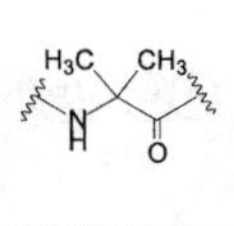

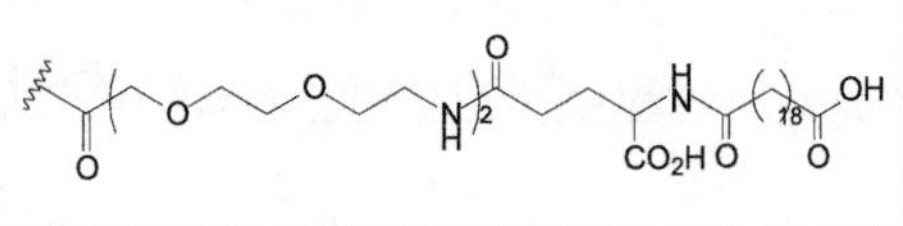

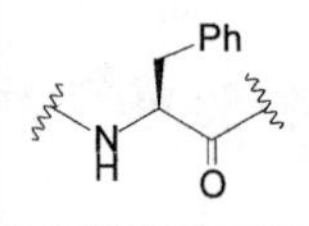

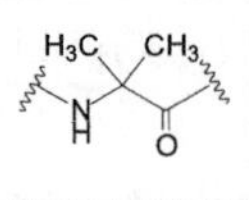

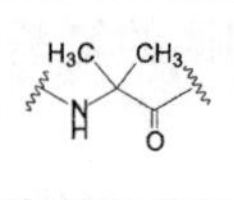

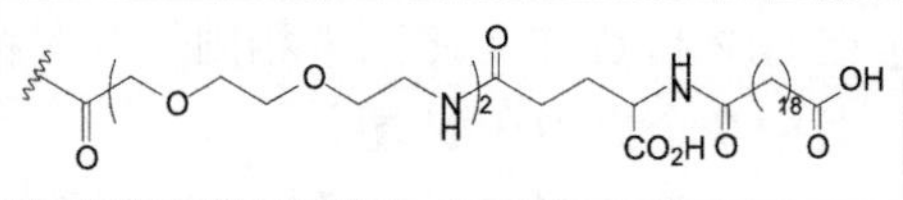

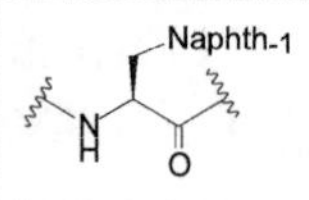

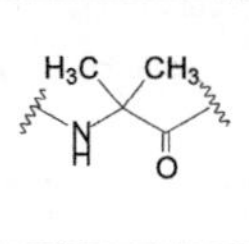

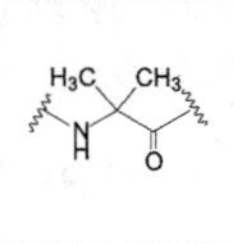

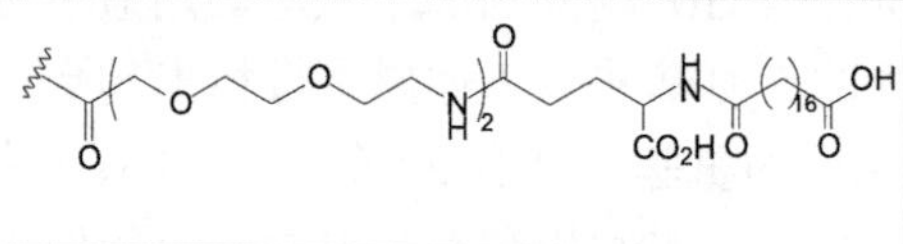

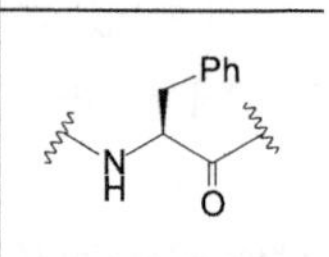

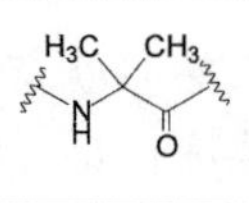

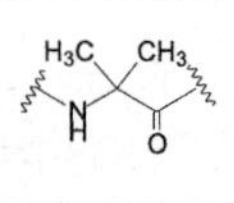

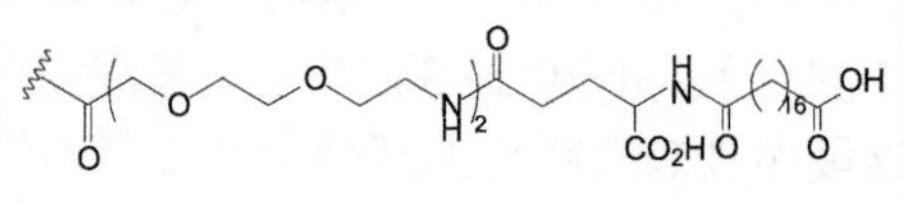

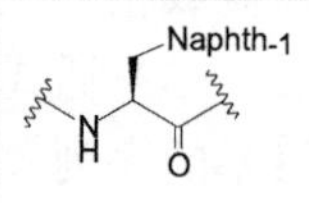

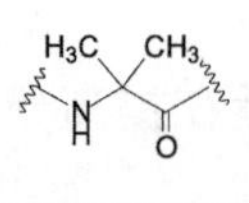

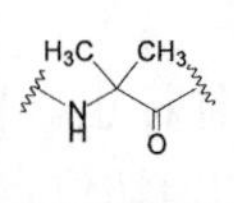

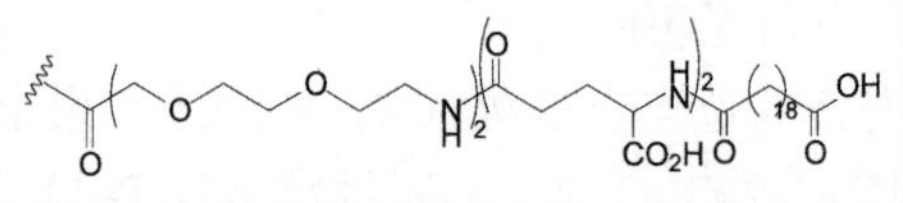

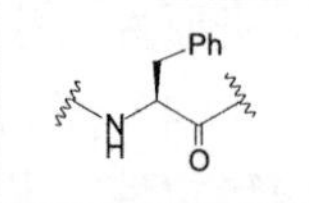

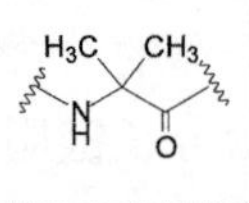

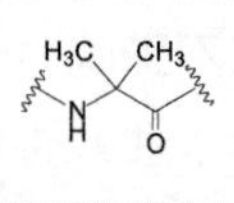

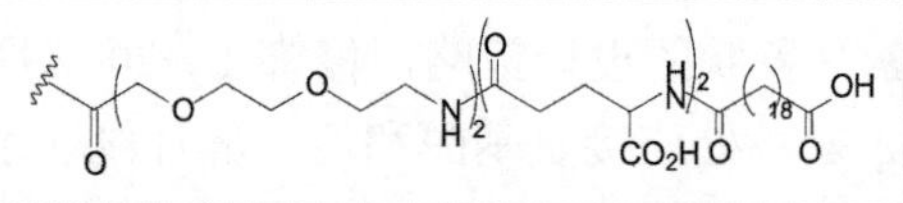

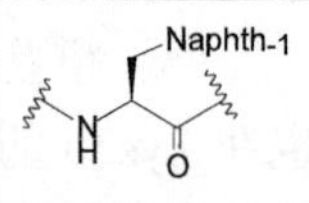

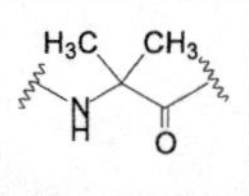

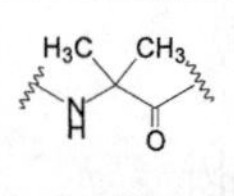

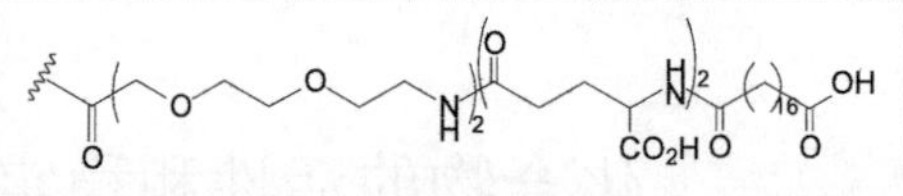

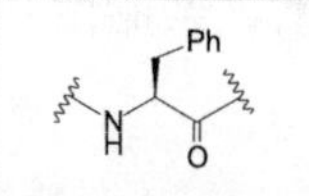

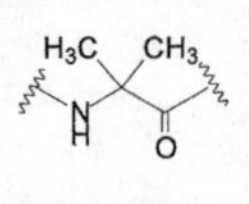

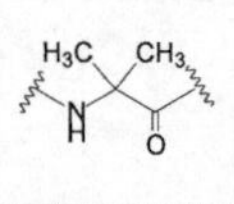

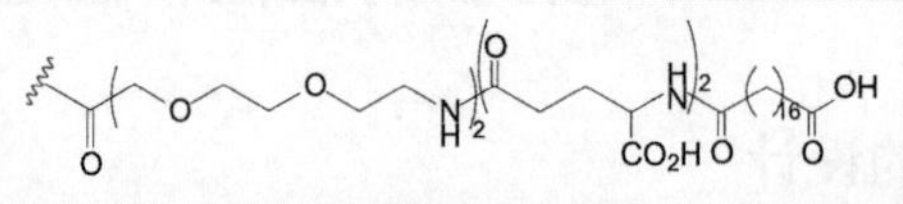

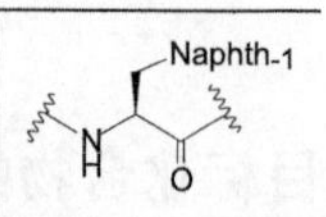

目标化合物对 GIP 和 GLP-1 双受体的结合作用

项目研制的目标物是化合物能够同时激活两个受体，并要求作用强度上相互匹配，即在有效剂量下同时结合并激活 GIPR 和 GLP-1R。表 29.5 列出了化合物与 GIPR 和 GLP-1R 的结合强度和比值，也列出了阳性对照物 GIP 和 GLP-1 的结合力。结果提示化合物 **8**（C_{20}，Glu_1，Phe22），**9**（C_{20}，Glu_1，Naph22）和 **12**（C_{20}，Glu_2，Phe22）对两个受体的结合强度较强，而且相对摩尔比值也接近于 1。

表 29.5 化合物与 GIPR 和 GLP-1R 受体的结合力

化合物	K_i hGIPR(nmol/L)	K_i hGLP-1R(nmol/L)	A GLP-1R/GIPR 绝对比值	GLP-1R/GIPR 摩尔比
4	0.175	>175	>1000	—
5(-NH₂)	>100	0.793	<0.008	—
8	34.4	232	6.7	1.48
9	63.9	344	5.4	1.19
10	26.7	427	16	1.53
11	40.7	714	17.5	3.86
12	17.8	158	8.9	1.96
13	44.2	365	8.3	1.83
14	46.1	352	7, 6	1.68
15	67.5	307	4.5	0.99

化合物对 GIP 和 GLP-1 双受体的激动活性和对 GCG 受体的脱靶作用

进一步评价目标化合物激活两个受体 GIPR 和 GLP-1R 的功能，同时考察对胰高血糖素受体（GCGR）是否有脱靶作用，结果列于表 29.6。数据提示化合物激活两个受体的功能都弱于天然配体，尤其弱于 GLP-1 数十倍。但由于同时可激活两个受体，并且对胰高血糖素受体未显示活性，仍具有可期待的前景。

表 29.6 化合物对 GIPR 和 GLP-1R 受体的激动活性和对 GCGR 受体的脱靶作用

化合物	hGIPR		hGLP-1R		hGCGR	
	EC_{50}(nmol/L)	E_{max}(%)	EC_{50}(nmol/L)	E_{max}(%)	EC_{50}(nmol/L)	E_{max}(%)
4	0.135	100	—	—	—	—
5	—	—	0.176	102	—	—
6	—	—	—	—	0.028	115
8	11.0	97.9	71.2	85.2	>1000	Not detect
9	17, 5	94.7	75.7	98.2	>1000	Not detect
10	31.5	106	33.9	96.2	>1000	Not detect
11	3.76	102	66.9	100	>1000	Not detect
12	8.76	105	70.9	105	>1000	Not detect

续表

化合物	*h*GIPR		*h*GLP-1R		*h*GCGR	
	EC$_{50}$(nmol/L)	E_{max}(%)	EC$_{50}$(nmol/L)	E_{max}(%)	EC$_{50}$(nmol/L)	E_{max}(%)
13	4.40	106	28.4	104	>1000	Not detect
14	8.07	106	35.5	97.2	>1000	Not detect
15	21.1	108	57.9	88.4	>1000	Not detect

受试物单独对 GIPR 的激动活性

不同浓度的受试物与 GLUTag 细胞温孵，测定细胞内 cAMP 的产生量，经回归计算化合物的 EC$_{50}$，由于 GLUTag 细胞只表达 DIP 受体，所以 cAMP 的生成量表征了受试物激动 GIP 受体的功能。表 29.7 列出的化合物的活性，也低于 GIP 逾百倍，其中活性最强的是化合物 **8**。

表 29.7　化合物对 GLUTag 细胞的激动活性

化合物	EC$_{50}$(nmol/L)
4(GIP)	11.62
8	1494
9	2917
10	1610
11	2186
14	2746

化合物诱导胰腺分泌胰岛素的活性

雄性小鼠胰脏经一系列处理得到纯化的胰岛细胞，与不同浓度的受试物温孵，一定时间后终止试验，以 30 nmol/L 的 GLP-1 为阳性对照物，测定培养液中的胰岛素含量，回归分析计算化合物的半数有效浓度 EC$_{50}$。表 29.8 列出了化合物的活性。还用大鼠胰岛细胞测定化合物 **8** 和 **10** 的 EC$_{50}$。

表 29.8　化合物促进小鼠和大鼠胰岛细胞分泌胰岛素的活性

化合物	小鼠/EC$_{50}$(nmol/L)	大鼠/EC$_{50}$(nmol/L)
8	47.2	15.5
9	30.0	未测

续表

化合物	小鼠/EC_{50}(nmol/L)	大鼠/EC_{50}(nmol/L)
10	58.9	34.9
11	3.5	未测
13	51.4	未测
14	11.3	未测

化合物的药代动力学性质

用雄性食蟹猴评价化合物的药代动力学性质，皮下一次注射 0.2 mg/kg 主要参数的均值列于表 29.9。结果提示，化合物 **8** 的半衰期显著长于其他化合物，而且清除率（Cl）也最低，进一步测定生物利用度 $F = 83\%$[1]。

表 29.9　食蟹猴皮下注射化合物 0.2 mg/kg 的药代动力学参数（均值）

化合物	$t_{1/2}$(h)	t_{max}(h)	Cl[mL/(h·kg)]
8	55	8	0.73
9	43	24	1.2
10	34	8	1.3
13	23	4	2.8
14	32	6	1.5
15	23	10	4.7

候选物的确定和替尔泊肽的上市

综合目标化合物的药效、药代和安全性数据（未完全列出），确定了化合物 **8** 为候选化合物，定名为替尔泊肽（tirzepatide），经三期临床与索马鲁肽头对头的随机双盲试验，为期 40 周实验治疗 1879 名Ⅱ型糖尿病患者，按照 1∶1∶1∶1 的比例，随机接受剂量为 5 mg、10 mg 或 15 mg 的替尔泊肽或剂量为 1 mg 的索马鲁肽治疗。结果显示 5 mg、10 mg 和 15 mg 实验组糖化血红蛋白水平与基线相比的平均变化分别为–2.01%、–2.24%和–2.30%，而索马鲁肽组为–1.86%，与索马鲁肽组相比，替尔泊肽的各个剂量组糖化血红蛋白水平变化都具有优势。替尔泊肽治疗组患者的体重减轻幅度大于索马鲁肽组[2, 3]。FDA 基于安全有效性于 2022 年批准上市，每周注射一次治疗 2 型糖尿病。

替尔泊肽

后　记

　　理性设计双靶标药物分子的难点在于，构建一个化合物同时对两个靶标呈现高选择性亲和力，并避免对第三个受体的脱靶作用（杂泛性）；在作用强度上还须有匹配性，在靶组织部位，受体量和作用强度的适配，达到兼容的协调效果，确保治疗剂量对两个靶标都得到希冀的效果，不至于发生某一无效或另一出现不良反应的尴尬局面。作用于双靶标的小分子药物是通过优化必要的功能基及其空间分布，达到契合于两个受体的目标；而多肽激动剂药物，是靠氨基酸及其序列实现双重激活效应。设计本品的策略要素是，尽可能模拟天然配体 GIP 和 GLP-1 的序列组成；同时整合了已上市药物艾塞那肽的 C 端片段；变换个别天然氨基酸为非天然氨基酸，以降低被体内酶的水解概率；还引入长链的亲脂性脂肪酸链以提高与血浆白蛋白的结合能力和达到长效性，并加入乙二醇/乙醇胺/谷氨酸片段以调整多肽的溶解性等。本品作为新一代肽类降糖减肥药，设计上虽然有一定的跟随和借鉴性，但双靶标作用是本品的创新亮点，显著降低了先驱药物只对 GLP-1 受体的单一靶标而引起的不良反应和剂量限制，因而在临床与已有药物头对头的比较试验中显示出治疗优势。

参 考 文 献

[1]　Bokvist　B K, Coskun , Cummins R C, et al. GIP and GLP-1 agonist compounds.　US Patent 9474780 B2, Oct 25, 2016.

[2]　LY3298176, a novel dual GIP and GLP-1 receptor agonist for the treatment of type 2 diabetes mellitus: From discovery to clinical proof of concept.

[3]　Frias J P, et al. Efficacy and safety of LY3298176, a novel dual GIP and GLP-1 receptor agonist, in patients with type 2 diabetes: A randomised, placebo-controlled and active comparator-controlled phase 2 trial. Lancet, 2018, 392(10160): 2180-2193.

30 鹅去氧胆酸—奥贝胆酸

研 发 背 景

胆汁酸

胆汁酸（bile acid）是胆汁的重要成分，主要功能是促进脂质吸收和消化，也帮助脂溶性维生素吸收，在脂肪代谢中起重要作用。胆汁酸主要在肝肠循环系统中起作用，只有很少量进入外周循环。

胆汁酸是混合物，包括由胆酸（**1**, cholic acid, CA）、脱氧胆酸（**2**, deoxycholic acid, DCA）、鹅去氧胆酸（**3**, chenodeoxycholic acid, CDCA）和熊去氧胆酸（**4**, ursodeoxycholic acid, UDCA）等，人体的胆汁酸主要含有 CA 和 CDCA。还可以在 C17 的侧链羧基上缀合牛磺酸或甘氨酸，形成轭合物（conjugates），例如鹅去氧胆酰甘氨酸（**5**）和鹅去氧胆酰牛磺酸（**6**）等也是胆汁酸中的成分，轭合物的 pK_a 变小，在肠道中完全呈离解状态。组成胆汁酸的分子由于含有疏水片段和羧基，是内源性表面活性物质，在体内可促进脂肪乳化成胶束，乳糜态利于吸收。

胆汁酸从胆囊分泌入肠，到达回肠部位被重吸收，经肝脏分泌到胆汁排到肠中，完成一次肝肠循环（hepatoenteral circulation）。肠中细菌可代谢鹅脱氧胆酸成 7-去氧化合物——石胆酸，是胆结石的重要组成物。1999 年发现胆酸类是核受体法呢醇 X 受体的天然配体，揭示了胆酸类新的生理功能和药用前景[1]。

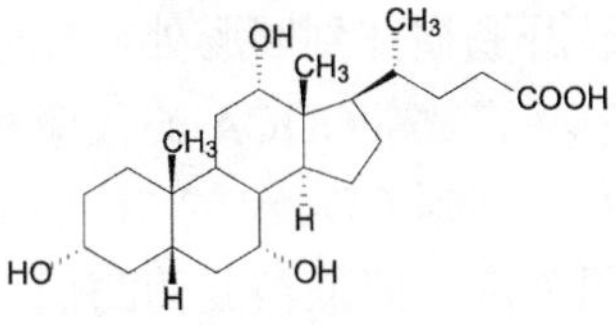

1 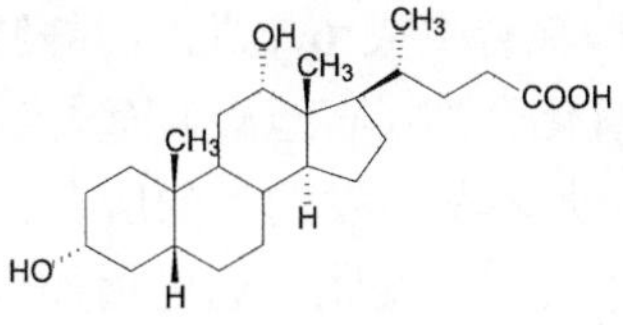　　　　　　　**2** 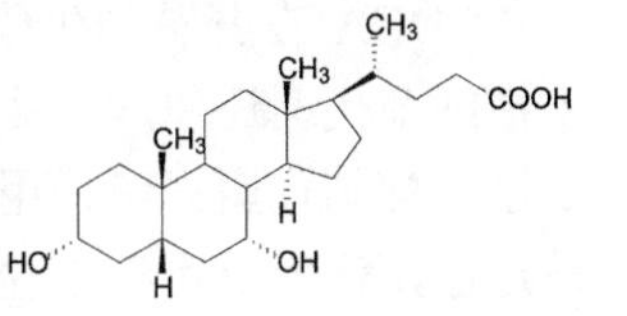　　　　　　　**3**

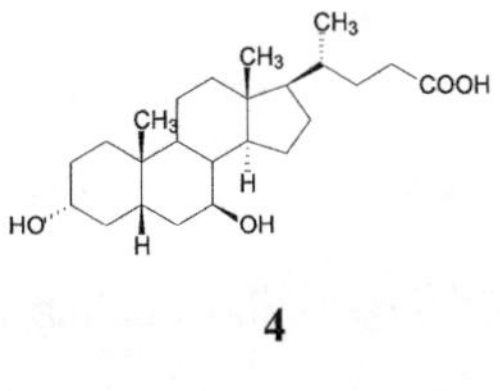

4 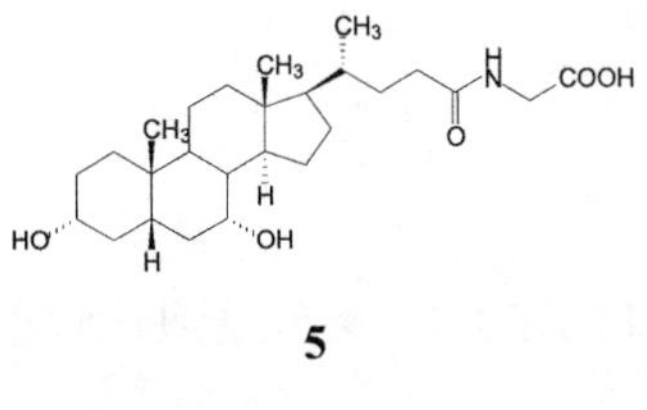　　　　　　　**5** 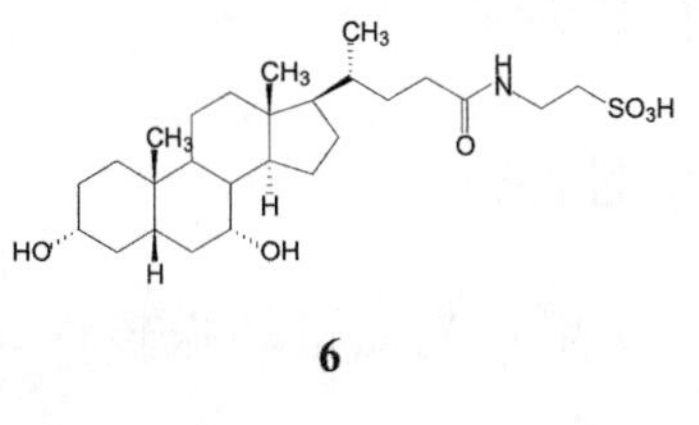　　　　　　　**6**

法呢醇 X 受体

法呢醇 X 受体（farnesoid X receptor，FXR）属于细胞内转录因子超家族的一员，该家族受体是由小分子配体激活，参与许多生理和毒理过程。FXR 高表达于肝脏和小肠，它的天然配体是鹅去氧胆酸等胆汁酸成分。FXR 作为核受体被激活后，移位到细胞核内，与维甲 X 受体（RXR）结合成异二聚体，然后结合于 DNA 的激素反应元件（LBD）上，调节某些基因表达（高或低调）。

体内胆汁酸是由胆固醇合成的，催化该反应的酶系之一是胆固醇-α-羟化酶（CYP7A1），是合成链中的限速酶。激活 FXR 后的主要功能是抑制 CYP7A1，但并不是直接抑制，而是诱导生成小异二聚体伴侣蛋白（SHP），由 SHP 抑制 CYP7A1 的基因转录。所以当细胞内已有高水平的胆汁酸时，通过负反馈机制抑制胆汁酸的合成。

FXR 还调控上皮细胞转运蛋白的表达和活性，参与调控小肠内液体的动态平衡，例如调控囊性纤维化跨膜转导调节因子（1480 氨基酸组成，简称 CFTR），后者是细胞内氯离子的转运蛋白，调节细胞的渗透压[2]。

鹅去氧胆酸及其类似物

鹅去氧胆酸

在 FXR 的天然配体中，活性最强的是鹅去氧胆酸（CDCA）。由于 CDCA 负反馈作用抑制胆固醇和胆酸的生物合成，使得胆汁中的胆固醇和胆汁酸减少而去饱和化，具有逐渐溶解胆囊中的结石作用，所以 CDCA 临床用于治疗胆结石和脑胆固醇病。胆酸还有引起腹泻的副作用，但用来治疗便秘。

CDCA 在肝脏与牛磺酸轭合生成 **6**，进入门静脉经肝肠循环到回肠处，在肠中被细菌代谢还原成 7-去氧化合物（石胆酸）而失活。为了提高 CDCA 的代谢稳定性，抑制代谢去氧作用，是本品研发的目的所在。为了抑制 CDCA 的 7α 羟基被还原，化学上可在 7 位附近引入基团，通过增加位阻效应，降低被肠菌酶促还原去氧能力。当然，新化合物仍须保持与 FXR 的结合力，以优化出更强和更稳定的激动剂。

活性评价

用荧光能量共振转移（FRET）方法经无细胞配体传感分析（cell-free

ligand-sensing assay）评价化合物的活性，原理是 FXR 的配体诱导 SRC1 蛋白（作为共激活因子）与 FXR 结合，这是调控基因的信号转导过程的第一步。由于配体活性的强弱决定了募集到 FRX 处的 SRC1[676-700] 肽的多少，所以用荧光能量共振转移方法测定被招募的 SRC1[676-700] 含量，作为评价配体激动剂的活性，用 EC_{50} 表示。

分子设计和构效关系

CDCA 的 7 位羟基处于 α 位，因而在 6 位引入 α-基团（与 7-羟基同侧）可发挥位阻效应，阻止 7α-羟基的去氧化。表 30.1 列出代表性化合物都是 α-烷基或烷芳基。由于 19β-甲基的存在，合成制备中引入的烷基都是 α 构型。

表 30.1　鹅去氧胆酸及其类似物与 FXR 的结合作用

化合物	R	EC_{50}(μmol/L)	效力*
3	H (CDCA)	8.66	100
7	CH_3	0.75	148
8	CH_2CH_3	0.099	144
9	$CH_2CH_2CH_3$	1.11	156
10	CH_2Ph	>30	5

＊ 募集到 FXR 的 SRC1 肽的相对百分率（CDCA = 100%）

构效关系表明，6α-甲基化合物（7）体外活性 EC_{50} 强于 CDCA 大约 10 倍，6α-乙基（8）增强 80 多倍，6α-正丙基（9）的活性也提高数倍，然而 6α-苄基（10）失去活性，提示 6α 位小尺寸烷基有利于激活 FXR，而过大的苄基不利于结合。就化合物激动 FXR 的功能而言，以 CDCA 的相对效力为 100，化合物 7~9 的激动效力（efficacy）大约提高了 50%，说明 6α 位的小烷基的引入弥补了天然配体 CDCA 的激动剂效力的不足。

用 HuH7 细胞表达的人全长 FXR 受体来测定这些化合物对报告基因 (hsp70EcRE)2-tk-LUC 的影响，表明化合物 8（6α-EtCDCA）是活性最强的完全激动剂，EC_{50} 为 85 nmol/L。而且 8 的选择性也很强，在 1 μmol/L 浓度下可激活 LBD-GAL4 嵌合受体，而对其他核受体没有活性。

候选化合物的确定和奥贝胆酸上市

用大鼠颈静脉插管灌注石胆酸（鹅去氧胆酸的代谢产物——7-deoxy-CDCA）造成大鼠胆汁郁积，评价受试化合物对胆汁郁积的抑制作用，结果表明灌注 3 μmol/(kg·min)化合物 **8** 可逆转由于石胆酸造成的胆汁断流，并且保护肝细胞免受损伤，而 CDCA（**3**）灌注 7 μmol/(kg·min)也达不到阻断胆汁郁积和保护肝细胞的作用，提示 6α-EtCDCA（**8**）对 FXR 受体的激动活性显著强于天然的 CDCA。

鉴于化合物 **8** 的体内外活性和选择性显著强于 CDCA 和其他类似物，Intercept 制药公司确定其为候选化合物，进入开发阶段，定名为奥贝胆酸（obeticholic acid）经临床前和临床研究，表明对鹅去氧胆酸反应不足的原发性胆汁性胆管炎显示治疗价值，于 2016 年在美国和欧盟批准上市。

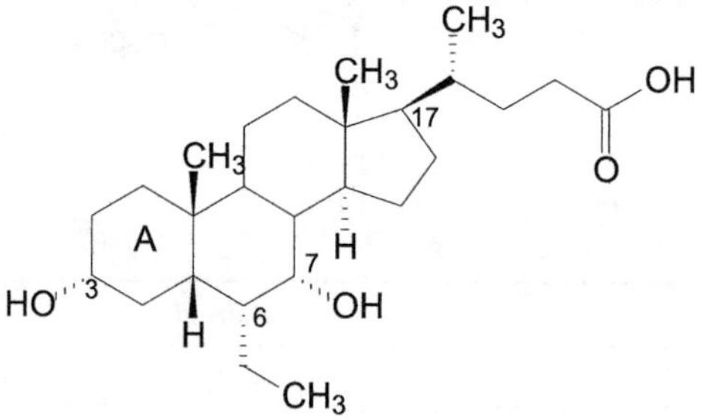

奥贝胆酸

奥贝胆酸与 FXR 的结合模式

FXR 受体的三维结构尚未解析，同源模建其结构是基于同为核受体的 RARγ 的配体结合域（LBD）的晶体结构，构建了 FXR 的三维结构。与化合物 **8** 作分子对接，优化后的结合模式表明，A 环接近螺旋 H12，3α-羟基进入到由 Trp469, His447 和 Phe461 构成的腔内，从而稳定了 **8** 在 FXR 的 LBD 处的空间位置。6α-乙基进入由 Phe284, Thr288, Leu451 和 Phe461 构成的结合腔。根据 LBD 和奥贝胆酸的分子表面积计算的分子体积分别是 687 Å^3 和 384 Å^3，表明在 6 位的结合域处有个小疏水腔可容纳尺寸小的烷基，按照前述的构效关系，该疏水腔最适于乙基结合。图 30.1 是奥贝胆酸与 FXR 的配体结合域的分子对接图，可以看到 3α-羟基和 7α-羟基形成的氢键以及 17 位侧链的羧基形成的静电引力，对维持分子的稳定结合起重要作用，6α-乙基与 H3 附近的疏水腔结合[3]。

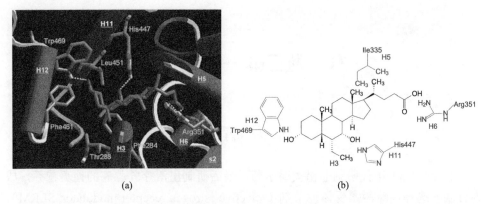

(a)　　　　　　　　　　(b)

图 30.1　（a）化合物 **8** 与 FXR 的配体结合域的分子对接图；（b）化合物 **8** 的结合模式

后　记

奥贝胆酸可认为是继 CDCA 和 UCDA 的第三个治疗原发性胆汁性胆管炎药物。UCDA 即熊去氧胆酸（**4**），是 1997 年批准上市的。在化学上 UDCA 与 CDCA 是互为差向异构物，区别只在于 UDCA 是 7β-羟基，但二者的作用机制完全不同。UDCA 不是 FXR 激动剂，它的药理作用是促进内源性胆汁酸分泌，减少重吸收，拮抗疏水性胆汁酸的细胞毒作用；而 CDCA 以及奥贝胆酸是 FXR 激动剂。所以结构类型相似的奥贝胆酸研制根据与路径与熊去氧胆酸迥别，而且治疗剂量相差百倍[剂量分别为 $0.07\sim0.14$ mg/(kg·d)和 $13\sim15$ mg/(kg·d)]。

近期的临床研究表明，奥贝胆酸显示出对非酒精性脂肪性肝炎（NASH）的有效性。NASH 为伴随有炎症和肝细胞损伤的脂肪变性，导致晚期肝脏纤维化、肝硬化和衰竭，患者只有肝移植挽救生命，奥贝胆酸对 NASH 的有益效果，预示将有重大的医疗价值。

参 考 文 献

[1]　Parks D J, Blanchard S G, Bledsoe R K, et al. Bile acids: Natural ligands for an orphan nuclear receptor. Science, 1999, 284 (5418): 1365-1368.

[2]　Mroz M S, Keating N, Ward J B, et al. Farnesoid X receptor agonists attenuate colonic epithelial secretory function and prevent experimental diarrhoea *in vivo*. Gut, 2014，63: 808-817.

[3]　Costantino G, Macchiarulo A, Entrena-Guadix A, et al. Binding mode of 6ECDCA, a potent bile acid agonist of the farnesoid X receptor (FXR). Bioorg Med Chem Lett, 2003, 13: 1865-1868.

31 雌二醇—氟维司群

研 发 背 景

20 世纪 60 年代研制非甾类避孕药，最后研制出治疗乳腺癌的他莫昔芬，成为首创的选择性雌激素受体调节剂（selective estrogen receptor modulator, SERM），于 1977 年 FDA 批准上市。他莫昔芬称作受体功能调节剂而不是雌激素完全拮抗剂，是因为存在一部分激动作用，对幼年大鼠有弱激动作用，却可完全阻断雌二醇促子宫生长作用。对妇女主要表现抗雌激素活性，但也有雌激素样作用，例如促进阴道角化和肝脏合成蛋白等。20 世纪 90 年代业界致力于研制雌受体的完全拮抗剂，本品即在此背景下展开的。

活 性 评 价

评价化合物对雌受体的激动和拮抗作用，是用幼年雌性大鼠子宫发育重量作指标，通过空白对照、单独给受试物、单独给雌激素，以及受试物与雌激素联合给药，评价各个实验组大鼠子宫重量，并以体重校正（mg 子宫重/100 g 体重），按以下公式计算化合物的激动百分率和拮抗百分率：

$$激动 = \frac{C-A}{B-A} \times 100\% \qquad 拮抗 = \frac{B-D}{B-A} \times 100\%$$

式中，A、B、C 和 D 是经体重校正过的子宫质量；A 代表空白对照组，B 是单纯雌二醇组，C 是单纯受试物，D 是雌二醇+受试物组合的子宫质量。

先导化合物的设计

原理

雌激素作用方式是与受体结合并诱导受体构象变化，活化的复合物进入细胞核，识别了特异的 DNA 结合位点，启动转录机制，影响蛋白质的表达。

设计的化合物希望结合于与雌二醇相同的受体位点，但同时还用结构中第二个功能基，结合于受体另外的区域，以改变受体蛋白的构象，从而阻断雌受体的功能。

第二个功能基团应不干扰对雌受体的识别与结合，为此须经过一定长度的连接基（spacer）相隔。

7 位取代的雌二醇衍生物

已有的文献报道，为了研究用于雌二醇放射性免疫测定的特异性抗体，研究人员制备了雌二醇的各种衍生物，发现 7 位连接直链烷基化合物保持对雌受体的亲和力[1]。

以此借鉴，设计的首轮化合物是在雌二醇分子结构的 7 位经十个亚甲基连接不同功能基的化合物，结构与活性列于表 31.1。受试样品为差向异构体混合物，$7\alpha : 7\beta = 7 : 3$[2]。结果表明，在 C7 经饱和链相连的功能基中，正丁胺的酰胺（**5**）呈现完全的拮抗作用，没有激动作用，而其他化合物都有部分激动作用。进而证明了 **5** 的拮抗活性源于 α 异构体。

表 31.1　C7-取代的雌二醇衍生物对幼年大鼠子宫生长的激动和拮抗作用

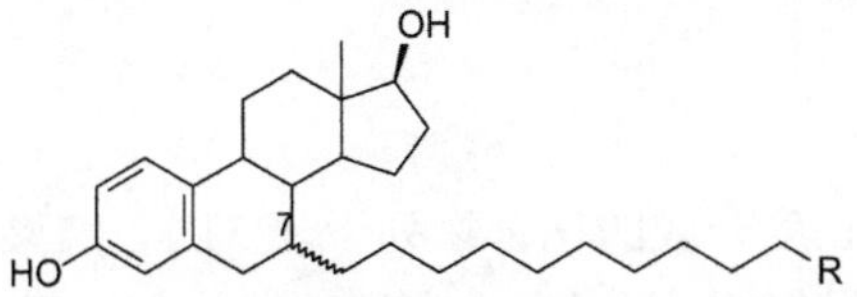

化合物	R	剂量(mg/kg, sc)	激动作用(%)	拮抗作用(%)
1	COOH	25	23	30
2	CH_2OH	25	28	33
3	$CH_2N(CH_2CH_3)_2$	10	33	62
4	$CONH(CH_2)_5COOH$	25	19	33
5	$CONH(CH_2)_3CH_3$	10	-3	92

结 构 优 化

7α-十一酰胺的烷基变换

表 31.1 化合物的 7 位取代基主要是 α 构型（**7R**），进一步的结构优化都是 7α 取代。由于化合物 **5** 拮抗作用最强，而且没有激动活性，故以 **5** 为新的起点，对 N-丁基作变换，合成的化合物列于表 31.2。结果表明，高拮抗活性的化合物的 R 为 $C_4 \sim C_6$（化合物 **8** 和 **9**），化合物 **12**（R = 新戊基）也是高活性的拮抗剂，提示氨基上取代的碳原子数是重要的，其他化合物为部分拮抗剂。

表 31.2 7α取代基变换对活性的影响

化合物	R	剂量(mg/kg, sc)	激动作用(%)	拮抗作用(%)
6	CH_2CH_3	25	34	63
7	$CH_2CH_2CH_3$	10	20	70
8	$CH_2CH_2CH_2CH_3$	10	−3	100
8	$CH_2CH_2CH_2CH_3$	5	−1	69
9	$CH_2CH_2CH_2CH_2CH_3$	5	2	83
10	$CH_2CH_2CH_2CH_2CH_2CH_3$	10	36	27
11	$C(CH_3)_3$	5	12	70
12	$CH_2C(CH_3)_3$	10	−13	96

优化 7α烷基链长

优化 7α链的酰基长度合成的化合物列于表 31.3。结果表明，从 C_4 到 C_{10}，对雌受体的拮抗作用随碳链加长而提高，直到纯拮抗剂，但酰基的碳数还得与胺的烷基碳数相匹配，例如化合物 15 的活性显著强于 14。7α 碳链（酰基+氮上的烷基）总碳原子数以 16～18 为宜。

表 31.3 烷基链长对活性的影响

化合物	n	R	剂量(mg/kg, sc)	激动作用(%)	拮抗作用(%)
13	2	$n\text{-}C_{12}H_{25}$	25	10	13
14	4	$n\text{-}C_4H_9$	10	81	34
15	4	$n\text{-}C_{10}H_{21}$	10	−7	104
16	7	$n\text{-}C_4H_9$	10	28	60
17	7	$n\text{-}C_7H_{15}$	10	1	92
8	10	$n\text{-}C_4H_9$	10	−3	100
18	11	$n\text{-}C_3H_7$	10	26	59

酰仲胺的优化

化合物 **8** 灌胃给药，对子宫的生长呈现激动作用，提示代谢产物与原药的作用差异。**8** 在体内代谢水解成游离酸，后者有激动活性。为降低代谢作用将酰仲胺置换为酰叔胺，例如化合物 **19** 是 **8** 的酰仲胺作 N-甲基化，拮抗作用增强了 3 倍，提示酰仲胺上的氢原子没有参与同受体结合作用，提高了拮抗作用。

因而合成酰叔胺化合物，结果列于表 31.4。化合物 **19** 皮下注射或灌胃大鼠对受体都有强拮抗作用，剂量降低为原来的 25%，仍有高活性。N-乙基化合物 **20** 保持有高活性，进一步加大烷基体积，则活性下降，例如 N-异丙基化合物 **22** 活性显著降低。

表 31.4 7α-酰叔胺化合物的活性

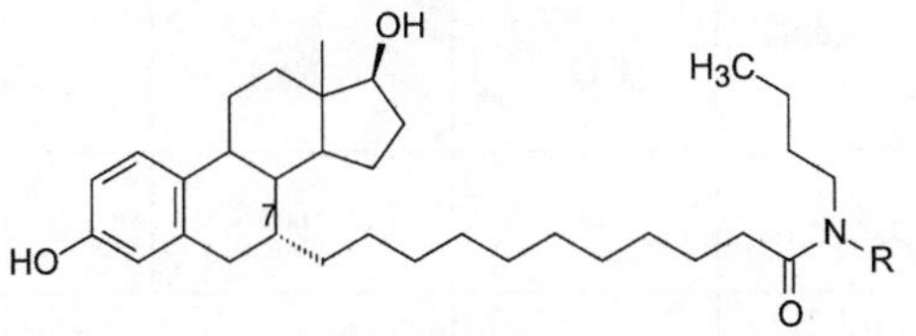

化合物	R	剂量(mg/kg, sc)	激动作用(%)	拮抗作用(%)
8	H	10	−3	100
19	CH₃	10	−7	105
19	CH₃	2.5	−11	85
20	C₂H₅	10	10	93
21	n-C₄H₉	10	−1	46
22	CH(CH₃)₂	10	42	39

烷基支化与代谢的关系

酰仲胺和酰叔胺化合物以不同途径给药，引起对雌受体激动/拮抗作用的差异，是代谢产物所致，氨基的氧化脱烷基提高了对雌受体的激动活性，这是不利的。因而试图将 N-烷基支化，增加位阻以降低代谢，合成的化合物列于表 31.5。构效关系却表明带支链的酰仲胺如化合物 **23** 和 **25** 皮下注射的活性呈现完全拮抗作用，而相应甲基化产物 **24** 和 **26**（为酰叔胺）则不是拮抗剂，且有部分激动作用，表明大基团的酰叔胺是不利的因素。

表 31.5　*N*-支化烷基取代对活性的影响

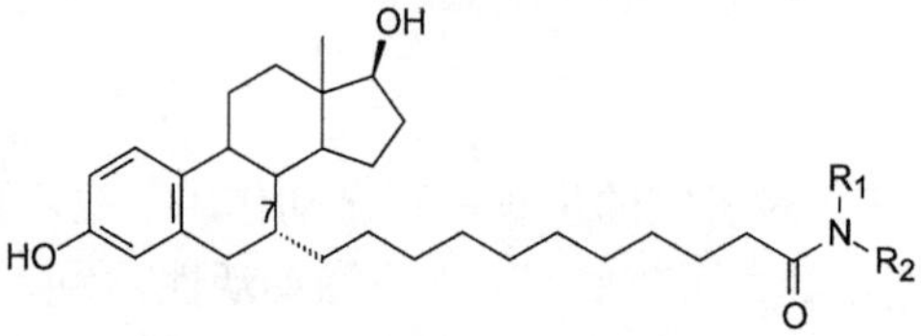

化合物	R_1	R_2	促子宫生长活性 10 mg/kg (皮下注射)		促子宫生长活性 10 mg/kg (灌胃)	
			激动作用(%)	拮抗作用(%)	激动作用(%)	拮抗作用(%)
19	CH_3	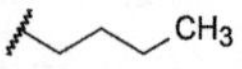 [CH₃链]	−7	105	−1	80
8	H	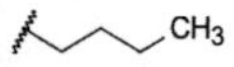 [CH₃链]	−3	92	20	55
23	H	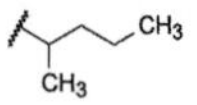 [支链 CH₃]	0	86	17	54
24	CH_3	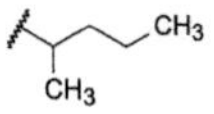 [支链 CH₃]	12	69	17	44
25	H	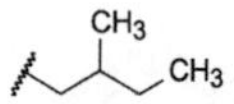 [支链 CH₃]	−7	100	17	36
26	CH_3	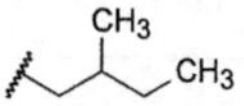 [支链 CH₃]	3	90	6	66
27	H	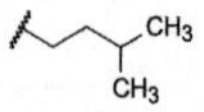 [支链 CH₃]	1	94	16	73
28	CH_3	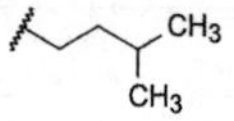 [支链 CH₃]	2	96	11	35

酰仲胺的 *N*-烷基末端引入苯环

　　表 31.6 列出的酰仲胺的取代基为苯烷基，考察芳环对活性的影响。结果表明，在保留酰胺氮上氢原子（提供氢键给体）情况下，末端苯环会引起化合物的激动活性，因而不可取。

N-氟烃基的作用

　　化合物 **8** 和 **19** 的 *N*-正丁基若被全氟正丁基替换，**34** 和 **35** 仍然保持强抑制活性（表 31.7），灌胃大鼠也未呈现雌受体的激动作用，提示氟代化合物有利于活性和代谢稳定性。

表 31.6 末端含苯环的酰仲胺化合物的活性

化合物	R₁	n	R₂	促子宫生长活性 10 mg/kg (皮下注射)		促子宫生长活性 10 mg/kg (灌胃)	
				激动作用(%)	拮抗作用(%)	激动作用(%)	拮抗作用(%)
29	H	0	4-OCH₃	23	59	19	19
30	H	0	4-CN	26	45	15	40
31	H	0	H	12	77	33	27
32	H	1	H	13	86	30	45
33	CH₃	1	H	5	85	27	51

表 31.7 *N*-丁基氟代对活性的影响

化合物	R₁	R₂	促子宫生长活性 10 mg/kg (皮下注射)		促子宫生长活性 10 mg/kg (灌胃)	
			激动作用(%)	拮抗作用(%)	激动作用(%)	拮抗作用(%)
8	H	⌇CH₃	−3	92	20	55
19	CH₃	⌇CH₃	−7	105	−1	80
34	H	⌇CF₃ (全氟)	−3	92	−7	78
35	CH₃	⌇CF₃ (全氟)	−7	81	−9	104

综上所述,化合物 **19** 和 **35** 是两个活性最强的化合物,灌胃大鼠的 ED_{50} 分别为 6 mg/kg 和 2 mg/kg,提示 *N*-甲基-*N*-正丁基或 *N*-甲基-*N*-全氟正丁基等酰叔胺化合物是具有代谢稳定性的完全拮抗剂[3]。

氟维司群及其作用机制

化合物 **19** 作为雌受体的完全拮抗剂，代号为 ICI-164384 进入临床研究。与此同时对 7 位侧链作进一步变换。考虑到酰叔胺既没有碱性，也无氢键形成能力，可以变换酰胺基团成其他极性基团，其中包括亚砜基的变换仍保持拮抗活性，末端烷基氟代提高了代谢稳定性，优化出化合物 **36**（未发表优化过程）。

19   **36**

化合物 **36** 代号为 ICI-164780，是雌受体完全拮抗剂，离体抑制雌受体活性是化合物 **19** 的 10 倍。对幼鼠抑制子宫生长的半数有效剂量（ED_{50}）为 0.06 mg/kg，显著强于 **19**（ED_{50} = 0.9 mg/kg）；**36** 体外抑制 MCF-7 人乳腺癌细胞的 IC_{50} 为 0.29 nmol/L，**19** 为 1.3 nmol/L。**36** 的活性也强于 4-羟基他莫昔芬。大鼠或猴一次肌肉注射化合物 **36**，可持续抑制雌受体活性。对移植性 Br10 和 MCF-7 人乳腺癌细胞的裸鼠一次注射氟维司群，效果相当于连续四周每日给药他莫昔芬的效果[4]。

化合物 **36** 定名为氟维司群（fluvestrant），经三期临床研究证明对绝经妇女雌受体呈阳性的乳腺癌是有效的治疗药，于 2002 年 FDA 批准上市。

选择性雌受体降解剂及其扩展

氟维司群最初认为是选择性雌受体调节剂（SERM），从结构分析，是在雌二醇的 7 位连接含有亚砜基的脂肪链，将雌激素的激动作用翻转为拮抗剂，以为作用机制与他莫昔芬相似。后来研究发现并不是单纯占据并结合雌受体引起的拮抗作用，而是结合后导致雌受体的降解失活，表现为完全拮抗剂。氟维司群与雌受体结合后，分子中的亲脂性侧链增加了蛋白表面的疏水性，因之改变了受体蛋白构象，稳定性降低导致受体蛋白降解[5]。这样，氟维司群定为选择性雌受体降解剂（selective estrogen receptor degrader, SERD），其完全拮抗作用的功能即在于此。

氟维司群的口服生物利用度低，但在体内半衰期很长，$t_{1/2}$ = 6 天，以油性溶液肌肉注射给药 250 mg，每月一次，治疗绝经后雌激素受体阳性的局部晚期或转移性乳腺癌。

氟维司群的首创性在于，它的上市开辟了诱导蛋白降解的小分子药物治疗领域，其作用犹如酶或催化剂，与靶标蛋白结合后引起蛋白降解，本身并没有消耗。

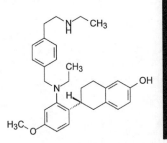
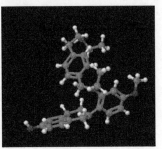

37

美纳里尼/Radius 公司联合开发的口服的 SERD 艾拉司群（**37**, elacestrant）用于治疗 ER+和 HER2－晚期或转移性乳腺癌，对 ERα 和 ERβ 的 IC$_{50}$ 值分别为 48 nmol/L 和 870 nmol/L 的新药申请于 2022 年 8 月被 FDA 授予优先审评审批资格，2023 年 1 月批准上市。**37** 可穿越血脑屏障，有望治疗乳腺癌转移的脑瘤[6]。

氟维司群的成功还引发了研究对其他靶标蛋白的降解剂。例如研发选择性雄受体降解剂（SARD）治疗前列腺癌[7]，但迄今还没有上市的药物。由 SERD 到更广泛的蛋白降解剂，例如蛋白质水解嵌合体（PROTACs），对于研发缺少结合位点或结合腔的蛋白靶标的抑制剂通过降解是个重要的平台技术，意义重大[8]。

参 考 文 献

[1] Baulieu E E, Truong H. Parameters influencing the purification of calf uterus estrogen receptor by affinity chromatography. FEBS LETT, 1974, 46: 321-325.

[2] Wakeling A E, Bowler J. Novel antioestrogens without partial agonist activity. J Steroid Biochem, 1988, 31: 645-653.

[3] Jean Bowler J, Lilley T J, Pittam J D, et al. Novel steroidal pure antagonists. Steroids, 1989, 54: 71-99; Wakeling A E, Bowler J. Biology and mode of action of pure antiestrogens. J Steroid Biochem. 1988, 30: 141-147.

[4] Wakeling A E, Dukes M, Bowler J. A potent pure antiestrogen with clinical porential. Cancer Res, 1991, 51: 3867-3873.

[5] Wu Y L, Yang X, Ren Z, et al. Structural basis for an unexpected mode of SERM-mediated ER antagonism. Mol Cell, 2005, 18: 413-424.

[6] Garner F, Shomali M, Paquin D, et al. RAD1901: A novel, orally bioavailable selective estrogen receptor degrader that demonstrates antitumor activity in breast cancer xenograft models. Anti-Cancer Drugs, 2015, 26: 948-956.

[7] Ponnusamy S, Coss C C, Thiyagarajan T, et al. Novel selective agents for the degredation of androgen receptor variants to treat castration-resistancet prostate cancer. Cancer Res, 2017, DOI: 10.1158/0008-5472.

[8] Lai A C, Crews C M. Induced protein degradation: an emerging drug discovery paradigm. Nat Rev Drug Disc, 2017, 16: 101-111.

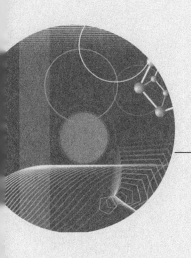

IV 抗体偶联药物

32 抗体偶联药物—德曲妥珠单抗

在经典药物化学中，拼合原理是将履行两种功能的结构元件拼接成一个分子，以赋予化合物优良性质。例如形成双靶标药物的两个药效团拼合，产生协同作用；将亲电性基团连接于配体形成共价结合药物以提高活性和选择性，以及前药设计等等。

抗体偶联药物（antibody-drug conjugates，ADC）可视作更大尺度的分子整合，是抗体蛋白分子与小分子毒物进行共价连接，本质是将特异的靶向药代载体分子与强毒性分子共价连接而成。

ADC 是由三个片段组成：抗体、连接基和毒性分子。抗体（antibody）是靶向递送和特异性结合的载体，功能是将整个 ADC 分子输送到有表面抗原的（癌）细胞处，是与抗原结合的物质基础；连接基（linker）是共价偶联抗体和毒性分子的有机链状片段（其特征在后面叙述）；毒性分子（payload）则是对癌组织呈现杀伤之所在。

ADC 的作用机制可概述如下：由于结构的互补性 ADC 与抗原分子结合成复合物（图 32.1）；经网格蛋白（clathrin）介导发生内化作用，ADC 进入胞内；形成的核内体（endosome）中的 ADC 连接基被水解或酶促裂解，或二硫键被还原

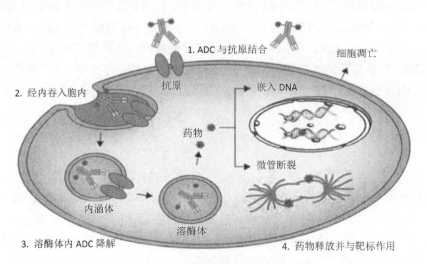

图 32.1 抗体偶联药物的作用过程示意图

裂解等将药物释放到胞质中。不可裂解的连接基则通过核内体与溶酶体融合，溶酶体将 ADC 药物彻底降解；释放到胞浆中的药物通过抑制微管聚合或插入 DNA 双螺旋发挥作用导致靶细胞凋亡。毒性分子也可扩散到周围肿瘤细胞中发挥旁杀作用（bystander effect）。

从 2000 年辉瑞首创 ADC 药物奥加米星吉妥组单抗（Gemtuzumab ozogamicin）以来，迄今已有十多个上市。从技术层面而言，后来的 ADC 是跟随性的研制，都是选择针对不同靶标的抗体、与不同类型的毒性分子，经不同的连接基共价结合而成新的 ADC 药物。其中的创新性体现在抗体和毒性分子的选择和适配组合，以及连接基的优化等。所以组合性研究内容极其丰富。日本第一制药和三共 2019 年上市的德曲妥珠单抗（trastuzumab deruxtecan，DS-8201，商品名 Enhertu）是非常突出和成功的范例。

三个元件的选择

抗体

抗体与靶细胞抗原的高特异性和亲和力是研制 ADC 的先决条件，由于递送的细胞毒分子剧烈毒性，递送到肿瘤细胞内而不泄露于血液和侵害正常组织至关重要，这就要求抗原蛋白在癌细胞高度表达，而正常细胞不（或低）表达。

人类表皮生长因子受体 2（human epidermal growth receptor-2, HER2）被激活时会启动细胞增殖和肿瘤发生的多种信号通路，HER2 在多种肿瘤细胞中高表达。例如，15%～30% 的浸润型乳腺癌中 HER2 过度表达，在胃癌中为 10%～30%。第一/三共制药认定 HER2 靶标的可靠性和广泛覆盖性，将重组人源化 IgG1 kappa 型抗 HER2 单克隆抗体曲妥珠单抗（trastuzumab，1998 年上市）作为研制 ADC 基础，因为曲妥珠单抗与 HER2 有特异亲和力（$EC_{50} = 20.1$ pmol/L）。

毒性分子

喜树碱衍生物依沙替康（1, exatecan）是拓扑异构酶 1 的强效抑制剂，化学结构是喜树碱 7 位和 9 位环合的含氨基化合物[1]，1 的水溶性高于喜树碱，同时也是连接修饰的"把手"。该游离氨基经羟乙酰化，产物称作德鲁替康（2, deruxtecan），2 不仅保持喜树碱类抑制拓扑异构酶 1 的活性，还可作为与连接基偶联的接头，经甲醛与四肽 C 端的甘氨酰胺形成氮杂缩醛，其功能在后面叙述。第一/三共拥有 1 和 2 的知识产权，然而这两个小分子抑制剂未能成药，但 2 成就了 ADC。

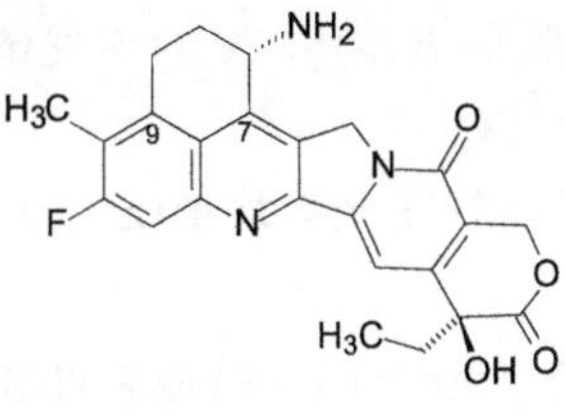

1 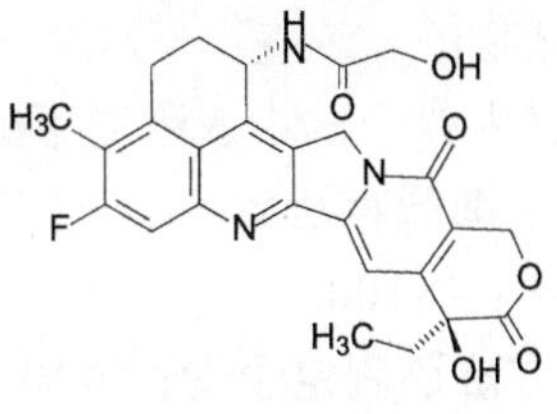　　　　　　　**2**

连接基

在确定了单抗和毒性分子之后，研制 ADC 主要和大量工作是设计、优化和确定连接基的结构，连接基决定了药效的展示和药代动力学品格。作为 ADC 药物的桥梁，通过可裂解或不可裂解的连接基将抗体和毒性分子连在一起，这是精细设计的过程，因为既要有稳定性，防止在循环血液中断裂而暴露毒性分子，又要被特定的肿瘤细胞吞噬，并迅速释放出毒性分子而起效。

每个抗体分子能否连接较多的毒性分子（下称药物），使药物与抗体分子比（drug-antibody ratio, DAR）适度，这也是连接基的反复试验过程。本品 DAR 值 7.8，超过通常 ADC 的 DAR 值 3～4。是不寻常的。连接基还决定体内的药代动力学性质，兼有亲水和亲脂性有利于内化和癌细胞间发生扩散，发挥旁杀效应[2]；本品的连接基含有可裂解性四肽，四肽的酰胺与德鲁替康的羟基经甲醛缩合成氮杂缩醛，后者在血浆中是稳定的，但进入癌细胞的酸性环境中易于裂解，释放德鲁替康分子。

活 性 评 价

ADC 体外抑制乳腺癌细胞生长作用

评价合成的 ADC 活性，是测定 IC_{50} 的范围。在 96 孔板上将胎牛血清分别加入一定量的 HER2 阳性的人乳腺癌 KPL-4 细胞或 HER2 阴性（或低表达）人乳腺癌 MCF7 细胞，温孵过夜，次日每孔分别加入系列稀释浓度的受试液（5 倍稀释：1000 nmol/L，200 nmol/L，40 nmol/L，8 nmol/L，1.6 nmol/L，0.32 nmol/L，0.064 nmol/L），温孵 5～7 天，取定量的细胞液，用 CellTiter-Glo 仪发光法测定细胞活力，选取可包括 50%抑制率的两个相邻浓度（a 和 b 浓度包括了 50%抑制率，$a>b$），得到的细胞存活率（c 和 d 分别是 a 和 b 浓度下发的存活率），按以下公式计算 ADC 受试物的 IC_{50}：

$$IC_{50}(nmol/L) = antilog[(50-d)\times(\log_{10}b-(\log_{10}a)\div(d-c)+\log_{20}b]$$

式中，a 为受试物的 a 浓度；b 为同一受试物的 b 浓度；c 为该受试物 a 浓度下的活细胞存率；d 为该受试物 b 浓度下的细胞存活率。

每个浓度下细胞存活率(%) = 含有受试物的发光量均值(n = 2)÷没有受试物的发光量均值(n = 10)×100

用同样的方法还测定了受试物对另外 7 株癌细胞（抗原阳性和抗原阴性）的抑制活性 IC_{50}（从略）。

对小鼠移植肿瘤的抑制活性

雌性裸鼠分别接种人乳腺、胃癌、黑色素瘤、人非小细胞肺癌、结直肠癌、卵巢癌、食管癌等，接种后第 5 天尾静脉注射受试物 10 mg/kg，测定一个月内不同时间点的肿瘤生长体积变化，用空白、曲妥珠单抗和已上市的 ADC 药物恩特曲妥组单抗（trastuzumab-emtansine）作对照，评价受试物的活性。

化合物的设计

研制者确定了抗体为曲妥组单抗，药物为依沙替康或德鲁替康，下一步的设计和优化集中在连接基的变换上。包括有：抗体与连接基共价结合的化学特征，药物-抗体分子比（DAR），连接基长度，调整和优选亲水-亲脂性，稳定性与裂解性的优化，连接基与药物的共价键合方式等。分述如下。

与抗体结合的共价键

采用最常见的一种结合方式是将抗体成对的二硫键还原为半胱氨酸残基，巯基与连接基的富马酰亚胺发生亲核加成，形成 S-C2-琥珀酰亚胺偶联。图 32.2 是偶联反应的示意图。

连接基的选择

连接基的主体是可裂解的四肽，通过优化得到的 Gly-Gly-Phe-Gly(GGFG)具有可裂解性，容易被胞内蛋白酶水解释放出药物，也由于 GGFG 极性较强内化的限制性较低，因而在优化连接基时该序列固定不变。但连接基加入一定的疏水性又有利于稳定性，因而为调整亲水-疏水之间的平衡，在 GGFG 和琥珀酰亚胺之间加入不同长度的烷基和聚乙二醇基单元（乙二醇的有无或数量），评价目标物的抗癌活性。

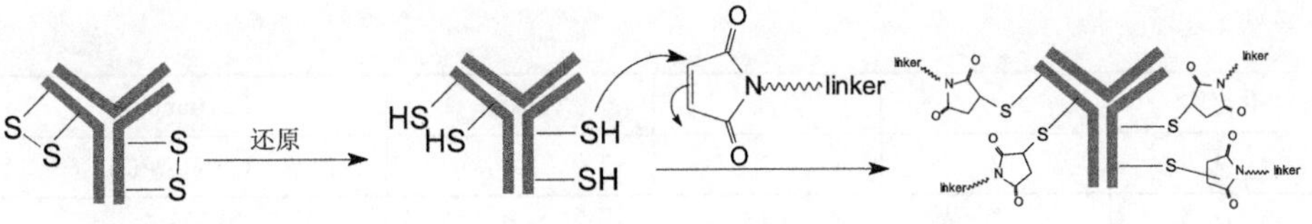

图 32.2　抗体与连接基共价键结合的示意图

连接基另一端连接依沙替康，是将氨基通过脂肪酸酰胺化；若连接德鲁替康，后者端基为羟基，则与连接基四肽 C 端的甘氨酰胺经与甲醛缩合，生成氮杂缩醛片段。缩醛在中性或碱性中是稳定的，在酸性环境则容易分解。癌细胞内呈弱酸性，所以有利于 ADC 释放出游离的德鲁替康。

抗体对药物的载荷量和体外活性

ADC 分子中药物在抗体上的载荷量用药物-抗体比（DAR）表示，DAR 值是合成中通过反应物的用量来调节的。产物精制后经 LC-MS 确定药物与抗体分子的比值。本项目许多优化内容是连接基相同但有不同的 DAR 值，考察 DAR 对抗癌活性的影响。由于蛋白质分子偶联反应的复杂性，DAR 值往往是带有分数的平均比值。

表 32.1 至表 32.4 列出了代表性化合物的组成和活性（实际合成的 ADC 数量逾百）。报道的体外 IC_{50} 是活性范围。

表 32.1　含有依沙替康的 ADC 结构与活性

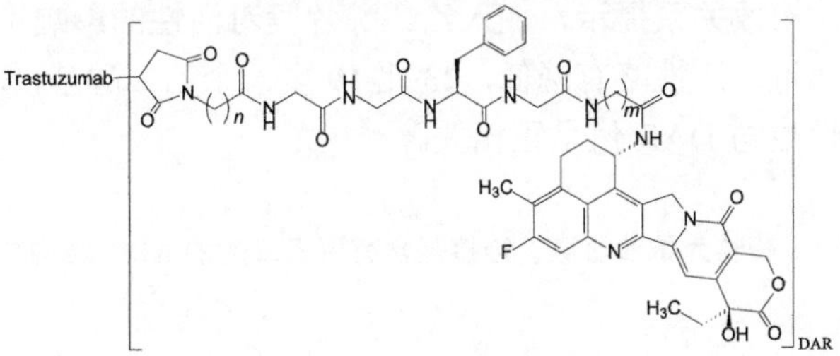

化合物	n	m	DAR	IC_{50}(nmol/L)
3	5	3	2.6	<0.1
4	2	3	3.1	<0.1
5	5	3	7.3	$1 > IC_{50} > 0.1$
6	2	3	6.1	<0.1
7	5	2	2.0	$1 > IC_{50} > 0.1$
8	5	2	3.8	<0.1

续表

化合物	n	m	DAR	IC_{50}(nmol/L)
9	2	2	3.7	$1 > IC_{50} > 0.1$
10	2	2	6.6	< 0.1
11	2	2	1.9	> 100
12	2	2	3.0	—
13	5	5	1.7	$100 > IC_{50} > 1$
14	5	5	2.5	$1 > IC_{50} > 0.1$
15	3	2	4.7	$1 > IC_{50} > 0.1$
16	3	2	8.5	$1 > IC_{50} > 0.1$
17	5	4	1.8	$1 > IC_{50} > 0.1$
18	5	4	3.4	< 0.1

表 32.1 的药物是依沙替康，其伯氨基与四肽 C 端的甘氨酸间不同长度的氨烷基酸（碳原子数 m）连接，四肽的 N 端经酰烷基（碳原子数为 n）连接 N-琥珀酰基。活性数据表明 n，m 和 DAR 三个变量在有限的 ADC 样本中提取构效关系是困难的。大体的趋势是在 GFGG 基础上增加疏水性有利于活性，例如 $n+m = 9, 10$ 的化合物活性强于 4 或 5；高 DAR 值活性一般强于低 DAR 值。

表 32.2 的化合物类型是在四肽 N 端与琥珀酰亚胺间的烷酰之间插入乙二醇片段，以提高连接基的亲水性，表中 n 虽然是 2 个碳，但在乙二醇与酰胺之间增加了 2 个碳原子，构效关系提示，加入乙二醇片段对活性的影响不显著，例如 **19** 与 **8** 的 DAR 值相近，活性略有降低，**23** 比 **19** 多一个乙二醇基，活性却相同。这个系列 ADC 活性也与 DAR 值呈正相关。

表 32.2　药物为依沙替康、连接基含有聚乙二醇的 ADC 结构与活性

化合物	n	m	p	DAR	IC_{59}(nmol/L)
19	2	3	1	3.6	$1 > IC_{50} > 0.1$
20	2	3	1	6.9	< 0.1

化合物	n	m	p	DAR	IC_{59}(nmol/L)
21	2	3	1	6.2	—
22	2	3	2	3.4	$1>IC_{50}>0.1$
23	2	3	2	6.0	<0.1
24	2	2	1	1.9	—
25	2	2	1	3, 9	$100>IC_{50}>1$
26	2	2	2	3.2	$1>IC_{50}>0.1$
27	2	2	2	6.2	$1>IC_{50}>0.1$

表 32.3 的药物是德鲁替康，它与连接基共价结合的方式是羟基与四肽 C 端的酰胺经甲醛缩合成氮杂缩醛，四肽 N 端是由 N-琥珀酰亚氨基己酰基连接，N-己酰基是优化得出的，因而余下的设计是优化抗体的载荷量（DAR）。基于表 32.1 和 32.2 得出的 DAR 值越高活性越强的趋势，密集制备了高 DAR 值的 ADC，可惜在专利中多数化合物的活性未曾报道。此外，该连接基中加入乙二醇片段，活性也未提升。

表 32.3　药物为德鲁替康、连接基含有氮杂缩醛的 ADC 结构与活性

化合物	n	DAR	IC_{59}(nmol/L)
28	5	2.9	>100
29	5	5.6	$100>IC_{50}>1$
30	5	5.2	—
31	5	3.0	—
32	5	6.2	—
33	5	6.6	—
34	5	6.1	—
35	5	6.0	$1>IC_{50}>0.1$

续表

化合物	n	DAR	IC$_{59}$(nmol/L)
36	5	6.2	—
37	5	6.3	—
38	5	7.8	—

　　表 32.4 的化合物是在德鲁替康的羟基与 C 端甘氨酰胺之间用亚乙基连接，此时已完全失去了缩醛的结构，报道的体外活性虽然较好，但没有进一步的体内活性评价，或许是难以裂解释放毒性分子的缘故。

表 32.4　药物为德鲁替康芳 ADC 结构与活性

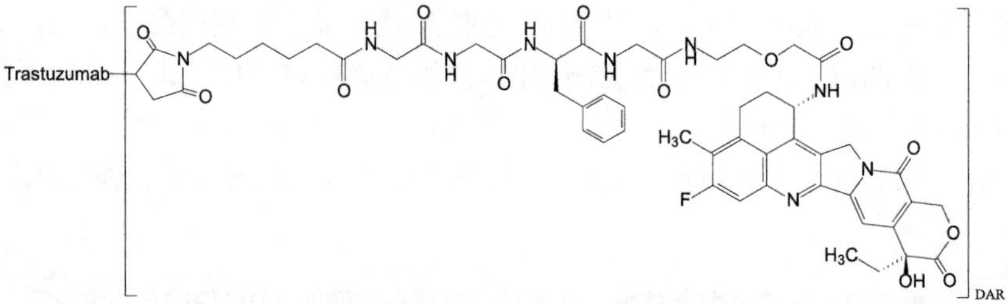

化合物	DAR	IC$_{59}$(nmol/L)
39	3.7	$1 > IC_{50} > 0.1$
40	6.9	< 0.1
41	7.0	< 0.1

体内活性

　　综合专利公布的 40 个实施例的构效关系，难以明确地选择出优胜分子进行深入的体内评价，或许研制者从上百个化合物的活性数据归纳出明确的方向，笔者不得而知。然而大概率的优势连接基片段，是用：①氮杂缩醛连接德鲁替康；②四肽 N 端链接疏水片段以调节亲水-疏水平衡；③抗体与药物间距离不宜过长；④高 DAR 值有利于活性。因而很自然地将目标化合物聚焦于化合物 **38**（专利中却未报道其体外活性）。

　　体内评价是用雌性裸鼠接种患者的癌细胞，包括乳腺癌、胃癌、非小细胞肺癌、结直肠癌等 HER2 阳性、低表达或阴性癌细胞，一定时间后尾静脉注射 ADC 化合物 10 mg/kg，同时随机分组小鼠作空白对照，以及曲妥昔单抗和阳性对照药恩特曲妥组单抗（剂量均为 10 mg/kg），测定一个月内肿瘤体积的变化。

图 32.3（a）是 **29**(5C-GGFG-NH-CH$_2$-O-deruxtecan)$_{5.6}$ 对移植人乳腺癌 HER2 阳性细胞的裸鼠抑制活性（时间-肿瘤体积作图，下同），结果显著强于曲妥组单抗，但仍未完全抑制肿瘤的生长。

图 32.3（b）是 **30**(5C-GGFG-NH-CH$_2$-O-deruxtecan)$_{5.2}$ 和 **21**（2C-CONH-2C-glycol-GGFG-NH-3C-CO-exatecan）对移植人胃癌 HER2 阳性癌细胞的生长的影响，**30** 完全抑制了肿瘤生长。

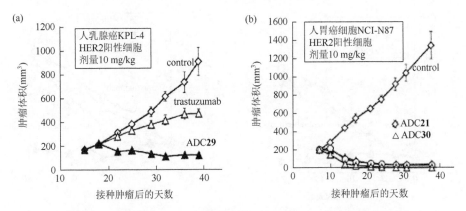

图 32.3　化合物 **29**（a）以及化合物 **21** 和 **30**（b）体内抗胃癌作用

图 32.4 比较了 **21**（2C-CONH-2C-glycol-GGFG-NH-3C-CO-exatecan）、**31**(5C-GGFG-NH-CH$_2$-O-deruxtecan)$_{3.0}$ 和 **32**(5C-GGFG-NH-CH$_2$-O-deruxtecan)$_{6.2}$ 对另一株人乳腺癌生长的活性，此时 **21** 的活性强于 **31** 和 **32**。

图 32.5 是 **33**(5C-GGFG-NH-CH$_2$-O-deruxtecan)$_{6.6}$ 对人胰腺癌弱表达 HER2 癌细胞的抑制作用，呈现显著活性。

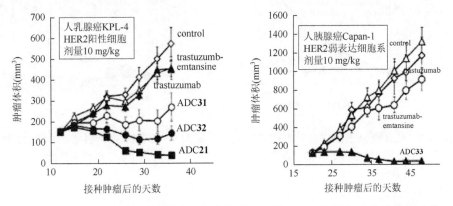

图 32.4　化合物 **21**, **31** 和 **32** 抑制乳腺癌生长的比较　　图 32.5　化合物 **33** 抗胰腺癌活性

　　图 32.6 和图 32.7 是 **38** 分别抑制乳腺癌患者和结直肠癌患者低表达 HER2 细胞抑制裸鼠生长活性，与阳性对照药恩特曲妥组单抗比较，显示显著的抗癌活性。

　　图 32.8 说明 **38** 可抑制非小细胞肺癌患者 HER2 中度表达的癌细胞生长，而恩特曲妥组单抗 ADC 无效。图 32.9 提示 **38** 对食管癌患者高表达 HER2 癌细胞生长也有抑制活性。图 32.10 表明 **38** 对人卵巢癌生长的抑制作用。

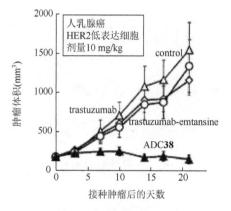

图 32.6　化合物 **38** 抑制患低表达 HER2 乳腺
　　　　癌患者细胞的活性

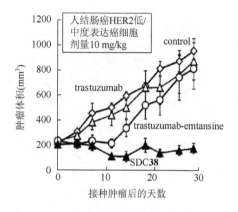

图 32.7　化合物 **38** 抑制患低表达 HER2 结直
　　　　肠癌患者细胞的活性

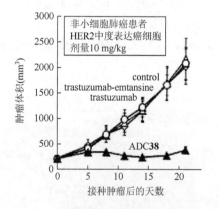

图 32.8　化合物 **38** 抑制中度表达 HER2 非小
　　　　细胞肺癌患者癌细胞的活性

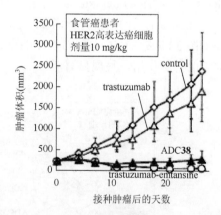

图 32.9　化合物 **38** 抑制高表达 HER2 食管癌
　　　　患者癌细胞的活性

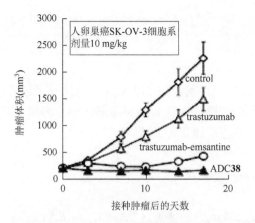

图 32.10 化合物 **38** 抑制人卵巢癌细胞的活性[3]

德曲妥珠单抗批准上市

第一/三共制药确定 **38** 为候选化合物，定名为德曲妥珠单抗（trastuzumab-deruxtecan，商品名为 Enhertu），经临床试验证明，对转移性乳腺癌中并已接受过 2 种以上抗 HER2 药物治疗的 HER2 阳性、不可切除性或转移性乳腺癌成人患者有良好的治疗效果，于 2019 年 12 月在美国上市[4]。2021 年 1 月又批准治疗已接受过曲妥珠单抗治疗的局部晚期或转移性 HER2 阳性胃癌或胃食管交界腺癌的成人患者。德曲妥珠单抗成为 10 年来首个获 FDA 批准用于治疗胃癌的 HER2 靶向 ADC 药物。2022 年 8 月 FDA 又批准治疗携带激活性 HER2 突变的无法切除或转移性非小细胞肺癌患者。本品对结直肠癌的临床试验得到了明显效果，当前没有用于 HER2 阳性结直肠癌患者的特异性治疗药物，而德曲妥珠单抗在肿瘤缓解率和疾病控制率方面的独特优势有望为 HER2 阳性结直肠癌患者的治疗带来希望。

德曲妥珠单抗

后　记

本品自 2019 年批准上市治疗 HER2 阳性或阴性低表达乳腺癌以来，又相继批准了治疗胃癌和非小细胞肺癌，而且效果显著，一定程度满足了患者的需求，显示出本品是一款卓越的"广谱" ADC 药物。

德曲妥珠单抗的分子效率

本品临床用量是 5.4 mg/kg 体重（乳腺癌）和 6.5 mg/kg（胃癌），21 天内静脉输注一次。依据本品的分子量 MW = 153495（其中单抗 145531.3+7.8 个连接的药物分子），6 mg ADC 计算，药物最大释放量为 0.31 mg。拓扑替康的常用用量为 2 mg/m^2，按人体表面积 1.5 m^2，大约剂量为 1.8 mg；伊立替康的推荐剂量为 350 mg/m^2，一次用量大约 525 mg，去除盐酸和 3 个结晶水以及前药中的甲酰基二哌啶的脱落，有效药物量为 300 mg。本品治疗量显著低于两个替康药物给用量，而且效果显著优胜二者，提示 ADC 特异性结合提高了德鲁替康靶向性，因而有很高的用药效率。

抗体的选择

HER2 在多种癌症中高表达，选择对其抗原特异性结合的曲妥组单抗，预示了临床应用的广谱抗癌效果。目前已批准用于乳腺癌、胃癌和非小细胞肺癌。结直肠癌也呈现良好的治疗效果。

连接基的设计和药物分子的选择

选择可裂解的连接基中包含四肽 GGFG 和氮杂缩醛，保障了在癌细胞内化前的稳定性，而在癌细胞中蛋白酶水解和弱酸性环境中缩醛的分解（甲醛与德鲁替康等摩尔量，也有细胞毒作用），体现了对 ADC 的治疗要求。德鲁替康可渗透过膜到邻近的细胞中，发挥旁杀效应（bystander effect）。此外，德鲁替康的 E 环是六元内酯，在酸性环境中是稳定的，中性或弱碱性条件下容易代谢开环失去活性，从而避免了不良反应。本品的高 DAR 值也是高效抗癌的结构特征。

参 考 文 献

[1]　Mitsui I, Kumazawa E, Hirota Y, et al. A new water-soluble camptothecin derivative, DX-8951f, exhibits potent

antitumor activity against human tumors *in vitro* and *in vivo*. Jpn J Cancer Res, 1995, 86: 776-782.

[2]　Ogitani Y K M, et al. Bystander killing effect of DS-8201a, a novel anti-human epidermal growth factor receptor 2 antibody-drug conjugate, in tumors with human epidermal growth factor receptor 2 heterogeneity. Cancer Sci, 2016, 107: 1039-1046.

[3]　Naito H, Ogitani Y, Masuda T, et al. Anti-HER2 antibody-drug conjugate. US Patent 2016/0333112 A1, Nov 17, 2006.

[4]　Cortés J, Kim S B, Chung W P, et al. Trastuzumab deruxtecan versus trastuzumab emtansine for breast cancer. New Eng J Med, 2022, https://www.nejm.org/doi/full/10.1056/NEJMoa2115022.